# Les tests psychotechniques

## Concours infirmier

## *Chez le même éditeur*

**• *Dans la collection « Prépa Santé » :***

Entraînement Culture générale Concours d'entrée en IFSI, par J. Gassier, O. Perche, C. Bourlon-Sanches et M.-H. Bru. 2003, 160 pages.

Entraînement Tests psychotechniques et entretien par J. Gassier et N. Muller, 2003, 224 pages.

Entraînement Flash Culture générale, par J. Gassier et O. Perche. 2004, 80 pages.

Entraînement Flash Épreuve orale, par G. Benoist. 2004, 96 pages.

Entraînement Flash Tests psychotechniques 1. Aptitude verbale, par M. De Matos Léal, 2003, 104 pages.

Entraînement Flash Tests psychotechniques 2. Logique numérique, mémorisation, organisation, par M.-F. Baranes. 2003, 80 pages.

Entraînement Flash Tests psychotechniques 3. Carrés logiques, par G. Broyer, A. Cousina et J.Gassier. 2003, 80 pages.

Entraînement Épreuve écrite AS/AP. Biologie nutrition alimentation, par J. Gassier et A. Magère. 2005, 256 pages.

Entraînement Épreuve orale AS/AP. Thèmes sanitaires et sociaux, par J. Gassier. 2005, 192 pages.

Entraînement Flash épreuve orale d'admission AS/AP, par G. Benoist. 2003, 96 pages.

Sujets corrigés. Concours d'entrée aides-soignants, par le GÉRACFAS, J. Gassier et A. Magère. 2005, 160 pages.

Sujets corrigés. Concours d'entrée auxiliaires de puériculture, par le CEEPAME, J. Gassier et A. Magère. 2005, 144 pages.

**• *Dans la collection « Guide prépa » :***

Concours d'entrée infirmier, par M.-C. Denoyer, J. Gassier et P. Lecocq. 2002, 320 pages.

Grands thèmes sanitaires et sociaux, par M.-C. Denoyer. 2002, 320 pages.

**• *Dans la collection « Mémo-Santé » :***

Grands problèmes sanitaires et sociaux. Concours d'entrée en IFSI, par P. Refalo. 2004, 192 pages.

**• *Dans la collection « Petits dictionnaires » :***

Dictionnaire des termes sanitaires et sociaux, par M.-C. Denoyer. 2002, 320 pages.

GUIDE PRÉPA

# Les tests psychotechniques Concours infirmier

*2e édition*

**Gérard Broyer**

Professeur émérite de psychologie clinique
Directeur de l'Institut de recherche et d'intervention
en sciences humaines (IRISH), université Lumière – Lyon 2
Conseiller technique « DARWIN-Consultants » – Lyon

**Agnès Cousina**

Ingénieur de recherche à l'IRISH,
université Lumière, Lyon 2
Consultante « DARWIN-Consultants » – Lyon

**Jacqueline Gassier**

Professeur de sciences et techniques médico-sociales

MASSON

**Maquette** : Favre & Lhaïk



978-2-294-01935-7

Elsevier Masson S.A.S. - 62, rue Camille-Desmoulins, 92442 Issy-les-Moulineaux cedex

# Sommaire

*« Connaître autrui n'est que science ;*
*se connaître soi-même c'est intelligence »*

*Proverbe chinois*

# Introduction

Que vous soyez confronté à une situation de sélection pour une entrée en formation, que vous sollicitiez un conseil en vue d'une orientation, d'un reclassement ou d'un bilan de compétences, vous serez certainement confronté à des techniques qui, pour la plupart, relèvent d'épreuves appelées « tests psychotechniques ».
Les tests rencontrés à l'occasion d'un concours ou d'une sélection sont souvent appréhendés comme une « épreuve » difficile à vivre : il faut donner la meilleure image de soi en un temps si court…, et l'enjeu est si important…
On n'aborde donc pas cette épreuve comme un examen scolaire ordinaire, et l'évaluation des résultats apparaît bien peu conforme aux classiques échelles de notation que nous connaissons. Il s'agit souvent d'un véritable défi que l'on se sent devoir relever, incitant à se mettre en quête de « toutes » les informations possibles concernant ces tests, informations que l'on veut toujours plus précises et toujours plus documentées.

## 1 • LES TESTS PSYCHOTECHNIQUES

### 1 • Qu'est-ce qu'un test ?

Pour comprendre ce que sont les tests psychotechniques, le modèle « sportif » nous fournit un exemple éclairant. Lorsqu'on veut sélectionner les coureurs les plus rapides, on organise une course de vitesse, sur 100 mètres par exemple, et les plus rapides sont retenus. S'il s'agit de sélectionner les coureurs les plus endurants, on organise une course sur 10 000 mètres (ou plus) et on choisit les premiers arrivés.
Mais pour que les performances des uns et des autres soient comparables, tous les candidats devront être placés dans une situation identique. Ainsi, le stade olympique permet de comparer les performances d'athlètes du monde entier, qui concourent dans les mêmes conditions, quel que soit leur pays d'origine.
Il doit aussi y avoir accord sur l'évaluation de ces performances entre des observateurs différents.
Pour cela, les épreuves et les critères d'évaluation devront être définis dans le moindre détail : consignes, conditions matérielles de l'épreuve, durée, contenu de la tâche, procédés d'enregistrement, procédés de notation, etc. C'est ce que l'on appelle **la standardisation**.
Les épreuves psychotechniques (dites tests) sont construites sur ce modèle à des fins de sélection ou d'orientation. L'évaluation est donc objective : les mêmes chances sont données à chacun et le constat des différences entre les performances n'est pas influencé par la subjectivité de l'observateur.

## 2 • L'évaluation des performances

Cette évaluation se fera toujours en **référence à une population** (c'est ce que l'on appelle l'**étalonnage**). Le but d'un test n'est pas d'évaluer les performances *in abstracto*, les conduites d'une personne dans l'absolu, mais de les comparer, comme sur une échelle, à celles d'autres personnes présentant des caractéristiques communes. Ces caractéristiques auront été préalablement définies selon des critères, imposés par les objectifs de l'orientation ou de la sélection.

Vouloir améliorer ses performances, pour que le jour du concours ou de l'évaluation on soit capable de mobiliser du mieux possible ses compétences, est plus que légitime. L'objectif à viser n'est donc pas d'être le meilleur dans l'absolu (mission impossible !), mais de figurer en suffisamment bonne place parmi ses pairs (c'est-à-dire tous ceux qui se présentent au concours le même jour) pour avoir une chance d'être admis dans la formation souhaitée.

De ce fait, vouloir améliorer ses performances par le « bachotage », à partir d'épreuves sous forme d'annales, est non seulement délicat mais même illusoire, dans la mesure où la référence à un échantillon est centrale. Les résultats individuels dépendent autant de vos propres résultats que des résultats obtenus par les autres. Par conséquent, l'entraînement pour améliorer vos performances résidera plus sûrement dans l'amélioration, l'ajustement ou l'acquisition de vos aptitudes défaillantes.

## 3 • Les aptitudes testées

Ce seront autant des aptitudes « d'intelligence » que de rapidité, de vitesse d'adaptation, d'exécution, etc. Il faut entraîner ses aptitudes structurelles, que l'on acquiert au cours de l'enfance et de l'adolescence par nos expériences, nos connaissances et nos apprentissages et dont dépendent nos performances qui, par un effet boule de neige, permettent à leur tour de nouvelles expériences et de nouveaux apprentissages. En fait, les aptitudes évaluées par les tests se réfèrent toutes à des théories générales sur « l'intelligence ». D'une manière commune, on considère que les compétences intellectuelles s'apprécient selon cinq axes pertinents (*cf.* M. Huteau et J. Lautrey, 1999) :

• l'*intelligence cristallisée,* relative à la maîtrise et à la connaissance des systèmes de signes et de langages, verbal et numérique (très culturelle). Progressivement l'individu assimile les connaissances spécifiques à sa culture et apprend à les utiliser pour résoudre toutes sortes de problèmes dans toute une gamme de situations diverses et variées. L'intelligence cristallisée se développe très longtemps en fonction des opportunités d'apprentissage et de la motivation des individus. Elle est également très sensible à certains facteurs de personnalité comme, par exemple, le contrôle de soi, la persistance à l'effort ou encore la stabilité émotionnelle… qui, en créant des conditions favorables, facilitent les apprentissages ;

• l'*intelligence fluide*, relative à l'épreuve habituellement appelée « facteur g » ou « facteur de raisonnement logique », qui évalue la transférabilité de compétences logiques, de compétences de raisonnement pur (peu culturelle). À l'origine, « le facteur g » décrit par Spearman prétendait mesurer la nature profonde de l'intelligence par le fait qu'il représentait l'énergie mentale que le sujet est susceptible d'investir dans les activités intellectuelles. Aujourd'hui, on ne prétend plus que le seul facteur g expliquerait la totalité des corrélations entre les épreuves intellectuelles. Mais dans tous les modèles de l'intelligence, on convient qu'il intervient dans une large gamme de traitements cognitifs, par exemple dans le raisonnement logique, les processus de déduction et d'induction que l'on retrouve dans beaucoup d'épreuves psychotechniques ;

• la *visualisation* ou intelligence visuo-spatiale, relative à la perception, à la représentation, à la transformation et à la manipulation mentale des objets ou des figures, nommée couramment « facteur spatial » ;

• la *créativité* ou capacité de penser autrement que les autres (pensée divergente) ; capacité à faire face à des situations nouvelles en faisant appel à l'intuition et à la créativité. Cette capacité n'est pas spécifique au domaine artistique. Par exemple, pour découvrir la bonne solution, le sujet doit être capable d'envisager plusieurs possibilités et hypothèses, il ne doit pas s'attacher de façon rigide à l'une ou à l'autre, au risque de ne pouvoir aboutir. On parle alors de « flexibilité mentale » ou de « pliement mental », la flexibilité de la pensée étant une des caractéristiques de la créativité ;

• la *capacité à réagir rapidement,* c'est-à-dire : attention, concentration, mémoire.

Lors d'une sélection à l'entrée d'une formation, vous pourrez également trouver des épreuves visant une évaluation de la « personnalité ». Cette évaluation peut revêtir plusieurs formes (entretien, tests...) et a pour objectif l'exploration des traits de la personnalité (c'est-à-dire la façon dont une personne pense, ressent, agit, la perception qu'elle a d'elle, ses propres valeurs, son style, ses intérêts, ses motivations, sa capacité à se projeter dans l'avenir...).

Les aptitudes évaluées par l'épreuve de tests psychotechniques pour le concours d'entrée en Ifsi sont fixées par l'arrêté ministériel du 6 septembre 2001, modifiant l'arrêté du 23 mars 1992. Elles sont les suivantes :
– observation et attention ;
– aptitude numérique ;
– aptitude verbale ;
– organisation ;
– raisonnement logique.

Cette épreuve d'une durée d'une heure trente est notée sur 20 points. Une note inférieure à 7/20 est éliminatoire.

## 4 • Améliorer ses performances

Pour se préparer au concours et améliorer ses performances, le candidat doit donc :

• développer cette « intelligence », dans tous les aspects ci-dessus énumérés ;

• être capable de diminuer ses hésitations et son indécision, c'est-à-dire de prendre rapidement des décisions et des initiatives ;

• apprendre à gérer son temps ;

• être au clair avec son propre projet personnel et professionnel, démarche qui nécessitera la prise en compte des questions relatives à sa propre image, à ses propres projections dans la profession ultérieure (celle d'infirmier en particulier) ;

• être « honnête » envers ses compétences, bonnes ou mauvaises, de façon à travailler les points nécessaires. Se reconnaître le droit à l'erreur, le droit de s'être trompé, c'est une manière efficace d'apprendre et de progresser.

Mais face à toute tâche intellectuelle, chacun engage aussi sa personnalité et ses émotions qui ont une incidence certaine et inévitable sur ses performances.

Cet ouvrage a été élaboré dans l'objectif de vous aider **à vous évaluer**, et vous proposer un **programme de travail pour améliorer vos performances**.

# 2 • PRÉSENTATION DE L'OUVRAGE

## 1 • Pourquoi cet ouvrage ?

Depuis de nombreuses années, nous sommes sollicités pour publier les « annales » des épreuves de tests psychotechniques au concours d'entrée en Institut de formation en soins infirmiers (IFSI). Mais publier des annales n'a pas de sens. Outre le fait que cette démarche puisse relever d'une intention de fausser les résultats en dévoilant les « trucs », elle n'aboutit qu'à « faire faire » aux futurs candidats des exercices en leur laissant croire que ce sont des tests, mais cela n'assure en rien la réussite le jour « J », et engendre même, le plus souvent, désenchantement et désillusion. En effet, de telles épreuves ne peuvent prétendre être des tests, tout d'abord dans leur forme (standardisation), mais surtout par leur fond, car les réussir suppose que les compétences visées sont déjà là. Or, qu'en est-il réellement des opérations mentales constitutives de ces compétences, de leur « construction », qui sont le gage d'un pronostic, une garantie pour la formation future ? Car « bachoter » une épreuve de test (c'est-à-dire faire et refaire les exercices par automatisme) ne peut permettre à celui qui ne possède pas la maîtrise de la fonction cognitive demandée, de réussir lorsqu'il sera à nouveau face à une situation mettant en œuvre cette même fonction, qui serait présentée dans des conditions différentes ou sur des supports autres.

Cette démarche de « quête » d'informations, adoptée par bon nombre de candidats, nous semble tout à fait légitime, constructive, et refléter une sincère motivation face à laquelle une réponse « honnête » devait pouvoir être faite. C'est pour cela que, sensibles à cette démarche des candidats, nous avons conçu ce livre sur les épreuves psychotechniques aux concours paramédicaux, en tentant de tenir compte le plus possible de tous les paramètres spécifiques à ce type d'épreuve.

C'est dans ce contexte que nous avons conçu cet ouvrage, et avec l'objectif d'apporter une aide à tous ceux qui désirent travailler et apprendre à mieux utiliser leurs aptitudes intellectuelles, non seulement dans un objectif de concours mais dans toute situation où il est important d'utiliser au mieux son fonctionnement mental.

## 2 • Méthodologie

Dans ce livre, nous avons résolument pris le parti « d'apprendre à penser », de munir les candidats d'outils susceptibles de contribuer à une meilleure appréhension, acquisition et appropriation des futurs savoirs enseignés en formation. Nous visons ainsi à développer certains savoir-faire cognitifs généraux qui sont mobilisés dans toute tâche d'apprentissage et de formation.

Cet ouvrage s'inscrit dans la lignée des méthodes dites « d'éducabilité cognitive », comme le PEI (Programme d'enrichissement instrumental) de R. Feuerstein, le CORT (*Cognitive Research Trust*) de De Bono ou les ARL (Ateliers de raisonnement logique) de P. Higele, qui ont fait leurs preuves comme programmes d'entraînement de la capacité d'apprentissage, mobilisateurs d'une grande diversité des aptitudes mentales : réflexion, analyse, modélisation, résolution de problèmes, développement du raisonnement logique, pensée créative et jugement. Cette éducation des processus cognitifs est réputée faciliter l'acquisition des connaissances.

Les exercices que nous vous proposons vont vous faire mettre « la main à la pâte » ! C'est à vous de vous mettre en situation de recherche de solutions. La progression se fera par le biais d'un « étayage-guidage » (selon J. Bruner) vous permettant d'éliminer progressivement les difficultés rencontrées, et d'arriver à la compréhension et à la maîtrise de la

« situation-problème » présentée. Pour ce faire, et afin que vous ne vous trouviez pas en butte à une simple évaluation dichotomique de votre réponse (juste ou faux), nous vous proposons de vous confronter à un groupe virtuel de :

- trois garçons :
  - Léo : 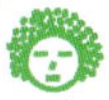
  - Hugo : 
  - Tom : 
- trois filles :
  - Léa : 
  - Anna : 
  - Éva : 

Ces six personnages, avec qui vous allez travailler tout au long des exercices, vous décriront, le plus honnêtement possible, leurs cheminements, leurs propres manières d'arriver au résultat et leurs erreurs. Cette recherche en groupe de la solution, proche de ce « conflit socio-cognitif » comme le décrivait J. Piaget, cette prise en compte des différents points de vue, devrait vous aider à mieux identifier, mieux révéler, et à mieux prendre conscience de votre propre fonctionnement mental.

## 3 • Mode d'emploi de l'ouvrage

Vous suivrez pas à pas les étapes suivantes, correspondant aux trois parties de l'ouvrage.

### ▶ *Première étape*

Une épreuve complète vous permettra d'**évaluer vos aptitudes** dans des situations très proches d'une passation réelle de tests psychotechniques. Vous noterez vos réponses sur une grille à découper (proche de celle que vous aurez le jour du concours), et pourrez ainsi les confronter au corrigé afin de **déterminer vos points forts et vos faiblesses**.

### ▶ *Deuxième étape*

Vous travaillerez les **différentes aptitudes (aptitude spatiale, aptitude verbale, aptitude numérique, raisonnement logique, attention-mémorisation et organisation)** en fonction de vos besoins, identifiés à l'issue de la première étape. **Pour information :** l'épreuve d'aptitude spatiale n'étant pas au programme du concours d'entrée en Ifsi, nous ne l'avons pas fait figurer dans les étapes 1 et 2 (Évaluez vos performances) afin de respecter le temps total réel de l'épreuve (soit une heure trente) ; mais il nous semble toutefois indispensable de pouvoir travailler cette aptitude, qui est un des facteurs fondamentaux de l'intelligence visuo-spatiale et de l'intelligence pratique.

Cette partie est construite en **chapitres indépendants**. Vous pouvez commencer votre travail par l'un ou l'autre, au gré de votre humeur, et ainsi personnaliser votre progression. Nous avons veillé à vous présenter diverses modalités de questionnements (questions ouvertes et questions à choix multiples) afin de vous familiariser au mieux avec les modalités de réponse des épreuves psychotechniques que vous serez amenés à rencontrer.
Certaines épreuves ne sont pas que des « jeux intellectuels » : elles visent à vous aider à expérimenter vos structures logiques et vos connaissances, ainsi que vos capacités et caractéristiques personnelles telles qu'elles sont évaluées dans les épreuves de tests classiques.

Un test commence dès l'entrée dans la salle d'examen ou de concours : ambiance sonore, promiscuité, votre émotivité, votre « état de forme » du moment, le stress, etc., y jouent un grand rôle. Le test se poursuit par la lecture et la compréhension des consignes, puis par la passation réelle (en temps limité). Il faut donc acquérir une certaine discipline, que l'on peut assimiler à de l'attention, mais aussi une liberté de penser, de « jouer mentalement » qui devient un atout majeur.

En effet, la perception que nous avons de la réalité dépend de la façon que nous avons d'entrer en contact et d'interagir avec l'environnement. Ceux qui arrivent à « s'abstraire » du contexte qu'ils ont sous les yeux parviennent plus facilement et plus rapidement à résoudre la tâche qui leur est proposée.

Ce livre vous présentera donc quelques pièges pour vous familiariser avec cette nécessité de base. Tout au long du travail par aptitude, et simultanément, nous vous proposerons donc des exercices visant à la manipulation des objets psychiques dans l'espace, sous la forme ludique d'**exercices de « décontraction mentale »** ayant pour objectif de vous permettre de travailler cette mobilité psychique et retrouver un espace de jeu. La maquette en deux couleurs de l'ouvrage vous permettra de mieux vous repérer, les corrigés étant uniquement en bleu.

### ▶ *Troisième étape*

À l'heure du bilan, vous contrôlerez votre progression par une **épreuve complète**, dans les conditions proches des concours.

### ▶ *Conclusion*

Pour conclure, nous aborderons ensemble un aspect important dans tout projet professionnel à l'entrée d'une formation : un temps de retour sur soi, véritable « auto-diagnostic », une interrogation sur sa personnalité à travers les images que nous offrons ou voulons offrir aux autres.

### ▶ *Lexique et bibliographie*

Ce livre ne prétend pas vouloir former des psychologues : il n'insistera donc pas sur les aspects théoriques et techniques de la psychologie. Toutefois, pour plus d'informations, nous vous proposons à la fin de l'ouvrage, sous forme de lexique, quelques données techniques sur ces aspects.
Vous trouverez aussi une bibliographie qui vous permettra d'aller plus loin dans la connaissance des tests et de leurs mécanismes.

## 4 • Conseils de préparation

Les épreuves de tests psychotechniques sont élaborées pour être administrées en temps limité. Cette contrainte de temps peut être source d'anxiété et de stress et avoir une influence sur vos performances intellectuelles. Il est donc important d'apprendre à travailler avec cette contrainte : la gestion du temps est un paramètre à part entière de la résolution d'un exercice ou d'un problème.

Quoiqu'il vous en coûte, vous devez être sans concession envers vous-même, au cours de votre auto-évaluation. Faites-vous peut-être aider par une tierce personne pour tenir le chronomètre, on est si indulgent envers soi-même !… De même pour les cotations : toute réponse douteuse devra être considérée comme fausse !

Au cours de cette préparation, il est déconseillé de vouloir à tout prix parvenir à la meilleure performance, pour vous possible, dans une épreuve où vous pensez « être fort ».

Il s'avère beaucoup plus rentable d'éviter un score catastrophique à une épreuve « où vous êtes faible », score qui peut être éliminatoire.
Nous vous conseillons de faire et refaire « à volonté » (c'est-à-dire la vôtre), les exercices nécessaires (ceux où vous vous sentez faible). Pour cela, vous pouvez porter vos réponses sur des feuilles de brouillon, recommencer plusieurs fois les mêmes exercices, et, pour aller encore plus loin, créer, inventer vous-mêmes des exercices sur les mêmes modèles.
Après l'évaluation, sans concession, de vos performances, ayez le courage de vous reporter, soit à des ouvrages scolaires afin de revoir certaines notions qui vous paraissent un peu lointaines (principalement pour les mathématiques et la grammaire), soit de reprendre les épreuves afin de travailler les points qui sont en défaut.
Enfin, ne vous laissez pas gagner par le découragement ; si certaines épreuves vous paraissent difficiles ou si elles vous rebutent, ce sont précisément celles-ci qu'il faut travailler, et avec du travail, du temps et de l'imagination, on arrive à bout de tout !

Sur ce, bon travail !
Et n'oubliez pas que tout ceci n'est qu'un aspect technique : à vous de donner sens, de mettre au clair votre projet individuel de formation, votre projet professionnel ; ainsi ces épreuves (dans tous les sens du terme) prendront sens et ne vous paraîtront pas que pensums arides et stupides.

# 1•ÉVALUEZ VOS PERFORMANCES

*Durée ➡ 1 heure 30*

**Avant d'aborder les différents chapitres, il convient d'évaluer votre niveau de performances. Pour cela, nous vous proposons de commencer par une épreuve d'évaluation d'1 heure 30 (temps global pour les cinq épreuves, lecture des consignes incluse).**

**Munissez-vous d'un chronomètre et installez-vous confortablement dans un endroit calme afin de vous mettre dans des conditions optimales. Enchaînez les épreuves les unes après les autres sans fractionner votre passation épreuve par épreuve. Pour vous mettre dans les conditions les plus proches possible de celles que vous rencontrerez le jour du concours, nous vous invitons à bien tenir compte des temps donnés : ne regardez pas l'épreuve au préalable, déclenchez d'abord le chronomètre puis tournez la page et découvrez consignes et exercices. Dès que vous aurez répondu à l'ensemble des questions, reportez-vous à la fin du chapitre pour faire votre autocorrection, (toute réponse douteuse doit être considérée comme fausse).**

**Selon vos résultats, repérez vos points faibles et commencez à travailler les différentes aptitudes (dans l'ordre que vous souhaitez).**

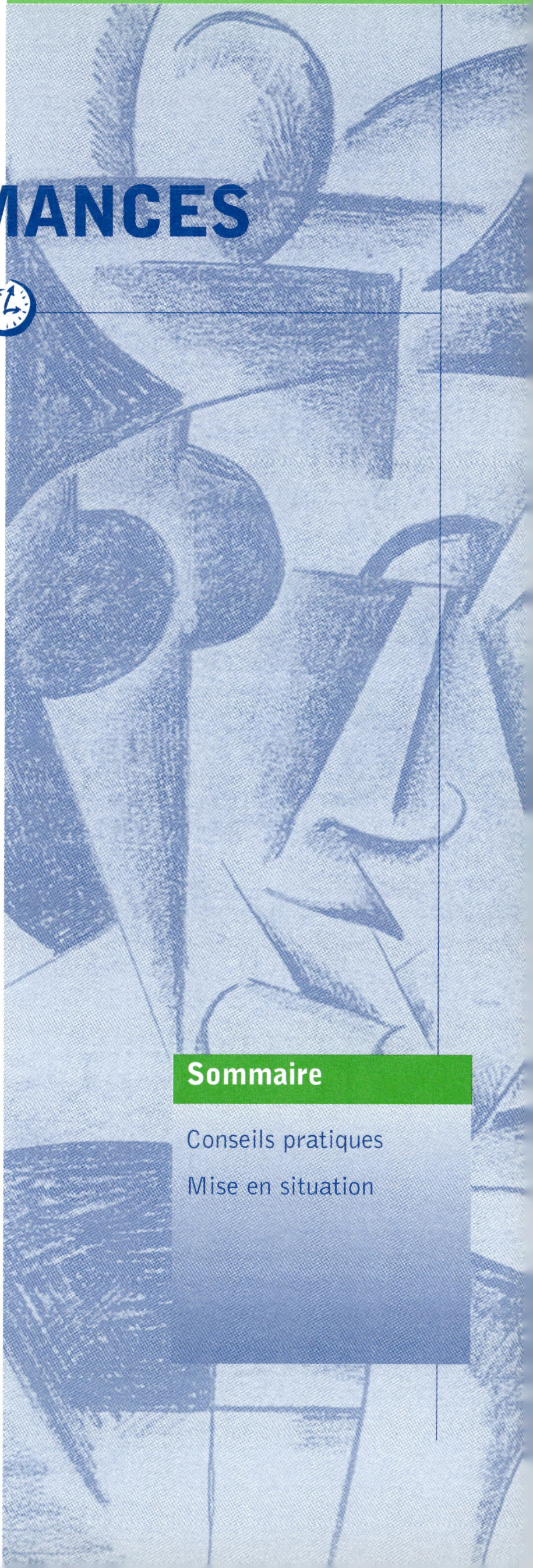

**Sommaire**

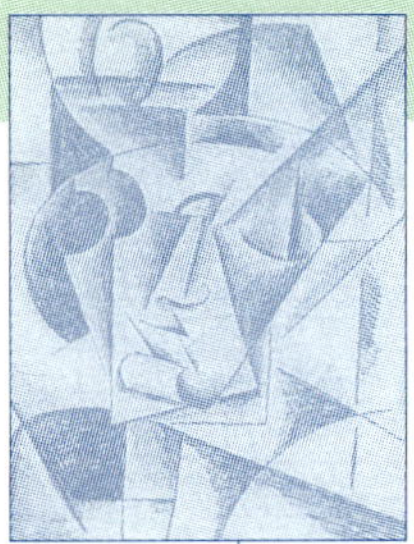

# Conseils pratiques
## Épreuve complète

Les épreuves que vous allez utiliser, ne peuvent, en toute rigueur, être appelées « tests » comme ceux que vous passerez dans les examens et les concours, puisque ce dénominatif ne peut s'appliquer qu'à des épreuves définies répondant à tous les critères théoriques d'élaboration, de construction (respect des qualités métrologiques) et de notation (notamment la référence à la notion d'échantillonnage et d'étalonnage).
Les épreuves que nous vous proposons ci-dessous ne sont donc pas de vrais « tests psychotechniques », elles sont cependant plus que des « jeux intellectuels » car elles ont été pensées et élaborées dans l'esprit de construction d'un test.
Pour toutes ces raisons le chronométrage de chaque épreuve est indispensable. Si vous le pouvez, demandez pour ce faire l'aide d'une tierce personne que vous chargerez de vous informer du temps de début et de fin de chaque épreuve. Au bout de 20 minutes elle vous donnera le signal de fin de l'épreuve d'aptitude verbale, vous respecterez ce signal et passerez immédiatement à l'épreuve suivante, aptitude numérique, peu importe l'endroit où vous en êtes arrivé. Au bout de 20 minutes, même chose, elle vous donnera le signal de fin et vous passerez à l'épreuve suivante, et ainsi de suite jusqu'à la fin.

## 1 • MATÉRIEL ET MÉTHODOLOGIE

Pour répondre aux questions des différentes épreuves et être le plus possible en situation réelle de « test », vous ne devez avoir devant vous qu'un stylo en bon état de fonctionnement, un chronomètre (ou une montre) et quelques feuilles de brouillon. Pour le report de vos réponses, vous pouvez utiliser, après l'avoir découpée, la grille ci-contre, puis la confronter au corrigé de la page 18. L'utilisation de la calculette est interdite.
Dans de nombreux examens et concours, la feuille sur laquelle vous devrez porter vos réponses est souvent annexe et il est important de s'habituer à être vigilant au moment d'inscrire votre réponse sur cette dernière, une erreur d'inattention dans le recopiage (erreur de ligne ou de numéro) pouvant aboutir à la terrible frustration de se voir sanctionné d'une réponse fausse, alors que votre raisonnement était exact.

## 2 • CONSIGNES

Pour chaque épreuve, un temps vous est donné (il comprend le temps de lecture des consignes), il est impératif de le respecter.
Vous avez 1 heure 30 pour répondre aux questions des 5 épreuves :
- aptitude verbale (20 minutes) ;
- aptitude numérique (20 minutes) ;
- raisonnement logique (25 minutes) ;
- attention – mémorisation (10 minutes) ;
- organisation (15 minutes).

Une épreuve terminée, il n'est pas autorisé de revenir en arrière, ni de découvrir l'épreuve suivante avant que le signal de départ ne soit donné. Vous pouvez, pour cette opération de chronométrage, vous faire aider d'une tierce personne de votre choix. C'est alors elle qui vous donnera le signal de départ et de fin de chaque épreuve. Lorsque vous êtes prêt(e), commencez l'épreuve.

## ❏ GRILLE DE RÉPONSES

Nom ______ Prénom ______

Écrivez vos réponses dans les cases prévues à cet effet.

| | | |
|---|---|---|
| 1 | 18 | 35 |
| 2 | 19 | 36 |
| 3 | 20 | 37 |
| 4 | 21 | 38 |
| 5 | 22 | 39 |
| 6 | 23 | 40 |
| 7 | 24 | 41 |
| 8 | 25 | 42 |
| 9 | 26 | 43 |
| 10 | 27 | 44 |
| 11 | 28 | 45 |
| 12 | 29 | 46 |
| 13 | 30 | 47 |
| 14 | 31 | 48 |
| 15 | 32 | 49 |
| 16 | 33 | 50 |
| 17 | 34 | 51 |
| 52 | 61 | 71 |
| 53 | 62 | 72 |
| 54 | 63 | 73 |
| 55 | 64 | 74 |
| 56 | 65 | 75 |
| 57 | 66 | 76 |
| 58 | 67 | |
| 59 | 68 | |
| 60 | 69 | |
| | 70 | |

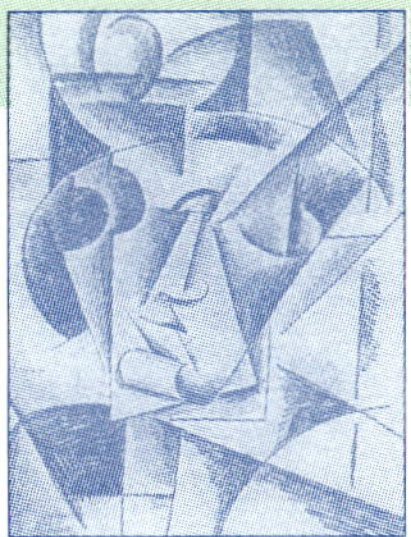

# Mise en situation
# Épreuve complète

## 1 • APTITUDE VERBALE

DÉCLENCHEZ LE CHRONOMÈTRE POUR 20 MINUTES

Cette épreuve comprend cinq séries d'exercices différents. Avant de répondre, lisez attentivement les consignes. Pour les deux premières épreuves, trois réponses possibles vous seront proposées, puis, pour les trois dernières, vous aurez le choix entre cinq réponses. Dans tous les cas, vous ne devez donner qu'une seule réponse par question. Essayez de travailler le plus vite et le mieux possible.

### > 1re SÉRIE D'EXERCICES

> *Chacune des questions se compose de trois phrases. Dans chaque phrase, un mot est souligné. Dans deux phrases, le mot souligné est écrit correctement ; dans une des phrases, le mot souligné est mal écrit. Il vous faut trouver la phrase dans laquelle le mot souligné est écrit de façon incorrecte.*

**1.** **A.** Dans son jardin, elle avait des roses trémierres.
**B.** Il l'attendait à l'entrée du cimetière.
**C.** Sur les murs de leur maison pousse du lierre.

**2.** **A.** Le procès tournait à la mascarade.
**B.** Il aurait fallu lever le secret bancaire.
**C.** La fumée devenait sufoquante.

> *Dans les phrases suivantes, un mot a été remplacé par un trait. Trois façons de l'écrire vous sont proposées. À vous de trouver quelle est la bonne façon de l'écrire.*

**3.** Ce jour-là, on __________ de partir plus tôt.
**A.** prévoyera **B.** prévoira **C.** prévoiera

**4.** Il s'est tiré de l'accident avec quelques ___________.
**A.** ecchymoses **B.** echymoses **C.** eccymoses

**5.** Tous les enfants arrivèrent à la ____________.
**A.** queue-le-le **B.** queue leu leu **C.** queue leue leue

## > 2e SERIE D'EXERCICES

> *Dans chacune des phrases suivantes, un mot est souligné. En dessous, trois explications de ce mot vous sont proposées, mais deux sont mauvaises et une seule est bonne. À vous de trouver la bonne explication.*

**6.** Leur amitié durerait encore s'il n'avait pas été si vindicatif.
**A.** quelqu'un qui est indécis.
**B.** quelqu'un qui est malhonnête.
**C.** quelqu'un qui aspire à la vengeance.

**7.** Il a de la chance d'avoir un précepteur parmi ses amis.
**A.** fonctionnaire chargé du recouvrement des impôts.
**B.** personne chargée d'assurer l'éducation et l'instruction des enfants au sein d'une famille.
**C.** personne qui s'occupe des problèmes de l'enseignement à l'Éducation nationale.

**8.** Le professeur avait fait sur le sujet un exposé beaucoup trop laconique.
**A.** qui exprime la pensée en trop peu de mots.
**B.** qui n'est pas détaillé.
**C.** qui expose les faits en trop peu de mots, souvent vides de pensée.

**9.** C'était une femme réputée pour sa grande munificence.
**A.** quelqu'un qui est cupide et avare.
**B.** quelqu'un qui est libéral et généreux.
**C.** quelqu'un qui est arrogant.

**10.** Parélie.
**A.** répétition automatique des paroles de l'interlocuteur dans certains états démentiels et confusionnels.
**B.** protozoaire de grande taille.
**C.** image du soleil due au phénomène de réfraction qui produit en même temps le halo.

## > 3e SERIE D'EXERCICES

> *Voici une liste de mots inscrits en lettres capitales. Chaque mot est suivi de cinq autres mots. À vous de choisir, parmi ces cinq autres mots, le* ***synonyme*** *(ou celui qui a le même sens) du mot en lettres capitales.*

**11.** SPASME
**A.** séisme **B.** frisson **C.** distension **D.** contraction **E.** grimace

**12.** AMENDER
**A.** accorder **B.** taxer **C.** améliorer **D.** souscrire **E.** absoudre

**13.** SCHISMATIQUE
**A.** orthodoxe **B.** traître **C.** infidèle **D.** athée **E.** hérétique

**14.** ILLUSOIRE
**A.** factice **B.** chimérique **C.** magique **D.** éphémère **E.** nébuleux

**15.** ACCEPTION
**A.** révélation **B.** choix **C.** signification **D.** déraison **E.** attirance

## > 4e SERIE D'EXERCICES

> *Voici une liste de mots inscrits en lettres capitales. Chaque mot est suivi de cinq autres mots. À vous de choisir, parmi ces cinq autres mots, l'****antonyme*** *(ou celui qui a le sens contraire) du mot en lettres capitales.*

**16.** ABSTRACTION
**A.** réalité **B.** entité **C.** illusion **D.** notion **E.** pensée

**17.** FUSIONNER
**A.** mêle **B.** agréger **C.** enter **D.** séparer **E.** analyser

**18.** BONACE
**A.** trouble **B.** tempête **C.** malaise **D.** répit **E.** accalmie

**19.** FLÉCHIR
**A.** ébranler **B.** indurer **C.** plier **D.** gauchir **E.** résister

**20.** MANSUÉTUDE
**A.** pardon **B.** obligeance **C.** sévérité **D.** sobriété **E.** docilité

## > 5e SERIE D'EXERCICES

> *Chacune des phrases suivantes est divisée en quatre parties séparées par des traits obliques correspondant aux lettres A, B, C, D. Lisez attentivement et découvrez quelle partie contient une faute de grammaire ou d'orthographe. Si pour certaines phrases, vous trouvez qu'il n'y a pas de faute, choisissez la réponse E. Attention, c'est la partie de phrase incorrecte qu'il s'agit de trouver.*

**21.** Tel une bête affolé, / courant sur la route, le pauvre voleur / fut aperçu / fuyant devant les chasseurs. /
**A.** / **B.** / **C.** / **D.** / **E.**

**22.** Chez les phoques / et chez les pinipèdes, / on peut observer la transformation / des quatre pattes en nageoires. /
**A.** / **B.** / **C.** / **D.** / **E.**

**23.** L'homme que j'avais aperçu / dans la rue sombre et inquiétante / était plus âgé / que je ne l'avais cru d'abord. /
**A.** / **B.** / **C.** / **D.** / **E.**

**24.** Quoi que vous fassiez / des efforts démesurés, / vous ne réussirez pas / à m'amadouer. /
**A.** / **B.** / **C.** / **D.** / **E.**

**25.** Tous les jours / une foule de malades / accouraient voir / ce grand spécialiste. /
**A.** / **B.** / **C.** / **D.** / **E.**

**FIN DE LA PREMIÈRE ÉPREUVE.**

**TOURNEZ LA PAGE.**

## 2 • APTITUDE NUMÉRIQUE

DÉCLENCHEZ LE CHRONOMÈTRE POUR 20 MINUTES

Cette épreuve comprend deux séries d'exercices différents. Avant de répondre, lisez attentivement les consignes. Pour chaque question, cinq réponses vous seront proposées. Vous ne devez donner qu'une seule réponse par question. Essayez de travailler le plus vite et le mieux possible. La calculette est interdite.

## > 1re SÉRIE D'EXERCICES

### CALCUL MENTAL

> *Cette série comprend neuf questions qui mesurent votre aptitude à faire rapidement des calculs et des estimations numériques. Vous devez calculer ou estimer mentalement les réponses.*

**26.** $0{,}599 \times 0{,}334 \approx ?$

**A.** 20 **B.** 1,5 **C.** 0,15 **D.** 0,20 **E.** 15

**27.** Quel est le prix hors taxes d'un article facturé 637,71 € TTC ? (TVA = 19,6 %)

**A.** 595,37 **B.** 621,16 **C.** 499,56 **D.** 572,80 **E.** 533,20

**28.** $\sqrt{\dfrac{1\,932}{1\,642}}$

**A.** 1,082 **B.** 0,108 **C.** 10,82 **D.** 108,20 **E.** 0,010

**29.** Quel est le nombre qui peut remplacer « a » dans cette multiplication ?

```
   a 0 a
 x   3 a
 -------
   3 a 3 a
 1 8 1 8
 -------
 2 1 8 1 a
```

**A.** 5 **B.** 7 **C.** 8 **D.** 6 **E.** 4

**30.** 35 % de 13 507 ≈ ?

**A.** 472,74 **B.** 4 727,4 **C.** 3 376 **D.** 337,6 **E.** 4 052

**31.** 82,15 : 857

**A.** 0,96 **B.** 0,12 **C.** 9,6 **D.** 0,012 **E.** 0,096

**32.** $3{,}2 \times 95 \times 111 = ?$

**A.** 337 440 **B.** 3 374,4 **C.** 33 744 **D.** 337,44 **E.** 3 374 400

**33.** $\sqrt{84} + \sqrt{38} + \sqrt{96} = ?$

**A.** 18,961 **B.** 25,126 **C.** 15,329 **D.** 15,962 **E.** 22,526

**34.** $0{,}751 \times 2\,897 : \dfrac{3}{4} \approx ?$

**A.** 2 175 **B.** 545 **C.** 2 900 **D.** 3 900 **E.** 4 325

## > 2e SÉRIE D'EXERCICES

> *Cette série comprend six questions de raisonnement numérique.*

**35.** Un jeune ménage achète un buffet, une table et quatre chaises. Le buffet vaut deux fois plus que la table. Celle-ci vaut autant que trois chaises moins 10 €. La dépense totale s'élève à x euros. Calculez le prix d'une chaise.

**A.** $= \frac{x}{13}$ **B.** $= x - 30$ **C.** $= \frac{x - 30}{13}$ **D.** $= \frac{x}{13} - 10$ **E.** $= \frac{x + 30}{13}$

**36.** Un capital, augmenté des intérêts simples à 4 % qu'il produit pendant 5 ans, s'élève à 8 208 €. Quel est le montant de ce capital ?

**A.** = 6 352 € **B.** = 6 840 € **C.** = 7 210 € **D.** = 7 316 € **E.** = 7 412 €

**37.** Un cycliste a parcouru 72,5 km en 3 h 15. À la même vitesse, quelle distance aurait-il parcouru en 4 h 30 ?

**A.** = 115,25 km **B.** = 108,65 km **C.** = 100,38 km **D.** = 95,25 km **E.** = 127,75 km

**38.** Une entreprise a N salariés, dont 3/4 d'employés payés p euros de l'heure et 1/4 de cadres payés q euros de l'heure. Quel est le salaire horaire moyen d'un salarié (en euros) ?

**A.** $= \frac{3p + q}{4}$ **B.** $= \frac{p + q}{2}$ **C.** $= \frac{(3p + q)N}{4}$ **D.** $= \frac{(3p + q)N}{8}$ **E.** $= \frac{(p + q)N}{2}$

**39.** En dix jours, 7 ouvriers ont fait la moitié d'un ouvrage. À ce moment, deux d'entre eux quittent l'atelier. Combien de jours les autres mettront-ils pour finir l'ouvrage ?

**A.** $= \frac{10 \times 5}{7}$ **B.** $= (7 \times 10) - (2 \times 10)$ **C.** $= \frac{10 \times 7}{5}$ **D.** $= 10 + \left(\frac{5 \times 10}{7}\right)$ **E.** $= 10 \times 7 \times 5$

**40.** Un immeuble comprend x appartements se répartissant en appartements de 2, 3, 4 et 5 pièces. Il y a 5 fois moins d'appartements de 5 pièces que de 2 pièces, et 3 fois plus d'appartements de 4 pièces que de 5 pièces. Sachant qu'il y a moitié moins d'appartements de 3 pièces que de 2 pièces, calculez le nombre d'appartements de 2 pièces.

**A.** $= \frac{6x}{23}$ **B.** $= \frac{x}{23}$ **C.** $= \frac{10x}{23}$ **D.** $= \frac{5x}{23}$ **E.** $= \frac{2x}{23}$

**FIN DE LA DEUXIÈME ÉPREUVE.**

**TOURNEZ LA PAGE.**

# 3 • RAISONNEMENT LOGIQUE

DÉCLENCHEZ LE CHRONOMÈTRE POUR 25 MINUTES

Dans cette épreuve, pour les questions 41 à 49, cinq réponses vous seront proposées, puis des questions 50 à 60, aucune réponse ne vous sera proposée, ce sera à vous d'inscrire directement votre réponse. Dans les deux cas, vous ne devez donner qu'une seule réponse par question. Essayez de travailler le plus vite et le mieux possible.

> *Vous avez 7 jours de la semaine, soit :* ***SA DI LU MA ME JE VE*** *agencés par groupe selon une combinaison logique. Observez chaque groupe et cherchez les jours manquants indiqués par les points.*

**1er EXEMPLE**

| | | | | | |
|---|---|---|---|---|---|
| VE | DI | VE | MA | VE | . |
| SA | VE | LU | VE | ME | . |

**RÉPONSE : JE VE**

**2e EXEMPLE**

| | | | | | | |
|---|---|---|---|---|---|---|
| MA | ME | JE | VE | SA | . | LU |
| DI | SA | VE | JE | ME | . | LU |

**RÉPONSE : DI MA**

Maintenant à vous.

**41.**

| | | |
|---|---|---|
| DI | DI | DI |
| JE | JE | JE |
| | | |
| DI | DI | . |
| JE | JE | . |

**A.** DI JE **B.** DI LE **C.** ME JE **D.** MA VE **E.** SA JE

**42.**

| | | |
|---|---|---|
| MA | ME | . |
| LU | DI | . |
| | | |
| SA | DI | LU |
| JE | ME | MA |

**A.** MA ME **B.** LU JE **C.** SA DI **D.** JE LU **E.** JE SA

**43.**

| | | | | | |
|---|---|---|---|---|---|
| | | JE | VE | | |
| . | . | | | MA | LU |
| LU | MA | | | DI | SA |
| | | VE | JE | | |

**A.** DI SA **B.** VE JE **C.** LU MA **D.** MA LU **E.** SA DI

**44.**

| | | | | | | |
|---|---|---|---|---|---|---|
| SA | JE | LU | MA | ME | DI | . |
| VE | DI | ME | MA | LU | JE | . |

**A.** DI LU **B.** LU VE **C.** VE SA **D.** LU MA **E.** SA VE

**45.**

| | | | | | | | | |
|---|---|---|---|---|---|---|---|---|
| | LU | | | JE | | | . | |
| SA | DI | LU | MA | ME | JE | VE | SA | DI |
| | | SA | | | MA | | | . |

**A.** DI SA **B.** DI VE **C.** SA ME **D.** MA JE **E.** JE MA

**46.** SA LU ME DI MA JE LU ME VE . . .

**A.** MA JE SA **B.** MA ME JE **C.** VE SA DI **D.** SA DI LU **E.** SA LU ME

**47.**

| | | | | | | |
|---|---|---|---|---|---|---|
| DI | LU | LU | MA | MA | ME | . |
| SA | MA | DI | ME | LU | JE | . |

**A.** ME MA **B.** VE SA **C.** ME ME **D.** JE VE **E.** JE DI

**48.**

| | | | | | | |
|---|---|---|---|---|---|---|
| DI | MA | ME | VE | SA | LU | . |
| LU | MA | JE | VE | DI | LU | . |

**A.** MA JE **B.** MA ME **C.** MA MA **D.** LU SA **E.** LU DI

**49.**

| | | | |
|---|---|---|---|
| JE JE | JE ME | JE MA | JE LU |
| MA MA | LU MA | DI MA | SA MA |
| MA MA | MA ME | . JE | MA VE |
| JE JE | VE JE | . JE | DI JE |

**A.** JE JE **B.** MA SA **C.** LU JE **D.** MA JE **E.** DI JE

À partir de cette question, vous avez à formuler vous-même la réponse.

**50.** DI LU JE VE LU MA VE SA . .

**51.**

| | | |
|---|---|---|
| LU | MA | ME |
| MA | LU | DI |
| | | |
| MA | ME | . |
| DI | SA | . |

**52.**

| | | | |
|---|---|---|---|
| SA DI LU | JE VE SA | MA ME JE | DI LU . |
| MA VE SA | DI ME JE | VE LU MA | ME SA . |

**53.** MA JE DI MA VE DI ME VE . .

**54.**

| | | | | | |
|---|---|---|---|---|---|
| | | ME | VE | | |
| | | MA | JE | | |
| . | . | | | LU | DI |
| VE | JE | | | SA | VE |
| | | LU | SA | | |
| | | DI | VE | | |

55. MA JE SA LU ME VE DI MA JE SA . ME<br>
SA VE JE LU DI SA ME MA LU VE . ME

56. SA MA DI VE DI SA . .<br>
DI ME SA JE SA DI DI LU

57. SA JE<br>
VE SA DI DI LU ME JE VE VE SA . .

58. MA ME JE VE<br>
ME VE DI MA<br>
LU . JE<br>
LU . SA

59. SA VE JE MA LU DI VE JE ME . . .

60. VE JE<br>
LU MA<br>
SA DI . .<br>
LU MA<br>
VE JE

**FIN DE LA TROISIÈME ÉPREUVE.**

**TOURNEZ LA PAGE.**

# 4 • ATTENTION – MÉMORISATION

DÉCLENCHEZ LE CHRONOMÈTRE POUR 10 MINUTES

> *Regardez attentivement ce tapis de feuilles.*

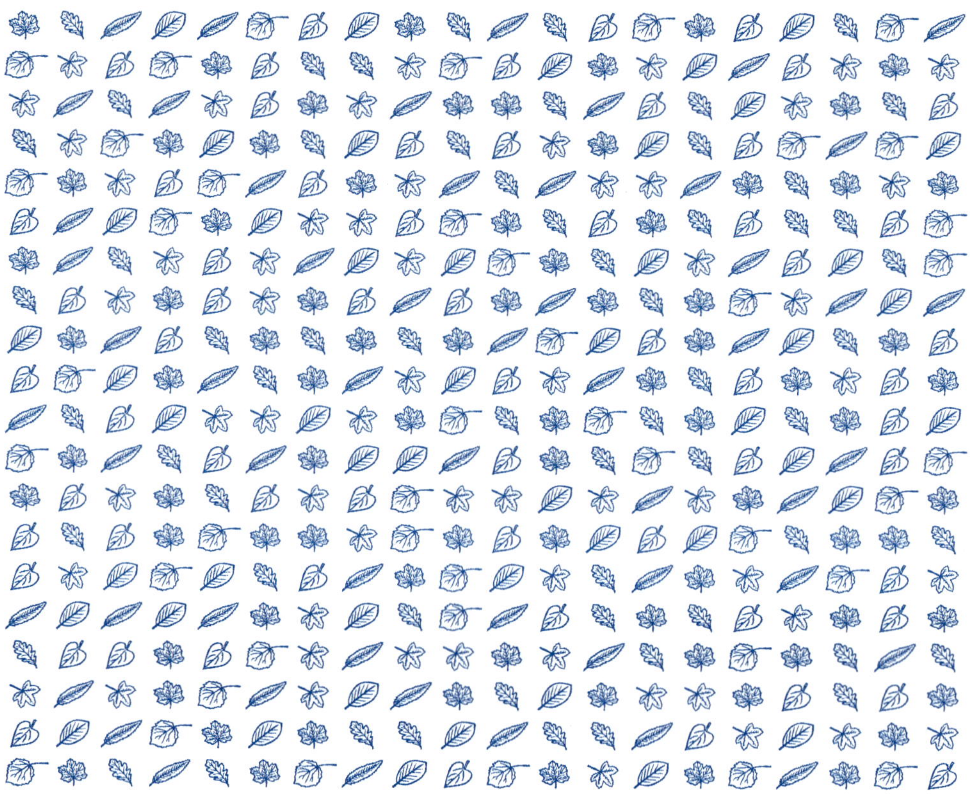

**61.** Combien y a-t-il au total, de feuilles identiques à celle-ci ? 

**A.** 50 **B.** 55 **C.** 52 **D.** 51 **E.** 53

**62.** Combien y a-t-il au total, de feuilles identiques à celle-ci ? 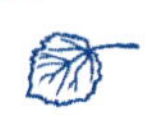 et

combien y a-t-il au total, de feuilles identiques à celle-ci ?  (donnez le total des deux feuilles)

**A.** 90 **B.** 87 **C.** 89 **D.** 91 **E.** 88

**63.** Combien de fois retrouve-t-on ces deux feuilles côte à côte, horizontalement et dans cet ordre ? 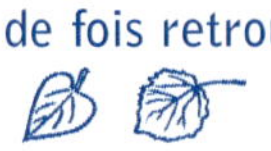

**A.** 15 **B.** 10 **C.** 13 **D.** 12 **E.** 11

**64.** Combien de fois retrouve-t-on ces deux feuilles côte à côte, verticalement et dans cet ordre ?

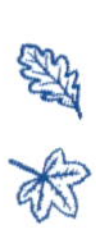

**A.** 18 **B.** 20 **C.** 17 **D.** 16 **E.** 19

**FIN DE LA QUATRIÈME ÉPREUVE.**

**TOURNEZ LA PAGE.**

## 5 • ORGANISATION

DÉCLENCHEZ LE CHRONOMÈTRE POUR 15 MINUTES

> *Afin d'établir le planning des tours de garde pour les mois à venir, quatre infirmiers (Cécile, Maryse, Gilles et Isabelle) se réunissent et font le bilan de leurs heures de garde effectuées durant les mois de septembre, octobre, novembre et décembre derniers. La durée de leurs gardes est de 12, 24, 36 et 48 heures.*

En vous aidant des indices donnés, à vous de rétablir le tableau ci-dessous des tours de garde effectués par chacun de ces quatre infirmiers : qui a effectué tant d'heures, quel mois et dans quel service : urgences, pédiatrie, réanimation et psychiatrie ?

– **Indice 1 :** la personne qui était au service des urgences a effectué son tour de garde, ni en octobre, ni en novembre. Ce n'est ni Cécile ni Isabelle et elle n'a fait ni 12 heures ni 48 heures.

– **Indice 2 :** ce n'est pas Cécile non plus qui a fait 24 heures en pédiatrie et elle n'a pas effectuée son tour de garde en novembre.

– **Indice 3 :** c'est un homme qui était en psychiatrie au mois de décembre mais pas pendant 12 heures.

| Noms | Mois | Services | Heures |
|---|---|---|---|
| Cécile | 65. | 66. | 67. |
| Maryse | 68. | 69. | 70. |
| Gilles | 71. | 72. | 73. |
| Isabelle | 74. | 75. | 76. |

**FIN DE LA CINQUIÈME ÉPREUVE.**

**TOURNEZ LA PAGE.**

## Corrigés

### GRILLE DE RÉPONSES

Nom | Prénom

| | | | | | |
|---|---|---|---|---|---|
| 1 | A | 18 | B | 35 | E |
| 2 | C | 19 | E | 36 | B |
| 3 | B | 20 | C | 37 | C |
| 4 | A | 21 | A | 38 | A |
| 5 | B | 22 | B | 39 | C |
| 6 | C | 23 | E | 40 | C |
| 7 | B | 24 | A | 41 | A |
| 8 | A | 25 | C | 42 | E |
| 9 | B | 26 | D | 43 | E |
| 10 | C | 27 | E | 44 | C |
| 11 | D | 28 | A | 45 | B |
| 12 | C | 29 | D | 46 | A |
| 13 | E | 30 | B | 47 | A |
| 14 | B | 31 | E | 48 | B |
| 15 | C | 32 | C | 49 | B |
| 16 | A | 33 | B | 50 | MA ME |
| 17 | D | 34 | C | 51 | JE VE |
| 52 | MA DI | 61 | E | 71 | décembre |
| 53 | LU ME | 62 | C | 72 | psychiatrie |
| 54 | ME MA | 63 | D | 73 | 48 heures |
| 55 | LU JE | 64 | A | 74 | novembre |
| 56 | SA MA | | | 75 | pédiatrie |
| 57 | LU MA | 65 | octobre | 76 | 24 heures |
| 58 | SA DI | 66 | réanimation | | |
| 59 | LU DI SA | 67 | 12 heures | | |
| 60 | ME ME | 68 | septembre | | |
| | | 69 | urgences | | |
| | | 70 | 36 heures | | |

# Corrigés

## CALCULEZ VOS SCORES

Pour chaque épreuve, totalisez votre nombre de bonnes réponses (chaque bonne réponse vaut 1 point). Ainsi, vous obtiendrez une note brute (total de réponses justes) pour l'ensemble de l'épreuve et par aptitude.

| | | |
|---|---|---|
| Aptitude verbale | Votre score | /25 |
| Aptitude numérique | Votre score | /15 |
| Raisonnement logique | Votre score | /20 |
| Attention - mémorisation | Votre score | /4 |
| Organisation | Votre score | /12 |
| | **Votre score total** | /76 |

## ÉCHELLES DES PERFORMANCES

| | SCORE | | | | |
|---|---|---|---|---|---|
| Aptitude verbale | de 0 à 5 | de 5 à 10 | de 10 à 15 | de 15 à 20 | de 20 à 25 |
| Aptitude numérique | de 0 à 3 | de 3 à 6 | de 6 à 9 | de 9 à 12 | de 12 à 15 |
| Raisonnement logique | de 0 à 4 | de 4 à 8 | de 8 à 12 | de 12 à 16 | de 16 à 20 |
| Attention – mémorisation | de 0 à 1 | de 1 à 2 | | de 2 à 3 | de 3 à 4 |
| Organisation | de 0 à 2 | de 2 à 4 | de 4 à 7 | de 7 à 10 | de 10 à 12 |
| Épreuve totale | de 0 à 15 | de 15 à 30 | de 30 à 45 | de 45 à 60 | de 60 à 76 |
| **Résultats** | **Très faible** | **Faible** | **Moyen** | **Bon** | **Très bon** |

Il est important de « repérer » comment vous avez obtenu la note finale (épreuve totale) et de comprendre les causes des « mauvais » résultats. Sont-ils dus à un manque de :
– temps,
– compréhension,
– attention,
– connaissances... ?

## COMMENTAIRES SUR VOS RÉSULTATS

Dans la mise en situation que nous vous avons proposée, vous avez pu mesurer et visualiser vos performances dans différentes aptitudes, proches de celles qui sont appréciées dans les épreuves de tests le jour du concours ; et ainsi repérer quels étaient vos points forts et vos points faibles, ceux que vous allez maintenant devoir travailler pour pouvoir améliorer votre score.
Cette appréciation de vos résultats sur une échelle en 5 niveaux, vous a permis d'estimer vos performances (points forts, points faibles), et de voir si, au final, elles vous situent plutôt dans le groupe des très bons, des bons, des moyens ou des faibles. La prise de conscience de votre niveau est indispensable, même si, le jour du concours, la notation des « tests psychotechniques », tout en tenant compte de cette appréciation des performances, revêt une forme particulière.
Dans une véritable épreuve de « tests psychotechniques », votre performance appréciée et chiffrée par une note brute (total des bonnes réponses données) ne prendra, pour vous, sa

réelle valeur (la note sur 20 qui sanctionnera votre réussite ou votre échec au concours) qu'après la standardisation. Comme nous vous l'avons expliqué dans l'introduction de cet ouvrage, la notation d'un « test psychotechnique » ne répond pas aux règles du modèle classique de notation du contrôle des connaissances, de type scolaire. Dans un test, la performance « à l'état brut » d'un candidat ne prend véritablement sens, que si l'on peut situer cette performance par rapport à celles des sujets d'une population de référence, dans laquelle on peut situer le candidat.

Prenons un exemple, la performance brute d'un candidat à une épreuve de raisonnement logique est de 20/25. On ne pourra véritablement dire qu'il s'agit d'une bonne performance que si l'ensemble des autres candidats ayant concouru dans les mêmes conditions, a obtenu une moins bonne performance, ou qu'il s'agit d'une performance médiocre, si tous les candidats ont obtenu une performance égale ou supérieure.

Pour envisager la notation à une épreuve de « test psychotechnique » (l'appréciation de la performance d'un individu), il est donc indispensable de connaître les performances obtenues par le groupe de référence.

La standardisation en note sur 20 est celle utilisée dans le cadre du concours d'entrée en IFSI mais, dans un autre concours, toute autre standardisation (note sur 10, sur 40, etc.) peut être utilisée.

Maintenant, à vous de travailler l'aptitude de votre choix. N'oubliez pas, avant chaque séance de travail, de faire un ou plusieurs exercices « d'échauffement mental ».

# 2• TRAVAIL PAR APTITUDE

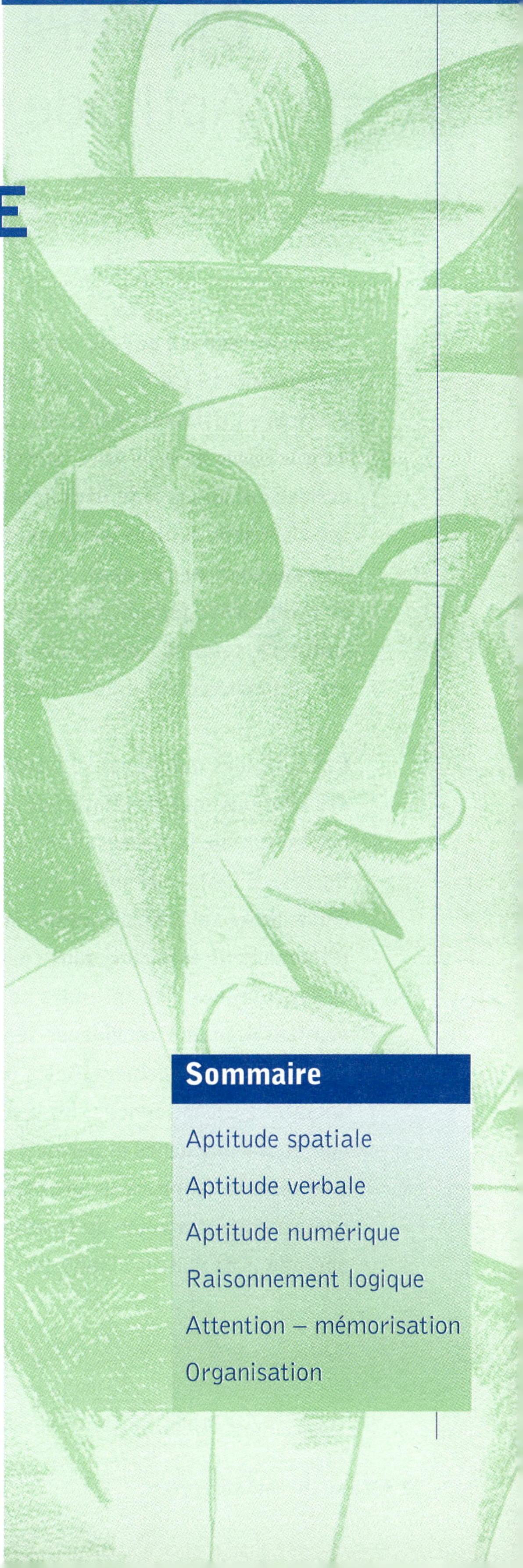

**Avant d'aborder chaque séance de travail, nous vous proposons un petit exercice « d'échauffement mental ». L'objectif de ces exercices étant de faire « tomber » les références implicites qui sclérosent notre perception immédiate, qui relèvent de contraintes que nous nous mettons. Ces règles implicites nous empêchent de voir autre chose, elles nous empêchent de sortir de nos règles inconscientes qui nous fixent le cadre.**

**Une fois cet échauffement effectué, vous pouvez aborder la séance de travail de l'aptitude que vous avez choisie de travailler. N'oubliez pas de vous munir d'un chronomètre et de feuilles de brouillon.**

**Dans un premier temps, à vous de « fouiller » dans vos connaissances, vos « savoir-faire » pour élaborer la « bonne » solution. Puis, dans un second temps reportez-vous à la fin du chapitre pour la correction, et « écoutez » les conseils et commentaires donnés à Tom, Léa, Hugo, Éva, Anna et Léo dans le paragraphe « construction du raisonnement ». Les cheminements et erreurs commises par les différents personnages feront peut-être écho en vous (« Tiens, c'est vrai j'aurais répondu comme lui ! », « J'avais compris comme elle ! »...) et vous permettront d'apporter quelques débuts d'éléments de réponses à votre questionnement.**

## Sommaire

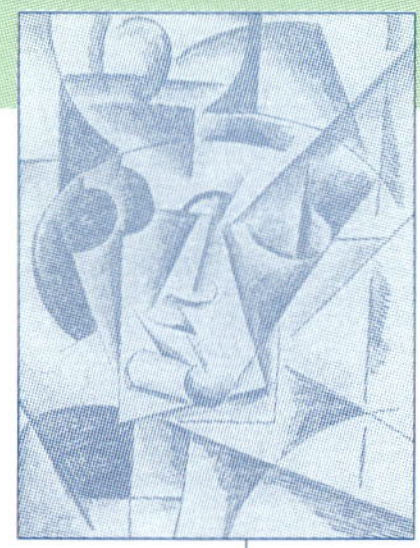

# Chapitre 1
## Aptitude spatiale

**Cette aptitude n'a pas été évaluée dans le chapitre précédent « Évaluez vos performances » car ce type d'épreuve ne figure pas parmi les épreuves du concours d'entrée en Ifsi fixées par arrêté ministériel, mais il nous semble toutefois indispensable de vous faire travailler cette aptitude au travers d'épreuves qui permettent le repérage dans l'espace et la visualisation spatiale. L'évaluation de cette aptitude est très intéressante pour les formations professionnelles où interviennent, notamment, les aptitudes mécaniques. Mais comme il s'agit d'un type de compétence fortement corrélé avec une intelligence non verbale, donc non culturelle, certains « concours » attachent beaucoup d'importance à ce facteur qui est particulièrement prédictif des compétences individuelles d'ordre général.**

**Ces aptitudes font appel à l'intelligence visuo-spatiale qui est à la fois une mesure des relations spatiales (aptitude à percevoir rapidement et à analyser des figures) et une mesure de la visualisation (aptitude à manipuler mentalement des objets ou des figures). Elles comprennent plusieurs types de problèmes dans lesquels il sera demandé au sujet de distinguer une ou plusieurs figures superposables, avec ou sans retournement, et parfois, plus complexe encore, interviendront des figures en miroir et des rotations. Ces aptitudes ne sont pas mystérieuses, elles proviennent de la mentalisation de l'intelligence sensori-motrice : arriver à faire mentalement ce que l'on faisait manuellement. Cette mentalisation procure un gain de rapidité opératoire exceptionnelle : les opérations mentales sont toujours plus rapides que les opérations manuelles et permettent de jouer avec le virtuel ; en revanche, cette mentalisation suppose un gros travail de mémorisation ; on peut citer, à titre de comparaison, l'exemple du fonctionnement d'une calculette avec mémoire pour les opérations de calculs complexes.**

# Décontraction mentale

*Durée ➡ 1 minute*

Regardez attentivement cette image (un grand classique de la psychologie, la figure de Bohring) et à vous de découvrir les deux figures qui s'y cachent, que voyez-vous ?

Si vous connaissez « le truc «, vous allez fonctionner en référence mémoire. Spontanément vous n'en voyez qu'une, essayez d'en voir une autre.

Lorsque vous aurez découvert ces deux figures, basculez de l'une à l'autre. Donnez-vous 1 minute pour opérer le maximum de changements de perceptions possibles. Comptabilisez ces changements, essayez d'améliorer votre score, pour cela faites autant de séries d'1 minute que vous le souhaitez. Vous passerez à la suite lorsque vous aurez constaté une augmentation de votre performance de manière significative (par exemple 30 %).

Ce changement de perception vous demande un véritable travail psychique (vous pouvez constater qu'il faut se forcer pour changer alternativement de perception, et que l'on ne peut voir les deux figures simultanément), car notre perception est sclérosée par des règles inconscientes qui résistent et qui nous empêchent de voir autrement et autre chose.

Vous pouvez, à l'aide du tableau ci-dessous, noter votre performance (nombre de passages d'une perception à l'autre en 1 minute), et observer votre progression.

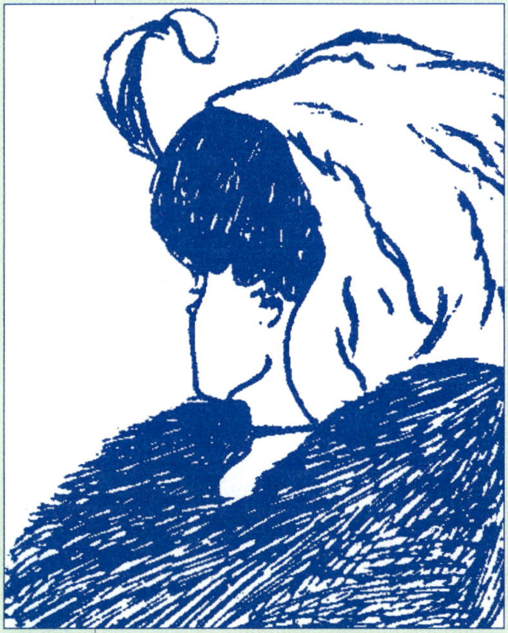

| ESSAIS | Nombre de passages réalisés en 1 minute |
|---|---|
| 1 | |
| 2 | |
| 3 | |
| 4 | |
| 5 | |
| 6 | |

# 1 • RECONSTITUTION DE FIGURES

Dans les exercices qui vont suivre, des figures géométriques ont été initialement découpées en plusieurs morceaux (3, 4 ou 5). Une fois assemblés, ces morceaux doivent reconstituer parfaitement la figure. Mais, un petit plaisantin s'est amusé à introduire dans chaque ensemble un ou plusieurs morceaux qui n'appartiennent pas à la figure initiale. À vous de retrouver mentalement les morceaux qui reconstituent exactement la figure de départ.

## > EXERCICES

**1** *Un rectangle a été découpé en trois morceaux.*

Quels sont, parmi les quatre morceaux présentés ci-dessous, les trois qui permettent de le reconstituer exactement ?

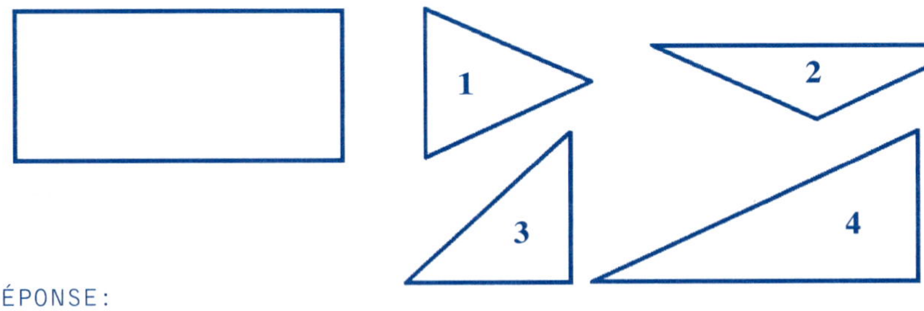


VOTRE RÉPONSE :

**2** *Un rectangle a été découpé en trois morceaux.*

Quels sont, parmi les quatre morceaux présentés ci-dessous, les trois qui permettent de le reconstituer exactement ?

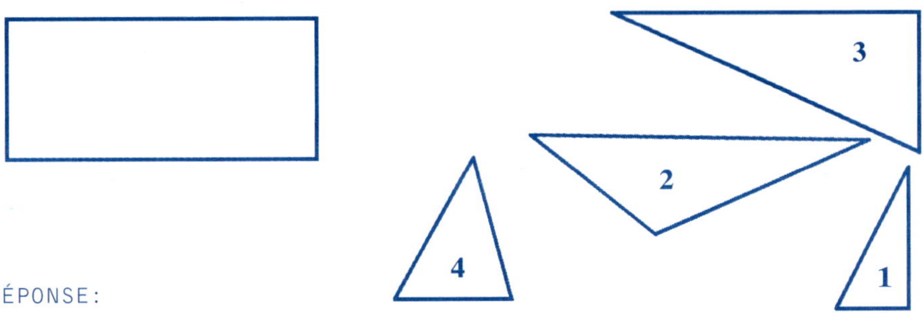


VOTRE RÉPONSE :

**3** *La figure ci-dessous a été découpée en quatre morceaux.*

Quels sont, parmi les six morceaux présentés ci-dessous, les quatre qui permettent de la reconstituer exactement ?

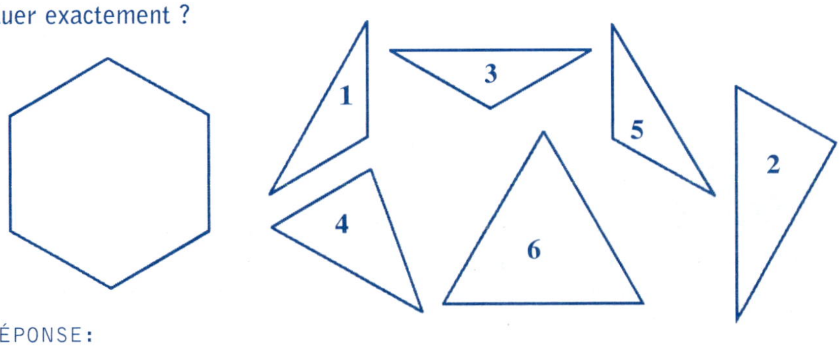


VOTRE RÉPONSE :

**4** *La figure ci-dessous a été découpée en cinq morceaux.*

Quels sont, parmi les sept morceaux présentés ci-dessous, les cinq qui permettent de la reconstituer exactement ?

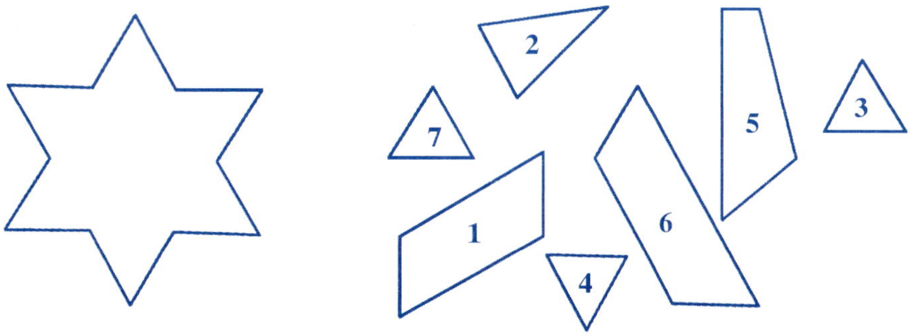


VOTRE RÉPONSE :

**5** *La figure ci-dessous a été découpée en quatre morceaux.*

Quels sont, parmi les sept morceaux présentés ci-dessous, les quatre qui permettent de la reconstituer exactement ?

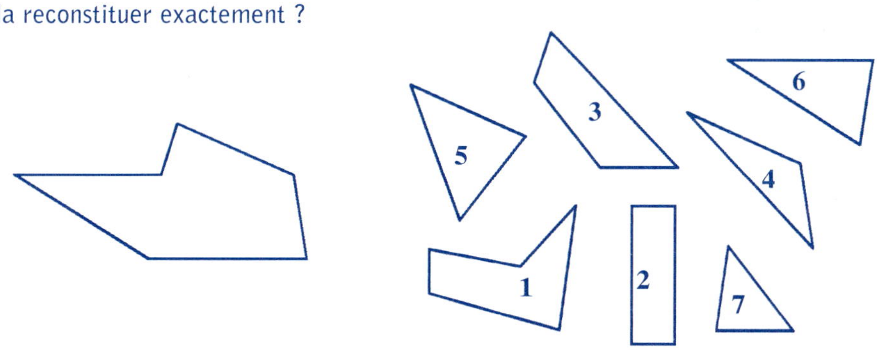


VOTRE RÉPONSE :

## GUIDE DE CORRECTION

RÉPONSES : **1.** 1 2 et 4 • **2.** 1 2 3 • **3.** 1 3 5 et 6 • **4.** 1 3 4 6 et 7 • **5.** 3 4 6 et 7

### > Construction du raisonnement

**1** **TOM : « ce sont les morceaux 1, 2 et 4 ».**

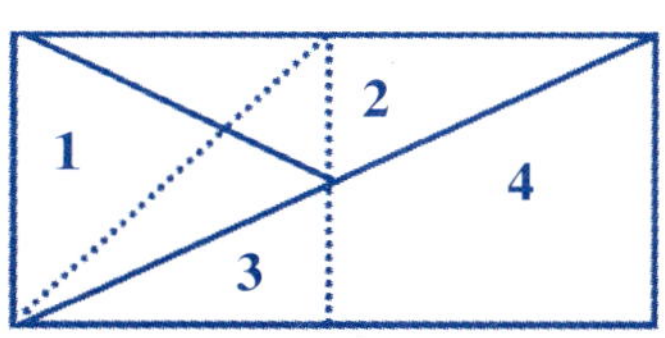


Tom a trouvé la bonne réponse. Pour reconstituer le rectangle, il a analysé chacun des morceaux et s'est aperçu que le morceau n° 1 et le morceau n° 2 étaient complémentaires. En faisant glisser le morceau n° 2 vers la gauche, il formait avec le morceau n° 1 l'angle gauche du rectangle, l'angle droit étant formé par le morceau n° 4.

ANNA : « c'est le morceau 3 qui n'appartient pas à la figure. »
En observant les différents morceaux, Anna a trouvé celui qui n'appartenait pas à la figure, le plus grand côté du triangle n° 3 ne pouvant se joindre à aucun autre morceau. Son raisonnement est correct, mais la réponse qu'elle a donnée est considérée comme fausse puisque dans la consigne il lui était demandé d'indiquer quels étaient les trois morceaux permettant de reconstituer le rectangle et non celui qui ne le permettait pas.

LÉA : « ce sont les morceaux 2, 3 et 4 ».

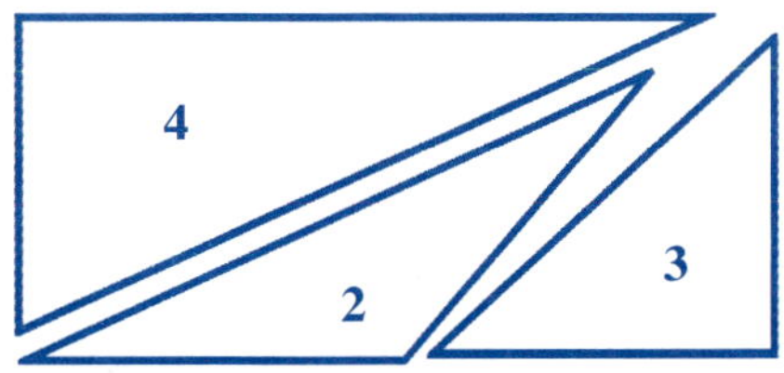


La solution ne lui « sautant pas aux yeux » immédiatement, Léa a alors essayé de déplacer dans l'espace certains morceaux. Elle a retourné le morceau n° 4, puis elle a pris le morceau n° 2, lui a fait subir une rotation jusqu'à ce que les plus grands côtés de ces deux morceaux correspondent, le morceau n° 3 venant enfin former les angles à droite.

2 **LÉO : « ce sont les morceaux 1, 2 et 3 ».**

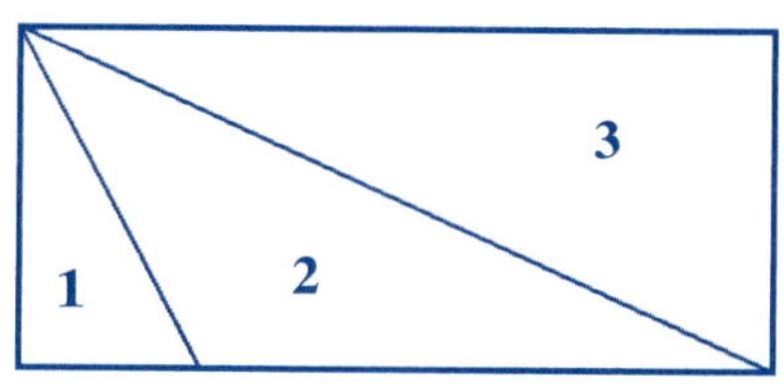


Léo a trouvé la bonne réponse. Pour cela, il a regardé attentivement tous les morceaux et a cherché les angles de la figure. Un angle dans le morceau n° 3 et un deuxième angle dans le morceau n° 1. Pour qu'ils se positionnent correctement il a dû retourner horizontalement le morceau n° 1. Ces angles ainsi constitués, seul le morceau n° 2 pouvait venir se joindre (en lui faisant effectuer une légère rotation dans le sens inverse des aiguilles d'une montre).

HUGO : « ce sont les morceaux 2, 3 et 4 ».
Il est parti de l'hypothèse visuelle que les morceaux n° 4 et n° 2 (de par leur proximité) semblaient, avec l'aide d'une légère rotation, pouvoir correspondre. Hugo a ensuite éliminé le morceau n° 1 (trop petit pour l'espace restant à combler). Il ne restait que le morceau n° 3.

3 **TOM : « ce sont les morceaux 1, 3, 5 et 6 ».**

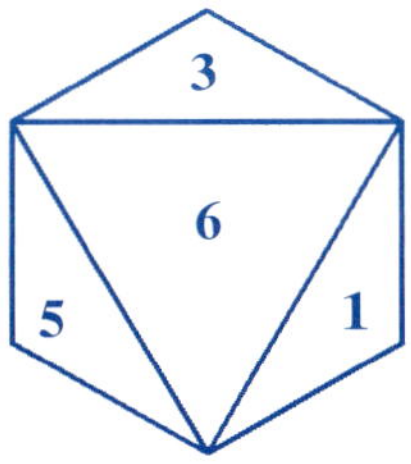


Tom a trouvé la bonne réponse. En observant la figure initiale et les différents morceaux, il a tout de suite vu que les morceaux n^os^ 1, 3 et 5 pouvaient se positionner autour du grand triangle pour former les différents angles. Il a alors superposé mentalement sur la figure, les morceaux n^os^ 1 et 5 sans les changer de sens ou de position à gauche et à droite, puis après une rotation en miroir vertical, sur les morceaux n^os^ 3 et 6, il est venu compléter la figure.

LÉA : « ce sont les morceaux 1, 3, 4 et 5 ».
Elle a observé les morceaux les uns après les autres, puis a conclu : le morceau n° 1, tel qu'il est présenté, peut former un angle, et l'a retenu. Le morceau n° 3, peut également former un angle, mais Léa ne peut l'utiliser dans sa position donnée puisqu'elle a déjà placé mentalement le morceau n° 1, elle doit lui faire subir une rotation en miroir vertical pour le positionner sur le haut de la figure. Le morceau n° 5, tel qu'il est présenté, formera l'angle restant. Elle n'a plus qu'à trouver le morceau qui lui permettra de remplir le centre de la figure. En observant le morceau n° 4, elle opte pour ce dernier et donne sa réponse. Elle hésite à choisir le morceau n° 6, mais en conclut « qu'il est trop grand ».

ÉVA : « ce sont les morceaux 1, 2, 4 et 5 ».
Éva réunit les morceaux n^os^ 2 et 1 sans les bouger de sens et reconstitue ainsi la moitié de la figure. Pour l'autre moitié, elle opte pour la figure n° 5 sans la changer de sens et pense qu'alors seule la figure n° 4, après rotation, pourrait compléter le tout. Elle donne ainsi sa réponse.

HUGO : « ce sont les morceaux 1, 2, 3, 4 et 5 ».

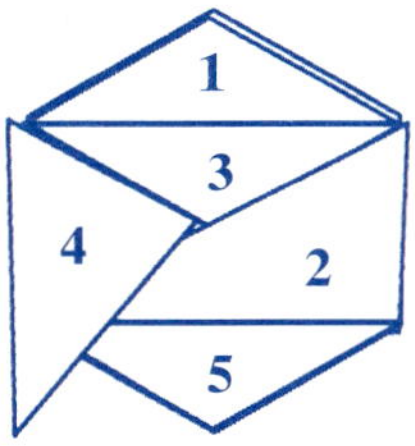


Il passe beaucoup de temps à observer les différents morceaux et aucun assemblage ne lui apparaît immédiatement. Hugo procède alors par essais et erreurs, en positionnant mentalement les différents morceaux les uns avec les autres.
Il réunit ainsi le morceau n° 1 et le morceau n° 3 et le morceau n° 5 et le morceau n° 2. Il essaie de rapprocher mentalement ces deux assemblages et complète la partie manquante par le morceau n° 4. Il n'arrive pas à la bonne solution, mais en plus ne respecte pas la consigne puisqu'il donne 5 morceaux au lieu de 4.

**4** **ÉVA : « ce sont les morceaux 1, 3, 4, 6 et 7 ».**

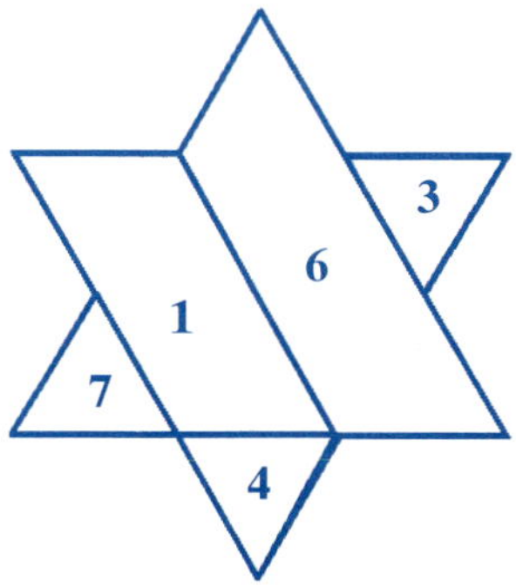


Éva a trouvé la bonne réponse. Après observation minutieuse des différents morceaux, elle a retenu les morceaux qui lui semblaient « évidents «, c'est-à-dire les pointes : n^os^ 3, 4 et 7. Il lui fallait alors trouver deux grands morceaux qui puissent combler la surface restante : le morceau n° 6 avec ses deux pointes semble proposer une moitié de figure acceptable, reste à trouver une pièce symétrique : le morceau n° 1 complété d'une pointe (n^os^ 3, 4 ou 7) paraît *ad hoc*. Il lui suffit de positionner les deux autres pointes restantes.

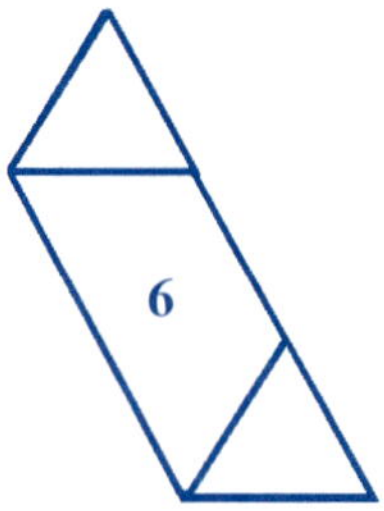


**5** **ANNA : « ce sont les morceaux 3, 4, 6 et 7 »**

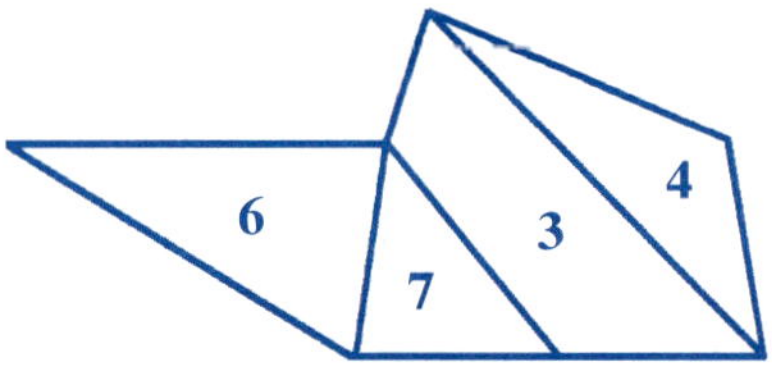


Anna a trouvé la bonne réponse. La figure lui apparaissant complexe, elle a procédé par élimination des morceaux « aberrants «, tout d'abord le morceau n° 2, car de quelque façon qu'elle le présente sur la figure, les 4 angles droits ne peuvent pas s'y inscrire. Ensuite, le morceau n° 1, elle émet l'hypothèse que s'il devait se placer sur la pointe gauche, il devrait posséder un angle droit, or il n'en possède pas. Il ne peut donc être superposé à aucun autre endroit sur la figure, elle peut donc l'éliminer. Il lui reste les morceaux n^os^ 3, 4, 5, 6 et 7. Pour combler la pointe gauche de la figure, seul le morceau n° 6 peut convenir, elle peut donc éliminer le morceau n° 5.

# 2 • PLIAGE ET DÉCOUPAGE

Cette série d'exercices, a pour objectif de vous faire travailler l'aptitude à la **visualisation**, c'est-à-dire l'aptitude à vous représenter mentalement (sans les voir), des opérations (mouvements) sur un objet dans un espace tridimensionnel, et à vous faire vous représenter des déplacements dans l'espace. Il est admis que cette mentalisation provient d'une intériorisation de la sensori-motricité et que ces représentations sont issues des opérations manuelles (mouvements) que vous aurez effectuées sur cet objet. Nous vous proposons donc une épreuve classique de découpage après pliage, car il faut que vous manipuliez concrètement ces opérations, ensuite vous mentalisez (ou vous vous formez une image mentale), puis vous dépliez concrètement la feuille pour vérifier la réalité de votre image. Dépliez lentement et confrontez au cours de ces opérations intermédiaires, phase après phase, les figures obtenues aux images mentales que vous avez.
Avant de commencer les exercices, confectionnez-vous des carrés de papier et munissez-vous d'une paire de ciseaux.

Vous avez devant vous des feuilles de papier, que vous allez plier selon les axes représentés par des pointillés (le sens du pliage est indiqué par une flèche). Vous allez procéder à des découpages sur cette feuille pliée aux endroits qui vous seront indiqués. Cette ou ces découpes vont trouer la feuille à des endroits bien précis. Une fois ces feuilles dépliées, il vous faut retrouver, pour chaque question, « la bonne feuille », c'est-à-dire celle qui correspond aux pliages et découpages annoncés. Dans une première série d'exercices, la feuille ne subira aucune rotation ; puis, dans une seconde partie, cette feuille pourra, après pliage et découpage, subir des rotations, ces rotations vous seront alors indiquées.

**EXEMPLE**

- Vous avez devant vous un carré de papier

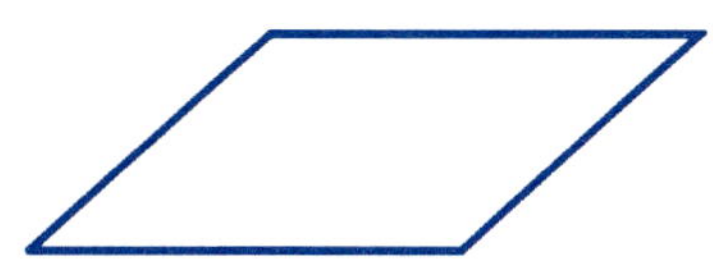

- Cette feuille va être pliée une première fois de la façon suivante

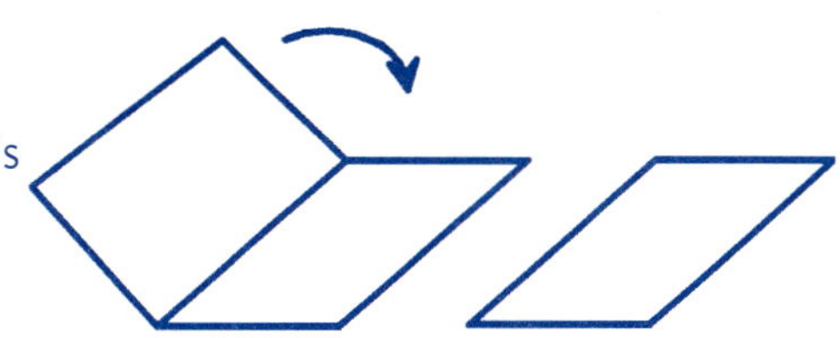

- Puis, une seconde fois de la façon suivante

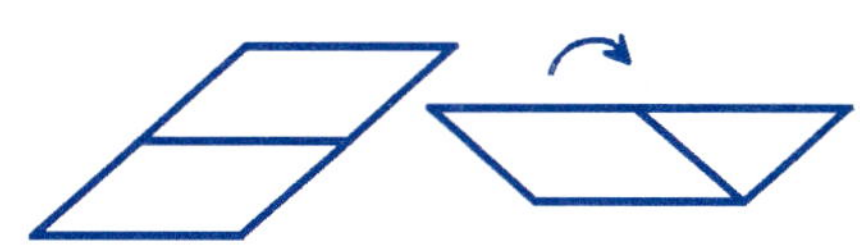

- Si on découpe l'angle en bas à gauche (partie noire), quelle feuille dépliée obtient-on ?

**Réponse :**

A B C D E

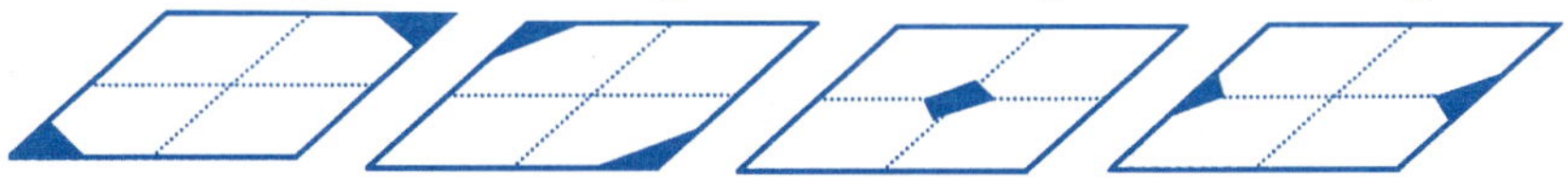

La bonne réponse est la réponse **C**.
La réponse E signifie qu'aucune des réponses proposées en A, B, C ou D ne vous semble convenir.
Par la suite, nous symboliserons le sens des pliages de la feuille par des flèches.

Maintenant à vous.

## > EXERCICES

**1** *Soit un carré de papier :*

1er pliage — 2e pliage — Découpage

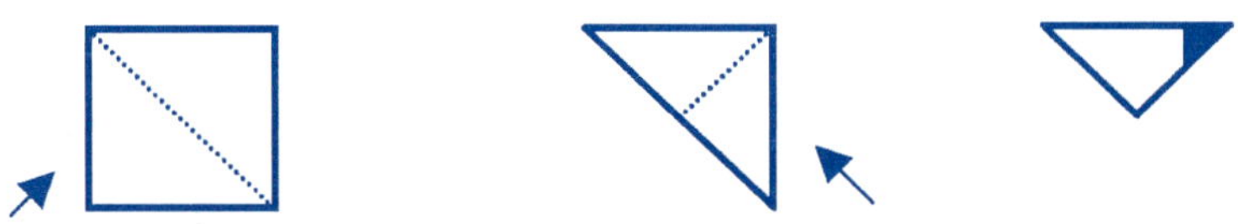

A B C D E

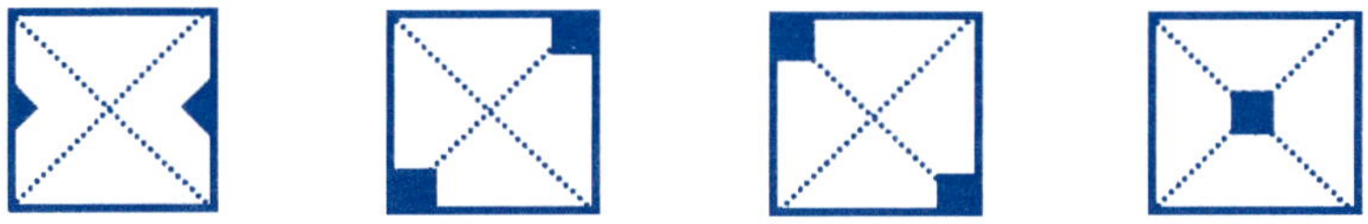

Aucune réponse

VOTRE RÉPONSE :

**2** *Soit un carré de papier :*

1er pliage — 1er découpage, puis 2e pliage — 2e découpage

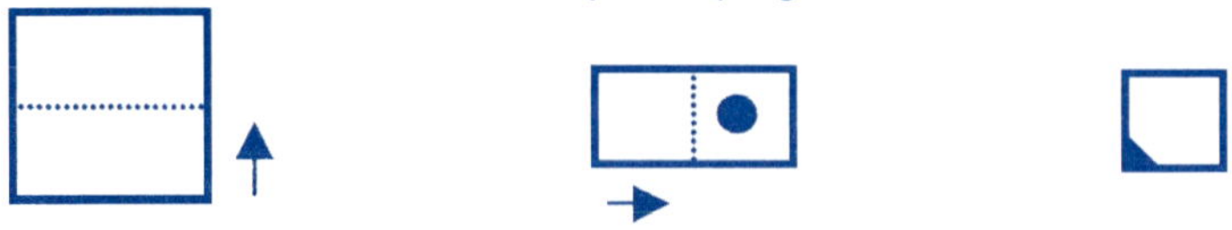

A B C D E

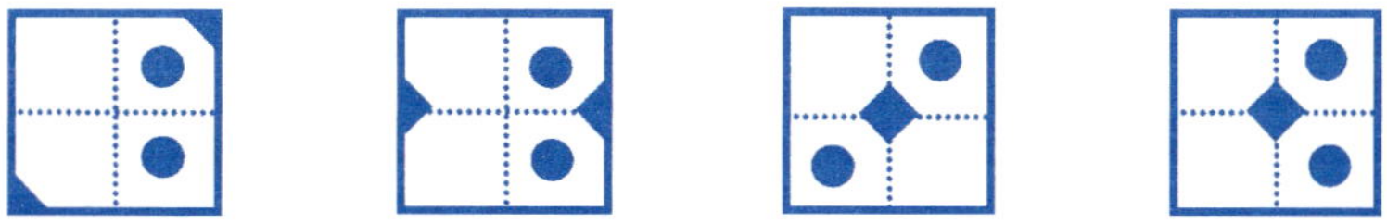

Aucune réponse

VOTRE RÉPONSE :

**3** *Soit un carré de papier :*

1^er^ pliage

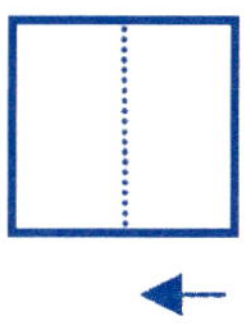

1^er^ découpage
puis 2^e^ pliage

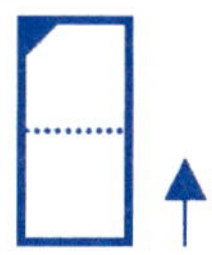

Rotation d'1/4 de tour dans le sens des aiguilles d'une montre

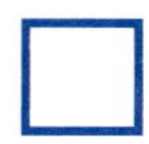

A B C D E

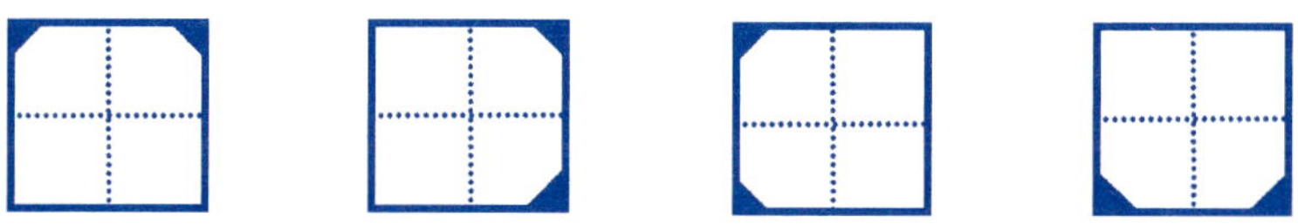

Aucune réponse

VOTRE RÉPONSE :

**4** *Soit un carré de papier :*

1^er^ pliage

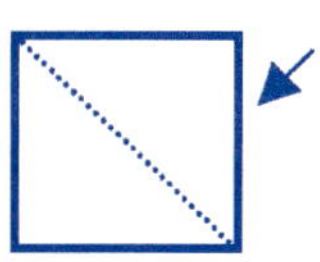

1^er^ découpage
2^e^ pliage

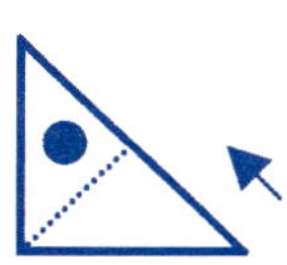

2^e^ découpage,
puis rotation d'1/4 de tour dans le sens inverse des aiguilles d'une montre

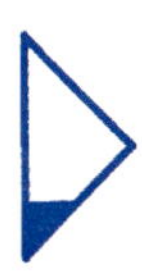

A B C D E

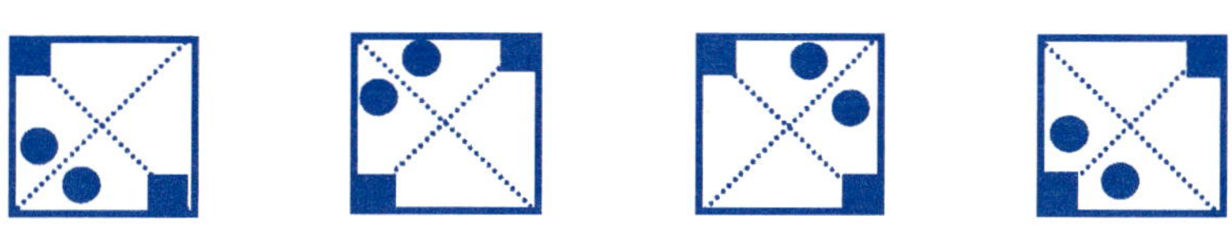

Aucune réponse

VOTRE RÉPONSE :

**5** *Soit un carré de papier :*

1er pliage — 1er découpage 2e pliage — 2e découpage, puis rotation d'1/2 tour

A — B — C — D — E : Aucune réponse

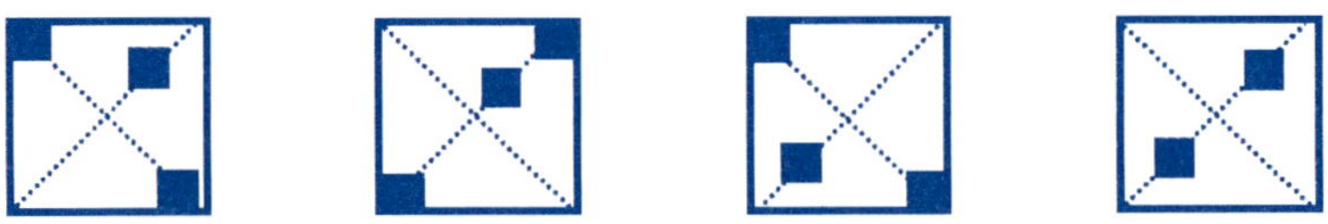

VOTRE RÉPONSE :

**6** Pour les exercices qui vont suivre, fabriquez-vous des grands triangles de papier.
*Soit un triangle de papier :*

1er pliage — 2e pliage — 1er découpage

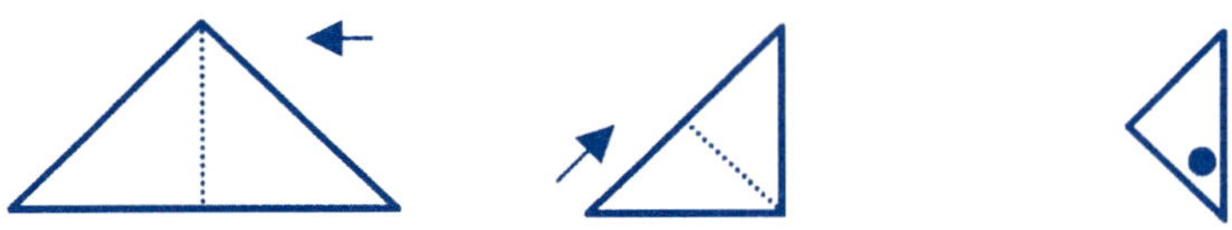

A — B — C — D — E : Aucune réponse

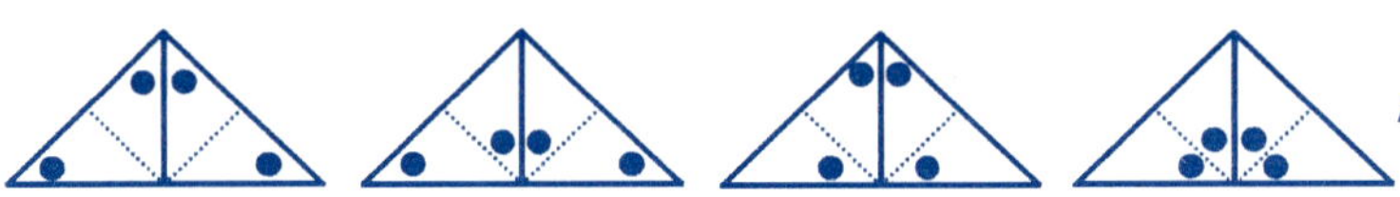

VOTRE RÉPONSE :

**7** *Soit un triangle de papier :*

1er pliage — 1er découpage et 2e pliage — 2e découpage

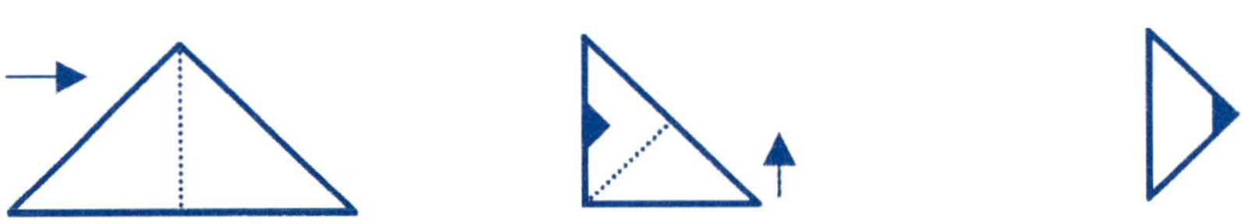

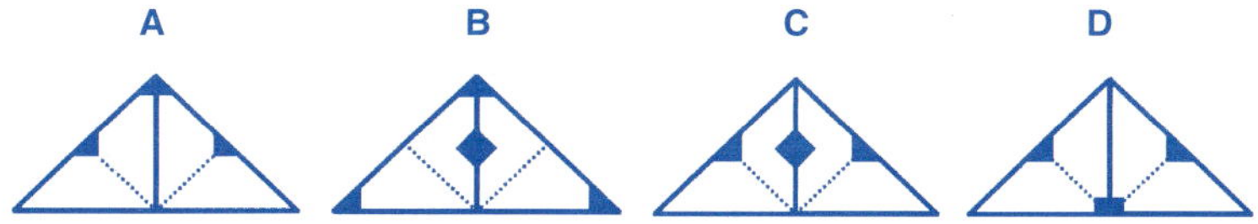


E Aucune réponse

VOTRE RÉPONSE :

**8** *Soit un triangle de papier :*

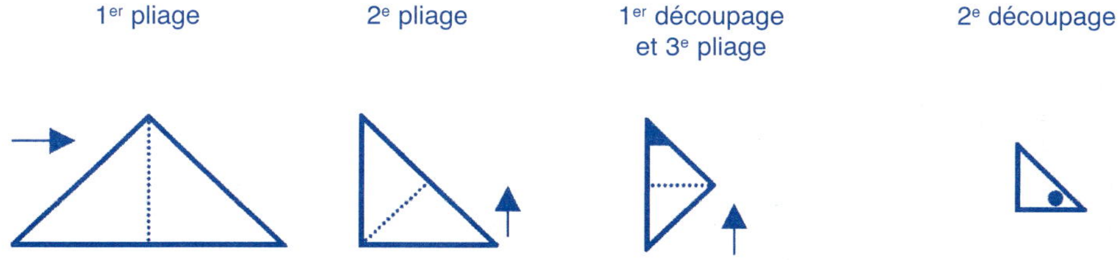


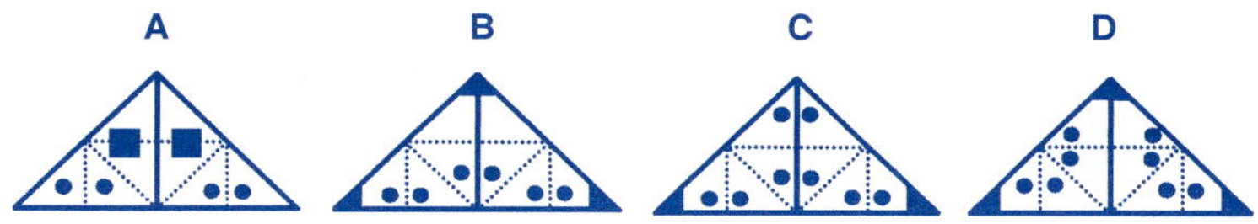


E Aucune réponse

VOTRE RÉPONSE :

**9** *Soit un triangle de papier :*

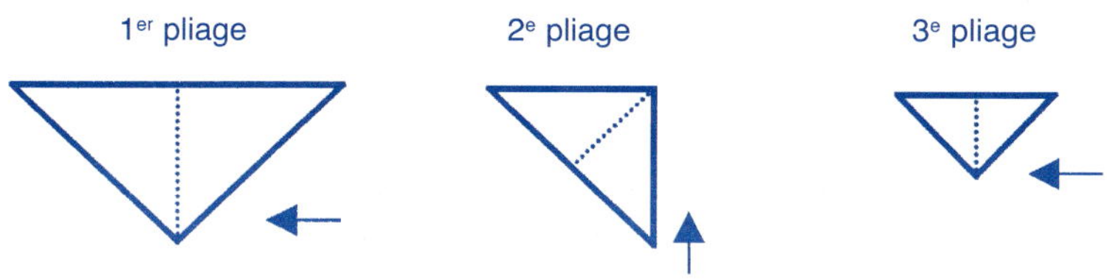


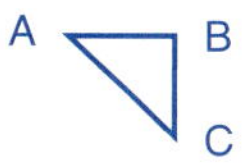


*puis, rotation d'un quart de tour dans le sens des aiguilles d'une montre à partir du point B et inscriptions des 3 points A, B et C dans le triangle. Dans quelle orientation se trouvera le triangle redéplié face à vous ?*

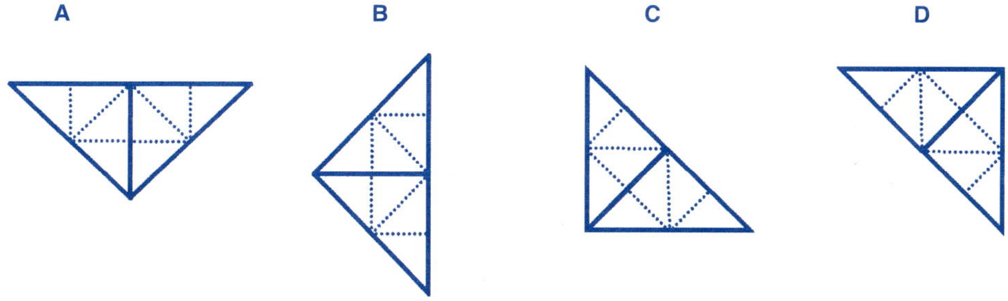


VOTRE RÉPONSE :

**10** *Toujours avec les pliages et la rotation indiqués à la question n° 9, situez les points A, B et C. Puis, dans le cadre ci-dessous, dessinez le grand triangle déplié dans la bonne orientation et inscrivez les points A, B et C.*

VOTRE RÉPONSE :

**11** *Vous pouvez continuer le travail proposé dans la question n° 9, en faisant varier la rotation après le 3ᵉ pliage : 1/2 tour, 3/4 de tour dans le sens des aiguilles d'une montre, puis 1/4 tour, 1/2 tour, 3/4 de tour dans le sens inverse des aiguilles d'une montre. Chaque fois, représentez-vous l'orientation du triangle redéplié face à vous et situez les points A, B et C. Associez chaque triangle (a, b, c, d), redéplié face à vous, à son orientation après le 3ᵉ pliage.*

**1.** 1/2 tour dans le sens des aiguilles d'une montre

VOTRE RÉPONSE :

**2.** 3/4 de tour dans le sens des aiguilles d'une montre

VOTRE RÉPONSE :

**3.** 1/4 de tour dans le sens inverse des aiguilles d'une montre

VOTRE RÉPONSE :

**4.** 3/4 de tour dans le sens inverse des aiguilles d'une montre

VOTRE RÉPONSE :

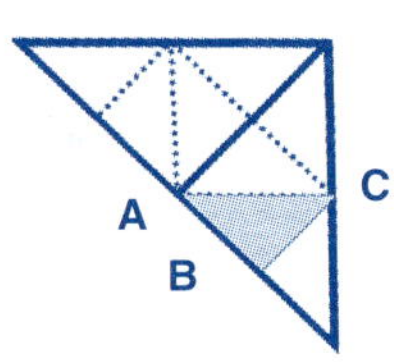

a

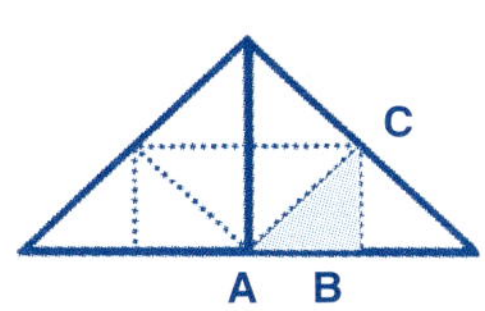

b

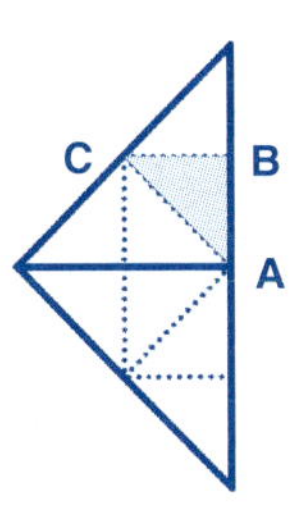

c

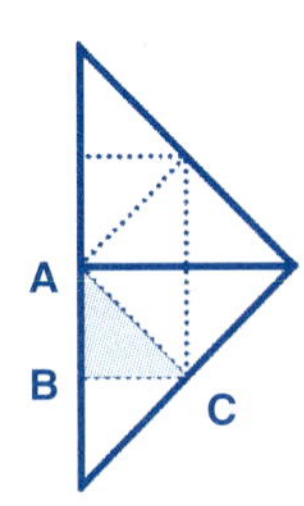

d

# GUIDE DE CORRECTION

RÉPONSES : **1.**B • **2.**D • **3.**B • **4.**A • **5.**A • **6.**D • **7.**C • **8.**D • **9.**B
• **10.**B

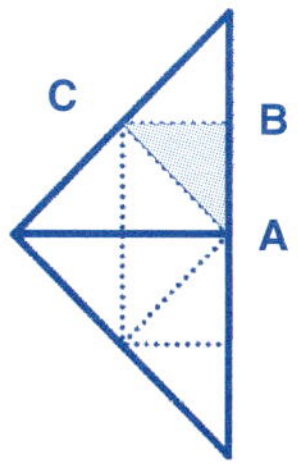


• **11.**1b, 2d, 3a, 4c

## > Construction du raisonnement

Dans cette série d'exercices, tous les personnages du groupe sont parvenus à résoudre les onze problèmes posés, mais à des vitesses et avec des stratégies différentes. Chacun a utilisé une voie qui lui était personnelle pour aboutir à la solution.

LÉA. Elle n'a pratiquement pas eu besoin de s'aider des carrés et des triangles de papier qu'elle s'était préparées, parvenant aisément au début de l'exercice, puis un peu plus difficilement vers la fin de l'épreuve, à se représenter mentalement les pliages, et à situer l'emplacement des découpes. Pour résoudre le problème donné à chaque exercice, elle a procédé par séquences, et pas à pas, d'état intermédiaire en état intermédiaire projetés, elle s'est acheminée vers la solution. Pour chaque séquence, elle se voyait faire mentalement, les manipulations « pliage et ciseaux en mains » qui lui étaient imposées par l'exercice. À l'issue de chaque étape, elle mémorisait le résultat de l'opération correctement réalisée. Il ne lui restait plus qu'à comparer sa représentation « finalisée » avec les réponses données.

Par exemple, pour l'exercice n° 1 : elle a commencé par plier le carré dans le sens qui lui était indiqué, et s'est représentée mentalement les deux triangles superposés. Puis, elle a plié à nouveau ce triangle et s'est représentée la superposition des quatre triangles. Elle a découpé l'angle, à droite, et s'est représentée la découpe sur les triangles superposés : mémorisation de cette localisation. Puis, elle a commencé l'opération de dépliage : 1er dépliage et représentation-localisation (rappel mémoire) de l'angle découpé puis dépliage complet. Comparaison de « son carré mental auquel deux angles manquent » avec les réponses proposées. Prise de décision finale du choix de sa réponse.

Dans les exercices plus complexes (triangles pliés 2 ou 3 fois), ses capacités de décomposition et d'analyse mentales lui ont permis de se représenter, sans difficultés, les opérations de pliage, dépliage.

HUGO. Il a dû pour chaque problème, manipuler plusieurs fois les pliages avant de pouvoir mentalement les effectuer. Si un facteur temps avait été introduit, il n'aurait certainement pas fini l'ensemble des exercices. Mais ces différences de performances ne peuvent se résumer à de simples différences de vitesse dans l'exécution des processus de représentation spatiale, puisqu'elles sont aussi et surtout le reflet de la qualité de cette représentation. Hugo, bien qu'ayant le même objectif que Léa, n'a pas utilisé la même stratégie. Pour chaque exercice, il lui a fallu analyser pas à pas chaque manipulation en faisant le va-et-vient entre observation de sa manipulation et représentation mentale. Au bout du compte, sa stratégie est « coûteuse » en temps, mais toutes les réponses trouvées sont correctes.

ANNA. Elle a procédé encore différemment. Comme Léa et Hugo, elle a avancé par séquences et états intermédiaires, mais pour réduire la complexité de certaines opérations de pliage, rotation et dépliage, elle avait besoin de qualifier ce qu'elle recherchait, par un mot, par une image qui lui était « parlante ». Ainsi, par exemple dans l'exercice n° 4, ayant mentalisé le deuxième pliage et le premier découpage qui consistait à faire un rond dans les deux triangles, elle a réalisé que ce découpage pouvait être interprété de la façon suivante : « ce sont les yeux du poisson (une raie) », les carrés dépliés proposés comme réponses lui suggérant cette image de poisson. Après le 2e découpage, elle mémorisait « les branchies du poisson ». Cet étiquetage verbal lui simplifiait sa représentation puisqu'elle n'était plus obligée de se représenter abstraitement, un petit rond et un autre petit rond, les deux petits ronds en formant les yeux du poisson deviennent un tout, facilitant la mémorisation de la séquence.

## 3 • ORIENTATION SPATIALE ET RECONSTRUCTION DE FIGURES

Vous avez devant vous la représentation d'un cube déplié. Pour chaque question, vous devrez effectuer mentalement la reconstruction de ce cube, par pliage à partir d'une base fixe qui vous sera indiquée. La base fixe sera définie ainsi : les rayures devront toujours se trouver à l'extérieur du cube.
Pour certaines questions, plusieurs faces pourront se superposer, mais le cube reconstitué se présentera toujours de la même manière. Les six faces **transparentes** seront ainsi nommées :
Dessous – Dessus – Devant – Derrière – Face gauche – Face droite.

La face dite « Devant » est celle qui se trouve en vis-à-vis de vous. Ainsi le schéma vous montre :
La face noire = Devant
La face rayée = Face droite

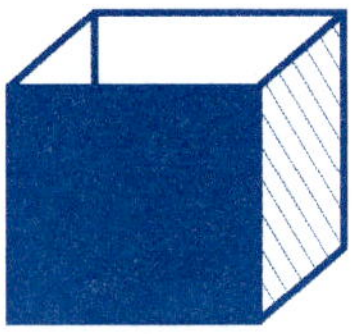

### 1er EXEMPLE

Base fixe : Si face rayée = Dessus
Après reconstitution du cube par pliage et sans aucun effet de rotation, sur quelle face va apparaître l'étoile sur le cube ?

A. dessous B. derrière C. face gauche D. face droite

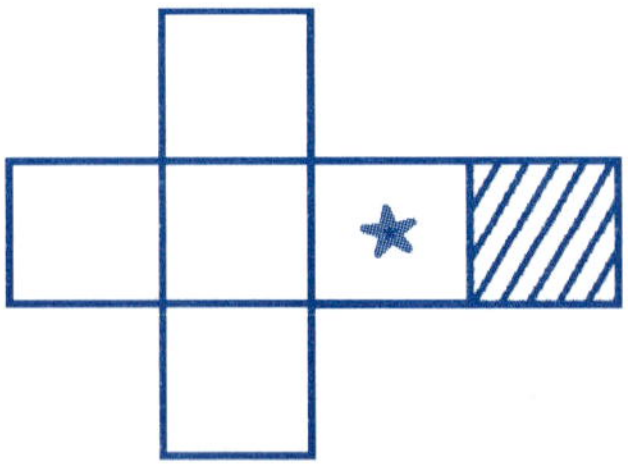

**Réponse : C.** Le cube reconstitué, l'étoile apparaîtra sur la face gauche.

### 2e EXEMPLE

Base fixe : Si face rayée = Dessous
Après reconstitution du cube par pliage et sans aucun effet de rotation, quelle est la figure que l'on va voir apparaître sur le cube ?

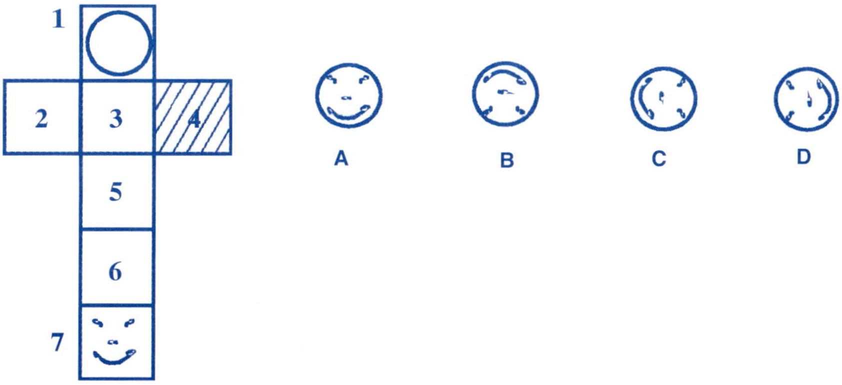


**Réponse : C.** Considérant que toutes les faces du cube sont transparentes, le cube reconstitué, la face n° 1 vient chevaucher la face n° 7 sur l'arrière du cube et c'est la figure C que nous verrons apparaître.

Maintenant à vous.

## > EXERCICES

**1** *Base fixe : Si face rayée = Derrière*

Sur quelle face va apparaître l'étoile sur le cube ?

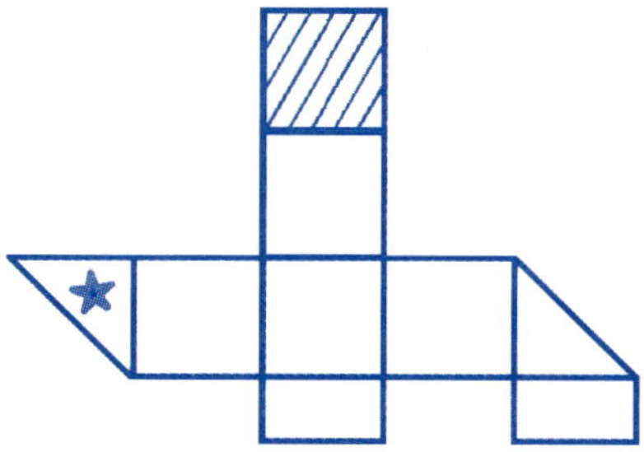

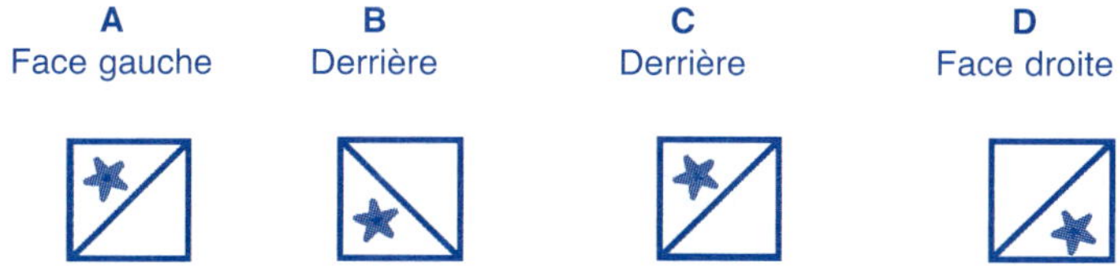


VOTRE RÉPONSE :

**2** *Base fixe : Si face rayée = Dessus*

Sur quelle face et dans quelle direction va apparaître la flèche sur le cube ?

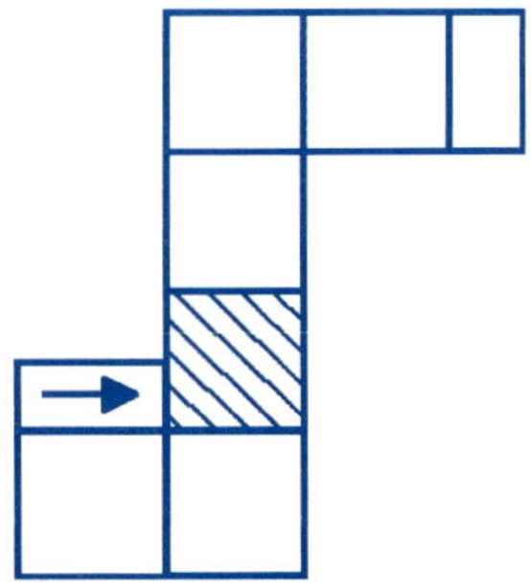

**A** Derrière — **B** Dessus — **C** Face droite — **D** Dessus

VOTRE RÉPONSE :

**3** *Base fixe : Si face rayée = Devant*

Sur quelle face et dans quelle direction va apparaître la flèche sur le cube ?

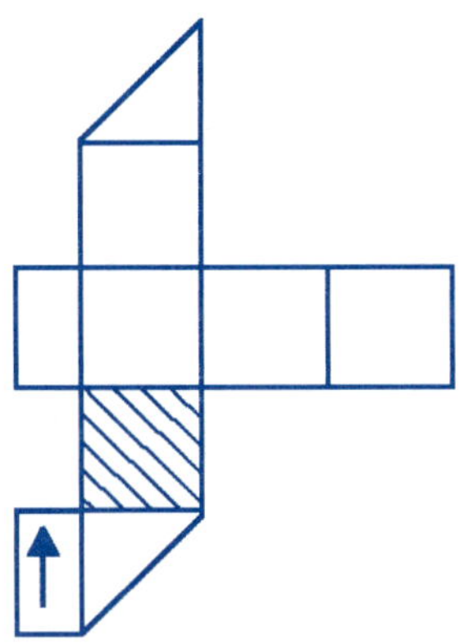

**A** Face gauche — **B** Dessus — **C** Dessous — **D** Face gauche

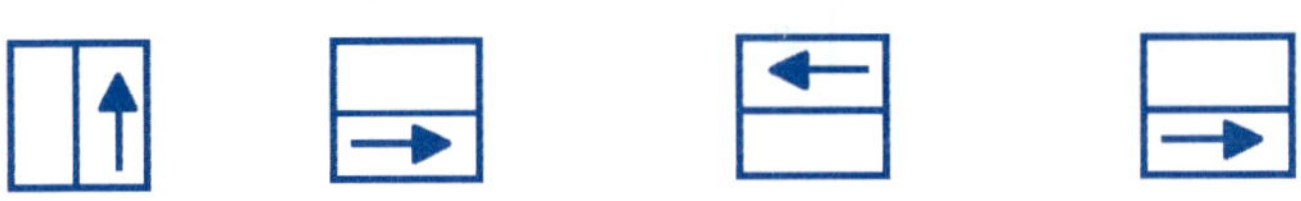

VOTRE RÉPONSE :

**4** *Base fixe : Si face rayée = Dessous*

Sur quelle face et dans quelle direction va apparaître la flèche sur le cube ?

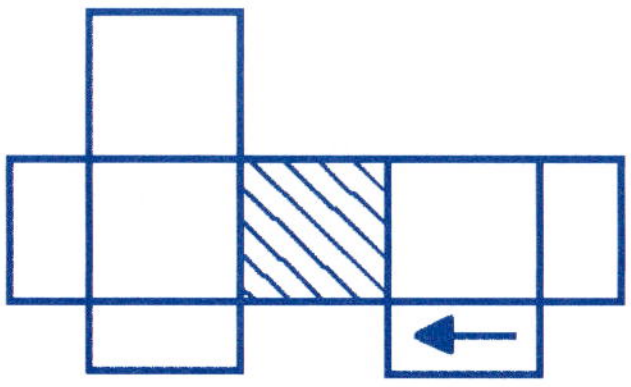

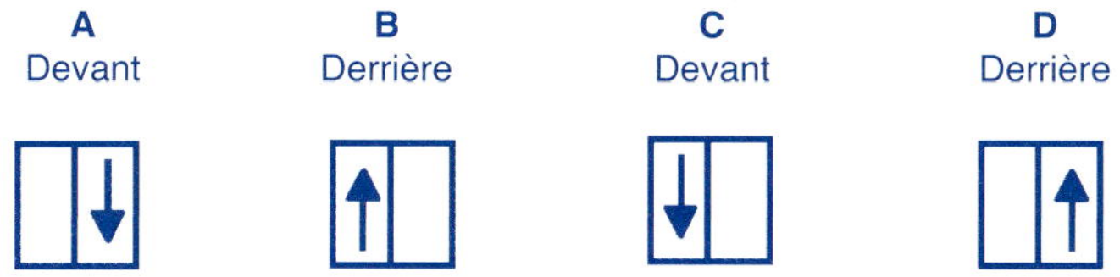


VOTRE RÉPONSE :

**5** *Base fixe : Si face rayée = Face gauche*

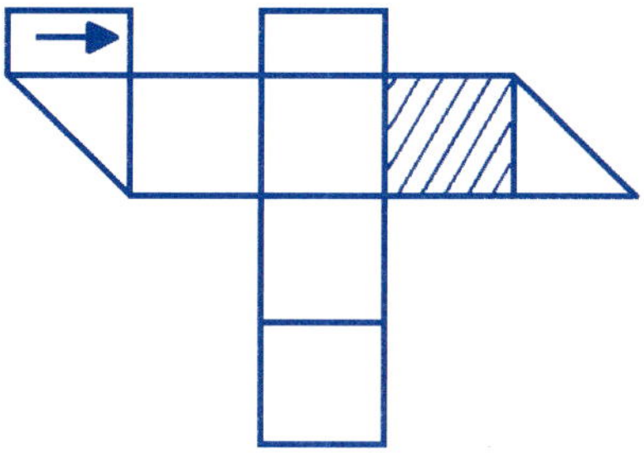

Sur quelle face et dans quelle direction va apparaître la flèche sur le cube ?

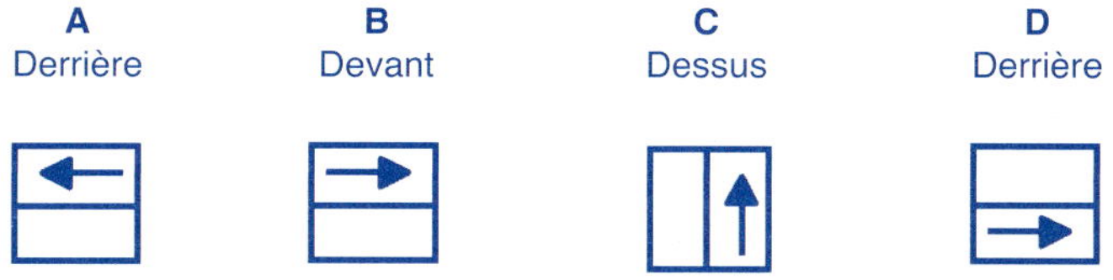


VOTRE RÉPONSE :

**6** *Base fixe : Si face rayée = Face gauche*

Après reconstruction mentale du cube et sans aucun effet de rotation, à quel endroit vont se trouver les faces qui se chevauchent ?

**A.** Face droite, dessous, face gauche
**B.** Face gauche, dessus
**C.** Face droite, face gauche
**D.** devant, derrière, face droite

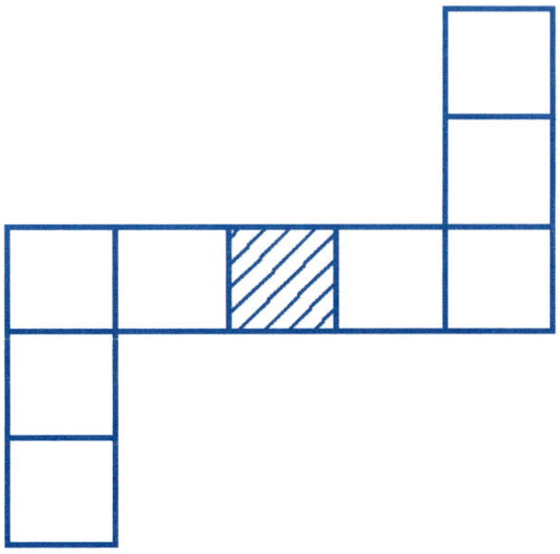

VOTRE RÉPONSE :

**7** *Base fixe : Si face rayée = Face droite*

Après reconstruction mentale du cube et sans aucun effet de rotation, sur quelles faces vont se trouver les languettes de collage 4 et 6 ?

**A.** Face gauche, face gauche
**B.** Face droite, dessus
**C.** Face droite, face droite
**D.** Face gauche, dessous

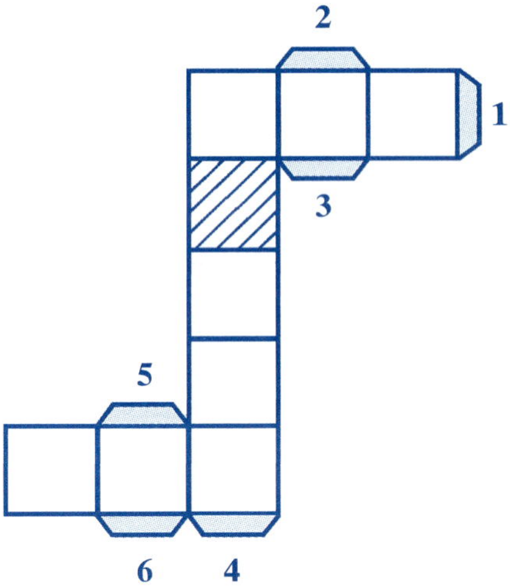


VOTRE RÉPONSE :

**8** *Base fixe : Si face rayée = Devant*

Sur quelle face doit-on placer l'autre demi-cercle

pour obtenir la figure suivante 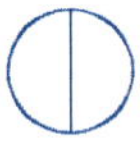

une fois le cube reconstitué mentalement et sans effet de rotation ?

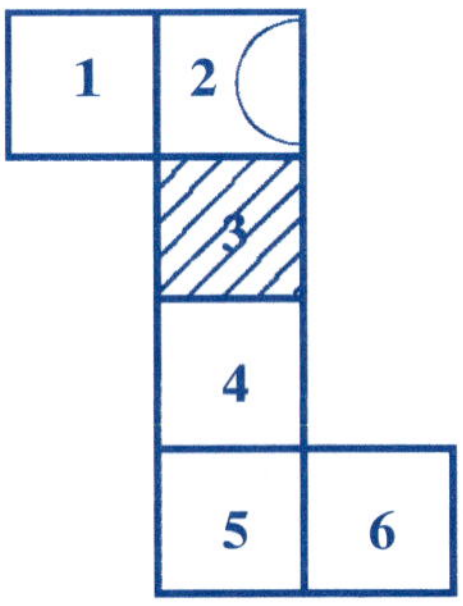


VOTRE RÉPONSE :

**9** Indiquez à quel dessin exact correspond le demi-cercle qui doit s'inscrire sur la face que vous avez trouvée à la question précédente pour obtenir la figure, 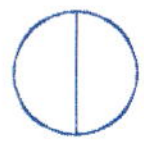 une fois le cube reconstitué mentalement et sans effet de rotation.

A B C D

VOTRE RÉPONSE :

**10** *Base fixe : Si face n° 4 = Devant*

Voici la figure qui apparaît sur le devant du cube reconstitué.

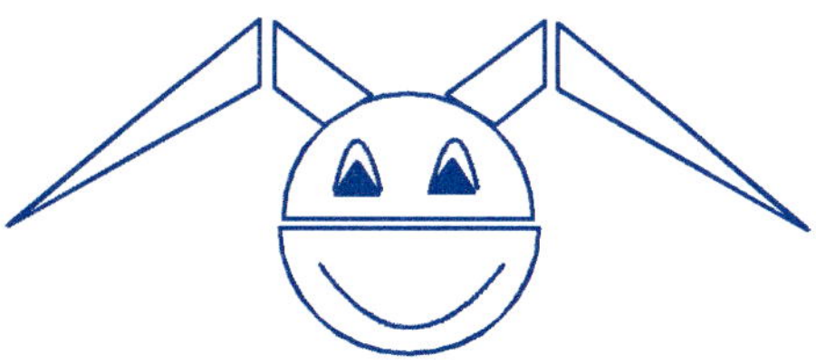

Cette figure se découpe en 4 morceaux, chaque morceau venant se placer sur une face du cube déplié ci-dessous, et dans une orientation particulière.

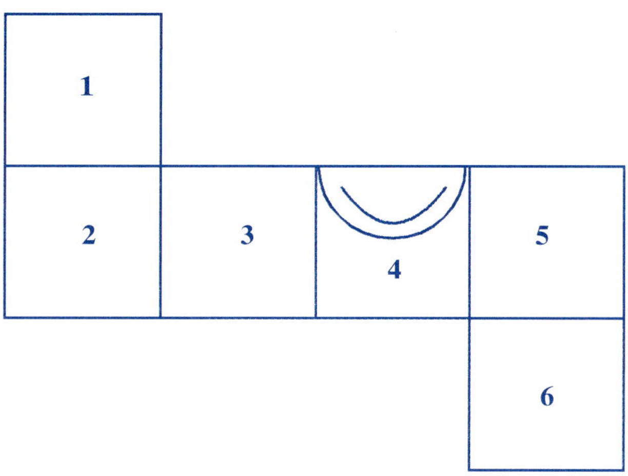


À vous de placer correctement les trois autres morceaux, sur la bonne face et dans la bonne orientation, afin qu'une fois le cube ci-dessus reconstitué, le lapin apparaisse face à vous. Pour chaque morceau, associez une lettre (morceau dans la bonne orientation) à un chiffre (numéro de la face).

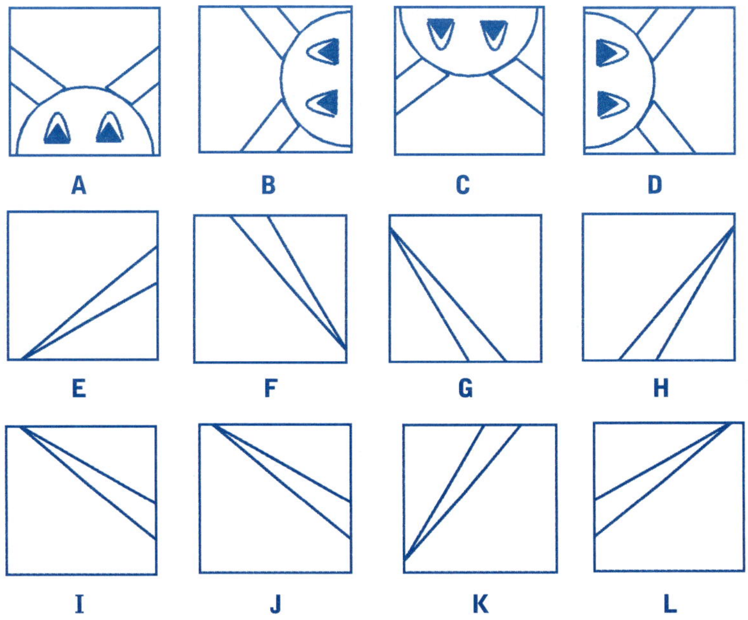


VOTRE RÉPONSE :

Face n° 1

Face n° 2

Face n° 3

Face n° 4

Face n° 5

Face n° 6

## GUIDE DE CORRECTION

Réponses : **1.**C • **2.**B • **3.**D • **4.**A • **5.**D • **6.**C • **7.**C • **8.**Face n° 6 • **9.**D • **10.**c1, f3 et k5

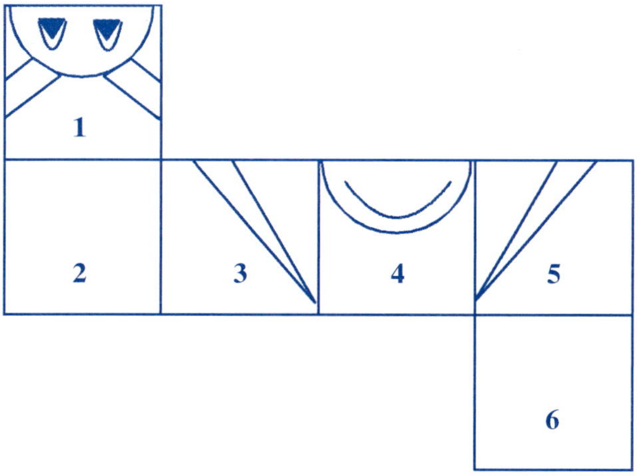

Nous avons volontairement, au fil des exercices, utilisé des figures simples afin que vous puissiez aisément les reproduire et les découper sur du papier. Car l'important pour améliorer vos performances, c'est que vous puissiez, le plus possible, « visualiser manuellement », à la façon des puzzles, vos essais mentaux. Aussi, après avoir vérifié vos réponses en fin d'exercice, « manipulez mentalement », les cubes, les pliages… amusez-vous à créer par vous-mêmes d'autres exercices à partir de ceux que nous vous donnons en modèle. De votre dextérité à vous mouvoir mentalement dans l'espace dépendra l'amélioration de vos performances. Habituez-vous, par exemple, au quotidien, à mentaliser vos déplacements d'un point à un autre, que ce soit, dans une ville, dans un magasin, dans votre maison, d'une pièce à l'autre, d'un étage à l'autre… comme sur un plan ou sur une carte routière.

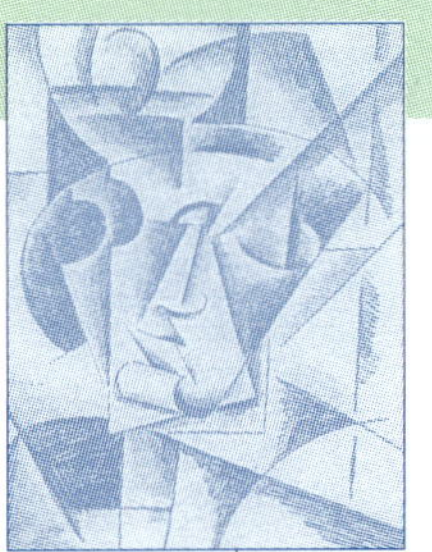

# Chapitre 2
## Aptitude verbale

**Ces épreuves, communément appelées « tests d'aptitude verbale », ont pour but d'évaluer l'intelligence cristallisée au travers des capacités langagières, de la maîtrise et de la finesse de discrimination des significations verbales. Elles ont toujours été reconnues comme d'excellents prédicteurs de l'acquisition des connaissances sociales, scientifiques et humaines, des apprentissages et de la réussite scolaire. En principe, un diplôme (Brevet, Bac ou plus), atteste l'acquisition de ces capacités, mais ces épreuves étalonnées (tests psychotechniques) conçues en vue d'une évaluation, reprennent toujours cet aspect dans la construction de leurs batteries, car elles sont également capables d'évaluer ces niveaux (Brevet, Bac, Bac + 3...) et par là même, elles peuvent permettre de situer les individus, même s'ils ne possèdent pas « concrètement » le diplôme. Ceci est notamment intéressant dans le cas de bilans de compétence, de reprises d'études, de changements d'orientation professionnelle...**
**Ces tests évaluent l'intelligence cristallisée sous trois angles :**

**– le maniement des outils de base : exactitude de l'orthographe, des règles grammaticales, maîtrise de la langue courante ;**
**– les compétences verbales : étendue du vocabulaire compris et utilisé, maîtrise des significations (du sens des mots), fluidité verbale... tout outil capable de permettre une expression différenciée et nuancée de la pensée ;**
**– la compréhension : aptitude à comprendre des idées exprimées par des mots.**

**Le plus souvent, les tests verbaux cherchent à évaluer la capacité de mobilisation de ce type d'intelligence, ce qui fait que pour les candidats, les temps d'épreuve sont souvent perçus comme trop longs lorsque « l'on ne sait pas », car c'est toujours du « tout ou rien » (on sait ou on ne sait pas).**
**Enfin, rappelons que dans ce type de tests il ne suffit pas de chercher à obtenir la meilleure des notes possibles, mais au contraire de s'assurer d'un niveau minimum afin d'éviter l'élimination.**
**La suite des exercices que nous vous proposons a pour but de cibler vos points faibles, ceux pour lesquels ils vous faudra travailler davantage en vous reportant, si nécessaire, à des ouvrages de type scolaire pour revoir les bases en : grammaire, vocabulaire, orthographe...**

# Décontraction mentale

*Durée ➡ 1 minute*

Regardez attentivement cette image et à vous de découvrir les deux perceptions possibles qui s'y cachent. Que voyez-vous ?

Lorsque vous les aurez découvertes, passez alternativement de l'une à l'autre.

Donnez-vous 1 minute pour opérer le maximum de changement de perceptions possibles.

Comptabilisez ces changements.

Faites autant de séries d'une minute que vous le souhaitez.

Vous passerez à la suite, lorsque vous aurez constaté une augmentation de votre performance de manière significative (par exemple 30 %).

Vous pouvez, à l'aide du tableau ci-dessous, noter votre performance (nombre de passages d'une perception à l'autre en 1 minute), et observer votre progression.

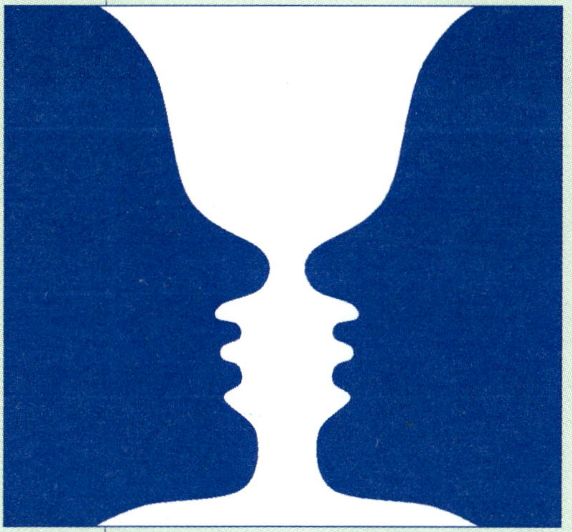

| ESSAIS | Nombre de passages réalisés en 1 minute |
|---|---|
| 1 | |
| 2 | |
| 3 | |
| 4 | |
| 5 | |
| 6 | |

# 1 • CONNAISSANCE LEXICALE – VOCABULAIRE

Ces trois séries d'exercices (synonymes, antonymes et homonymes) vont vous permettre de travailler vos aptitudes aux manipulations verbales et à une certaine souplesse de pensée. Ces exercices sur le sens des mots, leur rapprochement ou leur éloignement, font appel à la connaissance lexicale.

## > EXERCICES

### 1 SYNONYMES

> *Trouvez parmi les mots notés A B C D E, le synonyme, celui qui a le même sens que le mot proposé.*

**EXEMPLE**

Petit
**A.** racorni **B.** gros **C.** minuscule **D.** grand **E.** gentil

**Réponse :** Le synonyme de petit est la réponse **C** : minuscule

Maintenant à vous.

**1.** Vacuité
**A.** plénitude **B.** honnêteté **C.** vide **D.** vanité **E.** occupation

VOTRE RÉPONSE :

**2.** Fomenter
**A.** déformer **B.** réciter **C.** oublier **D.** apaiser **E.** exciter

VOTRE RÉPONSE :

**3.** Péremptoire
**A.** tranchant **B.** éternel **C.** pédant **D.** irrésolu **E.** problématique

VOTRE RÉPONSE :

**4.** Obsolescence
**A.** inexpérience **B.** incompétence **C.** aplanissement **D.** vieillesse **E.** préexistence

VOTRE RÉPONSE :

**5.** Cagnard
**A.** vantard **B.** intrigant **C.** courageux **D.** précieux **E.** apathique

VOTRE RÉPONSE :

**6.** Avanie
**A.** louange **B.** anathème **C.** compromission **D.** incartade **E.** insignifiance

VOTRE RÉPONSE :

**7.** Élégiaque
**A.** prosaïque **B.** mélancolique **C.** joyeux **D.** gai **E.** jubilation

VOTRE RÉPONSE :

**8.** Sybarite
**A.** pharisien **B.** ascète **C.** épicurien **D.** hypocrite **E.** ermite

VOTRE RÉPONSE :

**9.** Colliger
**A.** réunir **B.** commuer **C.** entériner **D.** éparpiller **E.** élaborer

VOTRE RÉPONSE :

**10.** Subrogation
**A.** corruption **B.** récrimination **C.** compromission **D.** assertion **E.** substitution

VOTRE RÉPONSE :

## 2 ANTONYMES

> *Trouvez parmi les mots notés A B C D E, l'antonyme, celui qui a le sens contraire du mot proposé.*

**EXEMPLE**

Pesant
**A.** monolithique **B.** coquet **C.** léger **D.** grossier **E.** onéreux

**RÉPONSE :** L'antonyme de pesant est la réponse **C** : léger

Maintenant à vous.

**1.** Broyer
**A.** triturer **B.** bocarder **C.** renverser **D.** égruger **E.** ménager

VOTRE RÉPONSE :

**2.** Drastique
**A.** dynamique **B.** doux **C.** radical **D.** mou **E.** émétique

VOTRE RÉPONSE :

**3.** Captieux
**A.** vrai **B.** substantiel **C.** licencieux **D.** fallacieux **E.** insidieux

VOTRE RÉPONSE :

**4.** S'égailler
**A.** se tourmenter **B.** se regrouper **C.** se dévoyer **D.** se délecter
**E.** se disculper

VOTRE RÉPONSE :

**5.** Innocuité
**A.** nocivité **B.** ténacité **C.** neutralité **D.** opportunité **E.** validité

VOTRE RÉPONSE :

**6.** Comminatoire
**A.** téméraire **B.** inviolable **C.** désopilant **D.** nonchalant **E.** rassurant

VOTRE RÉPONSE :

**7.** Incurie
**A.** besoin **B.** rigueur **C.** soin **D.** célérité **E.** curiosité

VOTRE RÉPONSE :

**8.** Dilection
**A.** abstention **B.** aversion **C.** lenteur **D.** subrogation **E.** futilité

VOTRE RÉPONSE :

**9.** Ténuité
**A.** vétusté **B.** inanité **C.** amplitude **D.** opacité **E.** épaisseur

VOTRE RÉPONSE :

**10.** Étale
**A.** liminale **B.** mobile **C.** cupide **D.** laxiste **E.** rétrécie

VOTRE RÉPONSE :

## 3 HOMONYMES

> *Trouvez parmi les mots proposés, celui qui permettra de compléter la phrase, c'est-à-dire celui qui respecte le sens de la phrase et qui est écrit correctement.*

**EXEMPLE**

Elle avait perdu la ___________
**A.** foix **B.** fois **C.** foi **D.** foie

**RÉPONSE :** La bonne réponse est la réponse **C**

Maintenant à vous.

**1.** L'or, l'encens et la ___________ apportés par les rois mages
**A.** myrhe **B.** mire **C.** mîre **D.** myrrhe

VOTRE RÉPONSE :

**2.** Il a pris le ___________ aux dents
**A.** mors **B.** mort **C.** mord **D.** mor

VOTRE RÉPONSE :

**3.** Il a commis un sacré ___________
**A.** impaire **B.** impair **C.** imper **D.** impairs

VOTRE RÉPONSE :

**4.** Il nourrissait chaque jour ses lapins avec des ___________ de radis et de carottes
**A.** phanes **B.** fans **C.** fanes **D.** fannes

VOTRE RÉPONSE :

**5.** C'était un crochet en forme de ___________
**A.** ace **B.** ès **C.** ais **D.** esse

VOTRE RÉPONSE :

**6.** Voilà un bien petit terrain, moins d'un ___________
**A.** art **B.** ars **C.** are **D.** arrhe

VOTRE RÉPONSE :

**7.** Il avait un pied ___________
**A.** baud **B.** bod **C.** bot **D.** bau

VOTRE RÉPONSE :

**8.** Ils avaient visité le ___________ de Florence, en Italie
**A.** baptistère **B.** baptistaire **C.** baptisttère **D.** batistaire

VOTRE RÉPONSE :

**9.** Notre ___________ nous a bien reçus
**A.** hotte **B.** haute **C.** hot **D.** hôte

VOTRE RÉPONSE :

**10.** Une population ___________ est arrivée récemment dans ce pays
**A.** allogène **B.** hallogène **C.** alogène **D.** halogène

VOTRE RÉPONSE :

**11.** De la neige ___________
**A.** tollé **B.** taulée **C.** tolée **D.** tôlée

VOTRE RÉPONSE :

**12.** La résistance électrique se mesure en ___________
**A.** hôms **B.** hommes **C.** ohms **D.** heaumes

VOTRE RÉPONSE :

**13.** Un ___________ est un trou dans un mur
**A.** hop **B.** ope **C.** op **D.** hope

VOTRE RÉPONSE :

## GUIDE DE CORRECTION

**1** RÉPONSES : **1.**C • **2.**E • **3.**A • **4.**D • **5.**E • **6.**D • **7.**B • **8.**C • **9.**A • **10.**E

**2** RÉPONSES : **1.**E • **2.**B • **3.**A • **4.**B • **5.**A • **6.**E • **7.**C • **8.**B • **9.**E • **10.**B

**3** RÉPONSES : **1.**D • **2.**A • **3.**B • **4.**C • **5.**D • **6.**C • **7.**C • **8.**A • **9.**D • **10.**A • **11.**D • **12.**C • **13.**B

## > Construction du raisonnement

Dans cette première épreuve portant sur la connaissance lexicale et le vocabulaire, voici quelles sont les stratégies et les difficultés rencontrées par les personnages.

**LÉA**. Elle s'est heurtée à une difficulté : il y avait de nombreux mots dont elle ignorait la signification, ce qui lui a rendu la tâche difficile pour déterminer le **synonyme**. Pour contourner cette difficulté, elle a essayé, le plus souvent, de s'appuyer sur les propositions de réponses. Quand, dans les réponses proposées elle trouvait 3 mots qui lui semblaient être synonymes, elles les éliminaient d'office, car ils ne pouvaient pas être candidats à la bonne réponse, puisqu'il ne peut y avoir qu'une seule bonne réponse. Ainsi à la question n° 7, ne connaissant pas la signification du mot « Élégiaque », elle a repéré que les réponses « C. joyeux », « D. gai » et « E. jubilation » étaient synonymes, elles les a éliminées, son choix se réduisant ainsi à 2 mots.

**HUGO**. Pour l'exercice sur les **synonymes**, il s'est trouvé confronté à la même difficulté que Léa (la non-connaissance du sens de certains mots). Il a alors essayé de « raisonner » et a cherché à retrouver par la racine, la signification de certains mots. Par exemple, à la question n° 4, dans le mot « Obsolescence », il a trouvé que ce mot avait la même racine qu'un mot qu'il connaissait « obsolète », et dont il connaissait la signification « périmé, hors d'usage », en relisant attentivement les réponses proposées, la réponse « D. vieillesse » lui a alors semblé être la seule pouvant correspondre à la bonne réponse.

**ANNA**. Lorsqu'il y avait dans les réponses proposées de l'exercice sur les **synonymes**, un mot possédant la même terminologie, par exemple, question n° 5 « Cagnard » mot finissant par ARD, elle a eu tendance à porter son choix sur la réponse présentant cette même terminologie, ici la réponse « A. vantard ».
De même, dans l'exercice sur les **antonymes**, quand elle ne connaissait pas la signification du mot demandé, elle avait tendance à choisir dans les réponses proposées le mot dont elle ignorait totalement le sens, sa méconnaissance lui apparaissant comme un signe de la bonne réponse possible. Par exemple, à la question n° 2 « Drastique », elle choisit la réponse « E. émétique », le sens de ce mot lui étant totalement étranger. Mais cette stratégie hasardeuse et non fondée ne lui a pas permis de trouver beaucoup de réponses justes.

**TOM**. Il a essayé de résister à la tentation quasi intuitive d'associer trop rapidement deux termes. Dès l'exemple de l'exercice sur les **synonymes**, il s'est rendu compte qu'instinctivement, il associait « petit » à « gros », tout comme il aurait fait avec « grand » et « gros », « petit » et « maigre »... Il a donc pris le temps de lire attentivement chaque mot et de considérer la liste des mots proposés dans son ensemble. De même, dans l'exercice portant sur les **antonymes**, il a résisté à la tentation de fournir une réponse de synonymie, alors qu'on lui demandait de donner un contraire. Cette démarche lui étant moins naturelle, il a dû se répéter mentalement la consigne plusieurs fois : « c'est un contraire que je dois chercher ! ». La plupart du temps, il a donc commencé par chercher un synonyme ou une « image » qui lui permettait d'illustrer le mot, par exemple, à la question n° 10 « Étale », il a situé le mot dans une phrase, « une mer étale, une mer d'huile, sans mouvements », cette image évoquée, le choix de l'antonyme était fait : réponse « B. mobile ».

**LÉO**. Dans l'exercice sur les **homonymes**, il a commencé par lire attentivement la phrase en entier afin d'en saisir le sens, ce qui lui a permis de se mettre sur la bonne piste du mot recherché. Par exemple, pour la question n° 2, en lisant la phrase il a tout de suite compris qu'il ne s'agissait pas de la « mort : personne décédée » mais bien de cette pièce métallique fixée à la bride et passée dans la bouche du cheval et qui, par extension, a donné l'expression « prendre le mors aux dents », s'emporter. Il ne lui restait plus qu'à identifier la bonne orthographe de ce mot parmi les trois réponses restantes. Pour d'autres mots, se souvenant les avoir rencontrés, mais ne pouvant leur rendre leur signification précise, il a procédé plus « intuitivement ». Désireux de « retrouver » la signification de tous les mots entrevus au cours de ces exercices, il a « plongé » dans divers dictionnaires (synonymes, antonymes, homonymes…).

## 2 • COMPRÉHENSION VERBALE

Les exercices de cette deuxième épreuve font appel à une bonne connaissance et à une bonne maîtrise du langage. Ils vont vous permettre de travailler vos capacités à comprendre, à donner du sens, à analyser les liens qui existent entre les mots, entre les phrases, dans des contextes variés (textes littéraires, proverbes, dictons…).
Pour travailler votre aptitude à la compréhension verbale, six séries d'exercices vous sont proposées : définitions – compréhension de proverbes – textes à trous – phrases en désordre – intrus et analogies verbales.

## > EXERCICES

### 1 DÉFINITIONS

> *Dans les exercices suivants, un mot vous est proposé suivi de quatre définitions, à vous de trouver celle qui lui correspond.*

**1.** Tumulus
- **A.** enflure morbide et disgracieuse des chairs
- **B.** faîte d'un édifice
- **C.** tertre artificiel au-dessus d'une tombe
- **D.** gonflement pathologique constitué par un tissu vivant de formation nouvelle

VOTRE RÉPONSE :

**2.** Impétrant
- **A.** qu'on ne peut pas modeler, façonner
- **B.** qui a obtenu quelque chose d'une autorité
- **C.** qui a de la rapidité et de la violence dans son comportement
- **D.** qui est virtuellement contenu, impliqué, dans une proposition, un fait

VOTRE RÉPONSE :

**3.** Éclectique
- **A.** schématique jusqu'au dépouillement
- **B.** qui est trop long, qui a tendance à délayer dans ses écrits ou ses discours
- **C.** qui reste au niveau de l'expérience spontanée, commune
- **D.** qui n'a pas de goût exclusif

VOTRE RÉPONSE :

**4.** Labile
- **A.** qui est sujet à tomber, à changer
- **B.** qui passe facilement à l'état de vapeur
- **C.** qui peut servir à prendre, à saisir
- **D.** qui exécute avec maladresse, gaucherie

VOTRE RÉPONSE :

**5.** Dilection

**A.** activité empressée dans l'exécution d'une chose
**B.** préférence marquée pour quelqu'un ou quelque chose
**C.** action de séparer et d'analyser méthodiquement les différentes parties d'un corps organisé
**D.** amour tendre et spirituel

VOTRE RÉPONSE :

**6.** Panégyrique

**A.** poème lyrique à la louange de Dyonisos
**B.** discours écrit à la louange d'une personne illustre, d'une nation
**C.** discours religieux prononcé à l'occasion des funérailles d'une personne illustre
**D.** petite allocution en vers faite par un acteur à la fin de la représentation

VOTRE RÉPONSE :

**7.** Amodier

**A.** changer (une chose) en altérant sa nature, son essence
**B.** organiser une chose de manière conforme aux besoins, aux moyens modernes
**C.** louer une terre moyennant une prestation périodique en nature ou en argent
**D.** rendre une chose immédiatement négociable en la mettant en circulation

VOTRE RÉPONSE :

**8.** Prolégomènes

**A.** principes préliminaires à l'étude d'une question
**B.** figures de rhétorique par lesquelles on prévient une objection en la réfutant d'avance
**C.** lieux destinés à la promenade dans l'enceinte d'un édifice clos (couvent, collège, hôpital, prison)
**D.** protéines végétales simples

VOTRE RÉPONSE :

**9.** Caudé

**A.** courbure en arc de cercle, angle saillant
**B.** exprimé, mis en code
**C.** se dit de la section conclusive d'un morceau de musique
**D.** se dit d'une formation anatomique en forme de queue

VOTRE RÉPONSE :

**10.** Lésine

**A.** lésion très légère, touchant une partie superficielle de l'organisme
**B.** litière où la paille, le fourrage sont recouverts de sacs de toile
**C.** ladrerie sordide jusque dans les plus petites choses
**D.** procédure par laquelle des biens sont réunis à la justice ou à l'autorité administrative, dans un intérêt privé ou public

VOTRE RÉPONSE :

## 2 COMPRÉHENSION DE PROVERBES

> *Dans cet exercice, des proverbes, dictons ou simples pensées, connus ou non, vous sont proposés. Chaque proverbe possède une signification « symbolique », une sorte de « brève philosophie », évoquant un aspect des relations et des conduites humaines.*

*À vous de trouver, parmi les cinq phrases proposées, celle dont le sens vous paraît le plus proche de celui du proverbe.*

**1.** Qui veut voyager loin ménage sa monture
**A.** Qui veut voyager loin doit se munir d'un véhicule adapté et performant
**B.** Quand on est pressé, le cheval recule
**C.** Lorsqu'on a un objectif à long terme, il vaut mieux être mesuré dans ses efforts
**D.** Plus on veut aller loin, moins il faut présumer de ses forces
**E.** Plus on se demande si c'est encore loin, plus le voyage paraît long

VOTRE RÉPONSE :

**2.** À quelque chose malheur est bon
**A.** Il n'est pas de bonne chose sans malheur
**B.** Une infortune nous procure parfois un avantage que nous n'aurions pas eu sans elle
**C.** Des expériences les plus douloureuses, on se doit d'en tirer un enseignement positif
**D.** Plus il y a de souffrance, plus il y aura de bonheur
**E.** Quand on commence à apprécier le malheur, mieux vaut se remettre en cause

VOTRE RÉPONSE :

**3.** L'enfer est pavé de bonnes intentions
**A.** En enfer, toutes les intentions sont bonnes
**B.** Les trop bonnes volontés cachent parfois de mauvais desseins
**C.** Les mauvaises intentions sont dignes de l'enfer
**D.** L'enfer c'est l'ensemble des bonnes intentions jamais réalisées
**E.** L'enfer est peuplé de gens qui n'ont pas tenu leurs promesses

VOTRE RÉPONSE :

**4.** Il faut laisser quelque chose au hasard
**A.** Les Dieux et les fées se trompent aussi
**B.** Ce qui n'arrive pas dans l'année, peut arriver dans la journée
**C.** On doit accepter de ne pas tout maîtriser
**D.** Le moment donné par le hasard vaut mieux que le moment choisi
**E.** On peut guérir les maladies, mais non point le destin

VOTRE RÉPONSE :

**5.** On peut nouer un fil rompu, mais il y aura un nœud au milieu
**A.** Il est impossible de pardonner
**B.** Il vaut mieux ne jamais rompre de relation
**C.** Malgré le temps et le pardon, il est impossible d'oublier tout à fait le mal qui a été fait
**D.** On peut renouer les liens, mais il faut y mettre le prix
**E.** Il faut payer pour le mal que l'on a fait à autrui

VOTRE RÉPONSE :

**6.** Le mensonge donne des fleurs, mais pas de fruits
**A.** Mentir permet de se sortir d'une situation à court terme, mais sûrement pas à long terme
**B.** Le mensonge est un jeu qui permet d'embellir la réalité

**C.** Dans tout mensonge il y a une part de vérité
**D.** La vérité n'est pas toujours bonne à dire
**E.** Au fil du temps, le menteur s'isole

VOTRE RÉPONSE :

**7.** Cœur qui soupire n'a pas ce qu'il désire
**A.** Ce n'est pas en se plaignant qu'on obtiendra ce que l'on désire
**B.** Aimer rend éternellement insatisfait
**C.** Aimer rend malade de désir
**D.** Les soupirs que l'on pousse prouvent que l'on n'a pas ce que l'on désire
**E.** On ne peut exiger de quiconque ce qui lui est impossible de faire

VOTRE RÉPONSE :

**8.** Le mieux est l'ennemi du bien
**A.** Avec du courage, on vient à bout de tout
**B.** On court le risque de gâter ce qui est bien en voulant obtenir mieux
**C.** Il faut toujours chercher à faire du mieux possible
**D.** Plus on en fait, et plus il faudra en faire
**E.** Il faut faire son devoir sans se préoccuper des critiques

VOTRE RÉPONSE :

**9.** Vouloir c'est pouvoir
**A.** Avec le pouvoir on fait ce que l'on veut
**B.** À force de persévérance, on vient à bout de tout
**C.** Par la volonté, on se donne les moyens de faire
**D.** Qui veut une chose ne doit pas reculer devant les moyens
**E.** Il faut faire preuve d'énergie si l'on veut accéder au pouvoir

VOTRE RÉPONSE :

**10.** Trop tranchant ne coupe pas, trop pointu ne perce pas
**A.** Qui prouve trop ne prouve rien
**B.** Quand c'est carré, ça tourne rond
**C.** Ce qui est excessif est insignifiant et inefficace
**D.** L'important c'est d'avoir le bon outil
**E.** Trop de violence peut nuire

VOTRE RÉPONSE :

**11.** Pour vivre heureux, vivons cachés
**A.** On ne gagne rien à vivre au grand jour
**B.** Les caves sont le paradis des gens heureux
**C.** On gagne toujours à taire ce qu'on n'est pas obligé de dire
**D.** La vie publique est toujours source de tracas
**E.** Amants et voleurs cherchent les ténèbres

VOTRE RÉPONSE :

> *Vous pouvez continuer l'exercice en essayant par vous-même de trouver une phrase résumant la « philosophie » exprimée dans ces deux proverbes :*

*« Les conseilleurs ne sont pas les payeurs », et ce proverbe chinois, « De parler ne fait pas cuire le riz ».*

## 3 TEXTES À TROUS

> *Dans les deux textes ci-dessous, des mots ont été effacés. À vous de les retrouver et de les remettre à leur bonne place en vous référant au contexte. Dans le premier texte, pour vous aider, une liste de mots vous est proposée, à la fin du texte. Dans cette liste, figurent les mots appartenant au texte, mais attention, figurent aussi parmi eux, des mots qui ne lui appartiennent pas. Puis, dans le deuxième texte, aucune liste de mots ne vous sera proposée, à vous de placer dans chaque « trou », le mot qui vous semble le plus juste (pas forcément le mot exact), c'est-à-dire celui qui conserve le sens de la phrase et qui respecte la compréhension globale du texte.*

*Texte n °1 :* La mare au diable *de George SAND.*

> *Dans le texte ci-dessous, 16 mots ont été effacés. Tous figurent (dans le désordre) parmi les 26 mots proposés à la fin du texte. Pour reconstituer le texte, à vous de les retrouver et de les remettre à leur bonne place en vous aidant du contexte et du sens du texte.*

« ___________ était jeune, belle et vigoureuse. Elle portait ___________ son double fardeau, couchant les oreilles et ___________ son frein, comme une fière et ardente ___________ qu'elle était. ___________ devant le pré-long elle ___________ sa mère, qui s'appelait ___________, comme elle ___________ Grise, et elle ___________ en signe ___________. La vieille Grise approcha de la haie en faisant résonner ses enferges, essaya de ___________ sur la marge du pré pour suivre ___________ ; puis, la voyant prendre ___________, elle ___________ à son tour, et resta ___________, inquiète, le nez au vent, la bouche pleine ___________ qu'elle ne songeait plus à ___________. »

Liste de mots proposés :
sans effort – la vieille Grise – la jolie – La Grise – d'adieu – rongeant – la jeune – le grand trot – pensive – meugla – sa fille – d'herbes – galoper – manger – vache – aperçut – jument – hennit – En passant – arborant – lapine – sa mère – froid – hennit – trahit – rumina.

*Texte n °2 :* La montagne magique *de Thomas MANN.*

« Cinq fois par jour les occupants des sept tables exprimaient un mécontentement ___________ du temps qu'il faisait cet hiver. On jugeait qu'il ne remplissait que très insuffisamment ses devoirs d'hiver de la ___________ montagne, qu'il ne fournissait pas les ressources météorologiques auxquelles cette ___________ devait sa réputation dans la mesure garantie par le prospectus, à laquelle les anciens étaient habitués et que les nouveaux s'étaient attendus à trouver. On enregistrait de graves défaillances du soleil, du rayonnement solaire, de ce facteur important de la ___________ et sans le concours duquel la guérison se trouvait inévitablement ___________... Et quoi que M. Settembrini pût penser de la sincérité avec laquelle les hôtes de la ___________ travaillaient à leur rétablissement et souhaitaient leur retour au pays plat, de toute façon ils réclamaient leur dû, ils voulaient en avoir pour leur ___________, pour celui que payaient leurs parents et leurs ___________, et ils murmuraient dans les conversations à table, en ascenseur et dans le hall. Aussi la direction générale comprenait-elle parfaitement qu'il lui incombait de ___________ à cette situation et de la compenser par d'autres avantages. On fit l'acquisition d'un nouvel appareil de "soleil artificiel", parce que les deux ___________ que l'on possédait déjà ne suffisaient plus aux demandes de ceux qui voulaient se faire ___________ par l'électricité, ce qui seyait bien aux jeunes filles et aux femmes, et prêtait aux hommes, malgré leur ___________ horizontale, un aspect magnifique de sportifs conquérants. Même, cette apparence donnait des avantages réels ; les femmes, bien que pleinement __________ sur l'origine technique et le caractère __________ de cette virilité, étaient assez sottes ou __________, assez entichées d'illusion, pour se laisser enivrer et __________ par ce mirage. "Mon Dieu", disait Mme Schoenfeld, — une malade rousse, aux yeux __________ et qui venait de Berlin, — "Mon Dieu", disait-elle le soir, dans le hall, à un cavalier aux jambes longues et à la poitrine __________ qui, sur sa carte de visite, libellée en français, se donnait pour un "Aviateur diplômé et enseigne de la marine allemande", qui était pourvu du __________, et qui endossait d'ailleurs son __________ pour le déjeuner et l'enlevait le soir, en assurant que tel était l'usage dans la __________, — "Mon Dieu !" disait-elle, en regardant goulûment l'enseigne, "comme vous êtes admirablement __________ par le soleil artificiel ! On dirait un chasseur __________, ce lascar !" "Prenez garde à vous, ondine", chuchota-t-il à son oreille dans l'ascenseur (et elle en eut la chair de __________), "vous me payerez vos regards séducteurs !" Et par les balcons, par delà les parois de verre mat le lascar et chasseur d'aigles rejoignait l'ondine. »

## 4 PHRASES EN DÉSORDRE

> *Dans les exercices suivants, les mots qui composent les phrases ci-dessous ont été mélangés et numérotés. À vous de retrouver le bon ordre afin de réécrire chaque phrase correctement.*

**EXEMPLE**

**1** chat **2** petit **3** mort. **4** est **5** Le

**RÉPONSE : 5 2 1 4 3** : Le petit chat est mort.

Maintenant à vous.

**1. 1** le **2** distille **3** la **4** douce. **5** L'orchestre **6** musique **7** dîner **8** pendant **9** de

VOTRE RÉPONSE :

**2. 1** mis **2** représenter. **3** de **4** L' **5** sur **6** séries **7** accent **8** les **9** est **10** justification **11** la

VOTRE RÉPONSE :

**3. 1** ont tout donné **2** Les rhododendrons **3** est une façon **4** meurent, **5** encore. **6** ce qui **7** ils **8** et maintenant **9** de donner

VOTRE RÉPONSE :

**4.** Cette recette de cuisine, une fois remise en ordre vous permettra de confectionner un délicieux dessert. À vous de la reconstituer étape par étape. Veillez à bien respecter la chronologie de chaque étape, indispensable pour aboutir au résultat final : une crème aux pistaches et aux fraises.

**1** puis mélangez-les avec la préparation encore tiède.
**2** Préchauffez le four sur thermostat 3.
**3** Enfournez 45 minutes,
**4** Versez le tout dans les ramequins.
**5** accompagné de tuiles aux amandes.
**6** Commencez par hacher les pistaches.

**7** Portez à ébullition.
**8** et laissez infuser 30 minutes.
**9** Jetez-les dans une casserole avec le lait et la crème.
**10** Pendant ce temps, fouettez les jaunes d'œufs avec le sucre,
**11** Ôtez du feu
**12** puis placez-les 2 heures au réfrigérateur.
**13** Servez frais,
**14** Décorez avec les fraises en lamelles.

VOTRE RÉPONSE :

## 5 L'INTRUS

> *Ces exercices vont faire appel à votre bonne maîtrise du vocabulaire et à votre culture générale. Il s'agit de comprendre ce qui unit une liste de mots, l'idée commune qu'ils véhiculent et de « débusquer » l'intrus, celui qui ne s'inscrit pas dans cet ordre d'idée.*

*Dans les exercices suivants, une liste de cinq mots vous est proposée, dans cette liste, tous, sauf un (l'intrus), évoquent le même ordre d'idée. À vous de le retrouver.*

**EXEMPLE**

**A.** fils **B.** oncle **C.** beau-frère **D.** frère **E.** cousin

**RÉPONSE :** L'intrus est « beau-frère », réponse **C**, car tous font appel à un lien de parenté direct, sauf « beau-frère » qui fait appel à un lien de parenté par alliance.

Maintenant à vous.

**1. A.** craintif **B.** timide **C.** timoré **D.** propitiatoire **E.** pusillanime

VOTRE RÉPONSE :

**2. A.** extorsion **B.** exaction **C.** malversation **D.** forclusion **E.** concussion

VOTRE RÉPONSE :

**3. A.** benêt **B.** faquin **C.** jocrisse **D.** nigaud **E.** jobard

VOTRE RÉPONSE :

**4. A.** substitution **B.** subrogation **C.** permutation **D.** remplacement **E.** commutation

VOTRE RÉPONSE :

**5. A.** adoucir **B.** dulcifier **C.** édulcorer **D.** lénifier **E.** ulcérer

VOTRE RÉPONSE :

**6. A.** poncif **B.** lieu commun **C.** banalité **D.** épreuve **E.** cliché

VOTRE RÉPONSE :

**7. A.** concussion **B.** excès **C.** profusion **D.** abondance **E.** pléthore

VOTRE RÉPONSE :

8. **A.** bock **B.** flûte **C.** gobelet **D.** bol **E.** chope

VOTRE RÉPONSE :

9. **A.** élastique **B.** drastique **C.** coercible **D.** condensable **E.** compressible

VOTRE RÉPONSE :

10. **A.** fatuité **B.** présomption **C.** sédition **D.** prétention **E.** suffisance

VOTRE RÉPONSE :

> *À vous de continuer. Choisissez des mots, comme par exemple : tomate, marteau, avion, colère… et trouvez 3 mots évoquant le même ordre d'idée puis insérez un mot - intrus qui n'aura aucun lien commun avec les 4 autres…*

## 6 ANALOGIES VERBALES

> *Dans les exercices qui vont suivre, vous allez travailler votre capacité à raisonner verbalement en reconstituant le lien qui unit logiquement deux termes d'une proposition, d'une relation.*

*Dans les exercices suivants (de 1 à 22), le premier et dernier mot de chaque phrase ont été supprimés. À vous de retrouver les deux mots manquants pour chaque phrase parmi les quatre couples proposés.*

*Dans les deux derniers exercices (23 et 24), les deux premiers termes de l'analogie vous sont donnés. À vous de compléter la phrase en choisissant parmi une liste de mots proposés les deux termes qui composent la suite (la symétrie) de l'analogie.*

### EXEMPLE 1

__________ est à gladiateur ce que piscine est à __________

**A.** combat – natation
**B.** arène – nageur
**C.** mort – sport
**D.** homme – poisson

**RÉPONSE :** La bonne réponse est la réponse **B** : « arène » est à « gladiateur » ce que « piscine » est à « nageur ».
Seuls les mots « arène » et « nageur » placés respectivement en début et en fin de phrase permettent de reconstituer le lien logique de la phrase.

### EXEMPLE 2

Livre est à lecture ce que __________ est à __________

| | |
|---|---|
| **A.** œil | **E.** chant |
| **B.** oreille | **F.** note |
| **C.** histoire | **G.** piano |
| **D.** partition | **H.** musique |

**RÉPONSE :** la bonne réponse est D (partition) et H (musique), seuls ces mots permettent un lien logique entre la première partie et la deuxième partie de la phrase et ainsi d'établir la symétrie du raisonnement.

Maintenant à vous.

**1.** ___________ est à entraînement ce que musique est à ___________

**A.** exercice – musicien
**B.** muscle – oreille
**C.** sportif – mélodieux
**D.** sport – exercice

VOTRE RÉPONSE :

**2.** ___________ est à prudence ce qu'économe est à ___________

**A.** peur – épargne
**B.** téméraire – économie
**C.** attendre – économiser
**D.** téméraire – prodigalité

VOTRE RÉPONSE :

**3.** ___________ est à note ce que vert est à ___________

**A.** mi – couleur
**B.** professeur – peindre
**C.** haut – calme
**D.** noter – pré

VOTRE RÉPONSE :

**4.** ___________ est à tableau ce que récolte est à ___________

**A.** acheter – vendre
**B.** beauté – nourriture
**C.** exposition – fruit
**D.** tablier – récolter

VOTRE RÉPONSE :

**5.** ___________ est à discours ce que ouverture est à ___________

**A.** orateur – chanteur
**B.** introduction – opéra
**C.** paroles – musiques
**D.** applaudir – écouter

VOTRE RÉPONSE :

**6.** ___________ est à ironie ce que compliment est à ___________

**A.** tristesse – joie
**B.** ironiser – féliciter
**C.** raillerie – apologie
**D.** railleur – louangeur

VOTRE RÉPONSE :

**7.** ___________ est à limonade ce que orge est à ___________

**A.** citron – bière
**B.** fruit – nourriture

**C.** presser – fermenter
**D.** limon – malt

VOTRE RÉPONSE :

**8.** __________ est à douceur ce qu'orgueilleux est à __________
**A.** sucré – amer
**B.** adoucir – enorgueillir
**C.** doux – orgueil
**D.** coléreux – modestie

VOTRE RÉPONSE :

**9.** __________ est à géographie ce que mot est à __________
**A.** paysage – dictionnaire
**B.** rivière – écrire
**C.** carte – littérature
**D.** paysage – orthographe

VOTRE RÉPONSE :

**10.** __________ est à pied ce que colonne est à __________
**A.** table – socle
**B.** marcher – supporter
**C.** piédestal – temple
**D.** piétenir – colonnade

VOTRE RÉPONSE :

**11.** __________ est à mur ce que menotte est à __________
**A.** murer – enfermer
**B.** muré – menotté
**C.** brique – chaîne
**D.** muret – main

VOTRE RÉPONSE :

**12.** __________ est à philosophe ce que médiation est à __________
**A.** philosophie – action
**B.** pensée – arbitre
**C.** penser – parler
**D.** philosopher – méditer

VOTRE RÉPONSE :

**13.** __________ est à couleur ce que discordant est à __________
**A.** beauté – discorde
**B.** harmonie – son
**C.** criard – son
**D.** terne – sonorité

VOTRE RÉPONSE :

**14.** __________est à animal ce que plumage est à __________
**A.** pelage – oiseau
**B.** pattes – oiseau
**C.** courir – voler
**D.** poil – légèreté

VOTRE RÉPONSE :

**15.** __________ est à corolle ce que branche est à __________
**A.** fleurir – couvrir
**B.** rose – chêne
**C.** pétale – ramure
**D.** couronne – embranchement

VOTRE RÉPONSE :

**16.** __________ est à vache ce que écurie est à __________
**A.** vacherie – course
**B.** lait – foin
**C.** vacher – palefrenier
**D.** étable – cheval

VOTRE RÉPONSE :

**17.** __________ est à pomme ce que noyau est à __________
**A.** santé – maladie
**B.** pépin – pêche
**C.** tarte – dent
**D.** péché – vie

VOTRE RÉPONSE :

**18.** __________ est à gant ce que chausser est à __________
**A.** chaussette – moufle
**B.** galanterie – ganterie
**C.** doigt – main
**D.** ganter – soulier

VOTRE RÉPONSE :

**19.** __________ est à souffrance ce que insipide est à __________
**A.** indolore – goût
**B.** douleur – sapidité
**C.** souffrir – goûter
**D.** mal – goût

VOTRE RÉPONSE :

**20.** __________ est à blé ce que rouge est à __________
**A.** récolter – peindre
**B.** blêmir – rougir
**C.** blond – rubis
**D.** récolte – rougeur

VOTRE RÉPONSE :

**21.** __________ est à bouteille ce que chef est à __________
**A.** boucher – ôter
**B.** bouche – tête
**C.** bouteille – tête
**D.** bouchon – chapeau

VOTRE RÉPONSE :

**22.** __________ est à théorique ce que concret est à __________
**A.** pratique – abstrait
**B.** théorie – exécution

**C.** idée – concept
**D.** pratique – réussite

VOTRE RÉPONSE :

**23.** Herbe est à pré ce que __________ est à __________

| | |
|---|---|
| **A.** terrain | **E.** vache |
| **B.** lièvre | **F.** tracteur |
| **C.** vert | **G.** champ |
| **D.** maïs | **H.** rosée |

VOTRE RÉPONSE :

**24.** Lac est à mare ce que __________ est à __________

| | |
|---|---|
| **A.** eau | **E.** mer |
| **B.** barque | **F.** ruisseau |
| **C.** poisson | **G.** bateau |
| **D.** coquillage | **H.** rivière |

VOTRE RÉPONSE :

## GUIDE DE CORRECTION

**1** RÉPONSES : **1.**C • **2.**B • **3.**D • **4.**A • **5.**D • **6.**B • **7.**C • **8.**A • **9.**D • **10.**C

**2** RÉPONSES : **1.**C • **2.**B • **3.**D • **4.**C • **5.**C • **6.**A • **7.**D • **8.**B • **9.**C • **10.**C • **11.**D

**3** **Texte n °1** : *La mare au diable*, Georges SAND

« **La Grise** était jeune, belle et vigoureuse. Elle portait **sans effort** son double fardeau, couchant les oreilles et **rongeant** son frein, comme une fière et ardente **jument** qu'elle était. **En passant** devant le pré-long elle **aperçut** sa mère, qui s'appelait **la vieille Grise**, comme elle **la jeune** Grise, et elle **hennit** en signe **d'adieu**. La vieille Grise approcha de la haie en faisant résonner ses enferges, essaya de **galoper** sur la marge du pré pour suivre **sa fille** ; puis, la voyant prendre **le grand trot**, elle **hennit** à son tour, et resta **pensive**, inquiète, le nez au vent, la bouche pleine **d'herbes** qu'elle ne songeait plus à **manger**. »

**Texte n °2 :** *La montagne magique*, Thomas MANN

« Cinq fois par jour les occupants des sept tables exprimaient un mécontentement **unanime** du temps qu'il faisait cet hiver. On jugeait qu'il ne remplissait que très insuffisamment ses devoirs d'hiver de la **haute** montagne, qu'il ne fournissait pas les ressources météorologiques auxquelles cette **sphère** devait sa réputation dans la mesure garantie par le prospectus, à laquelle les anciens étaient habitués et que les nouveaux s'étaient attendus à trouver. On enregistrait de graves défaillances du soleil, du rayonnement solaire, de ce facteur important de la **guérison** et sans le concours duquel la guérison se trouvait inévitablement **retardée**… Et quoi que M. Settembrini pût penser de la sincérité avec laquelle les hôtes de la **montagne** travaillaient à leur rétablissement et souhaitaient leur retour au pays plat, de toute façon ils réclamaient leur dû, ils voulaient en avoir pour leur **argent**, pour celui que payaient leur parents et leurs **époux**, et ils murmuraient dans les conversations à table, en ascenseur et dans le hall. Aussi la direction générale comprenait-elle parfaitement qu'il lui incombait de **remédier** à cette situation et de la compenser par d'autres avantages. On fit l'acquisition d'un nouvel appareil de "soleil artificiel", parce que les deux **appareils** que l'on possédait déjà ne suffisaient plus aux demandes de ceux qui voulaient se faire **bronzer** par l'électricité, ce qui seyait bien aux jeunes filles et aux femmes, et prêtait aux hommes, malgré leur **existence** horizontale, un aspect magnifique de sportifs conquérants. Même, cette apparence donnait des avantages réels ; les femmes, bien que pleinement **renseignées** sur l'origine technique et le caractère **factice** de cette virilité, étaient assez sottes ou **rusées**, assez entichées d'illusion, pour se laisser enivrer et **séduire** par ce mirage. "Mon Dieu", disait Mme Schoenfeld, — une malade rousse, aux yeux **rouges** et qui venait de Berlin, — "Mon Dieu", disait-elle le soir, dans le hall, à un cavalier aux jambes longues et à la poitrine **creuse** qui, sur sa carte de visite, libellée en français, se donnait pour un "Aviateur diplômé et enseigne de la marine allemande", qui était pourvu du **pneumothorax**, et qui endossait d'ailleurs son **smoking** pour le déjeuner et l'enlevait le soir, en assurant que tel était l'usage dans la **marine**, — "Mon Dieu" ! disait-elle, en regardant goulûment l'enseigne, "comme vous êtes admirablement **bruni** par le soleil artificiel ! On dirait un chasseur **d'aigles**, ce lascar !" "Prenez garde à vous, ondine," chuchota-t-il à son oreille dans l'ascenseur (et elle en eut la chair de **poule**), "vous me payerez vos regards séducteurs !" Et par les balcons, par delà les parois de verre mat le lascar et chasseur d'aigles rejoignait l'ondine. »

**4**

**1.** L'orchestre distille pendant le dîner de la musique douce : 5 2 8 1 7 9 3 6 4.
**2.** L'accent est mis sur la justification de représenter les séries : 4 7 9 1 5 11 10 3 2 8 6.
**3.** Les rhododendrons ont tout donné et maintenant ils meurent, ce qui est une façon de donner encore : 2 1 8 7 4 6 3 9 5.
**4.** Recette de la crème aux pistaches et aux fraises : 2 6 9 7 11 8 10 1 4 3 12 14 13 5.
« Préchauffez le four sur thermostat 3. / Commencez par hacher les pistaches. / Jetez-les dans une casserole avec le lait et la crème. / Portez à ébullition. / Ôtez du feu / et laissez infuser 30 minutes. / Pendant ce temps, fouettez les jaunes d'œufs avec le sucre, / puis mélangez-les avec la préparation encore tiède. / Versez le tout dans les ramequins. / Enfournez 45 minutes, / puis placez-les 2 heures au réfrigérateur. / Décorez avec les fraises en lamelles. / Servez frais, / accompagné de tuiles aux amandes. / »

**5**

Réponses : **1.**D • **2.**D • **3.**B • **4.**C • **5.**E • **6.**D • **7.**A • **8.**D • **9.**B • **10.**C

**6**

Réponses : **1.**D • **2.**D • **3.**A • **4.**C • **5.**B • **6.**C • **7.**A • **8.**D • **9.**C • **10.**A • **11.**D • **12.**B • **13.**C • **14.**A • **15.**C • **16.**D • **17.**B • **18.**D • **19.**A • **20.**C • **21.**D • **22.**A • **23.** D et G, « herbe est à pré ce que maïs est à champ » • **24.** H et F, « lac est à mare ce que rivière est à ruisseau »

## > Construction du raisonnement

Dans cette deuxième épreuve axée sur la compréhension verbale, voici quelles sont les stratégies et les difficultés rencontrées par les personnages.

ÉVA. Dans les exercices sur les **définitions**, elle a commencé par une lecture attentive des mots et des 4 propositions de réponses. Pour chaque mot, elle a ensuite procédé à l'élimination des définitions qui lui paraissaient les plus improbables, les plus « loufoques ». Ainsi, par exemple, à la question n° 1 a-t-elle éliminé la réponse D, qui lui semblait davantage correspondre à la définition du mot « tumeur » que du mot « tumulus ». Si, au final, elle hésitait encore entre plusieurs définitions, elle essayait, si possible, de trouver un synonyme du mot demandé ou une image verbale plus proche de son vocabulaire personnel et courant. Enfin, si le mot lui résistait tout à fait, très humblement elle consultait son dictionnaire, se disant qu'à tout âge, consulter un dictionnaire est encore la seule manière d'enrichir son vocabulaire, même si les mots rencontrés sont des mots qu'elle aura peu l'occasion d'employer dans le langage de tous les jours.

LÉA. Dans l'exercice sur la **compréhension de proverbes**, elle a éprouvé deux situations différentes. Certains proverbes lui étaient familiers, car souvent utilisés dans le quotidien des conversations, comme par exemple les proverbes n$^{os}$ 1, 2, 3… Pour ces proverbes, elle avait tendance à rechercher la signification par rapport à ses propres référents, essayant de se souvenir dans quelle situation elle avait pu avoir recours à l'évocation de ce proverbe pour « illustrer » sa pensée, son discours. Alors que pour les proverbes n$^{os}$ 5 et 6, beaucoup moins populaires, il en était tout autrement. Pour ces proverbes, elle « visualisait » très bien l'image qu'ils suggéraient mais il lui a été plus difficile de retrouver parmi les réponses proposées celle qui résumait le mieux cette brève philosophie.

HUGO. Dans l'exercice des **textes à trous**, il a procédé de la manière suivante : pour le texte n° 1, il a d'abord entrepris de lire le texte dans sa totalité pour essayer de cerner quel en était le thème. Il a ensuite essayé de repérer dans la liste, les mots commençant par une majuscule afin de trouver le premier mot du texte et celui qui se situe au début de la deuxième phrase. Petit à petit, il a replacé les mots à leur bonne place, les verbes, les adjectifs… en s'appuyant sur le sens du texte et en éliminant ainsi au fur et à mesure, les mots - intrus qui n'appartenaient pas au texte. Dans le texte n° 2, du fait de l'absence de mots proposés en fin de texte, la difficulté s'est accentuée. Il a, comme dans le premier texte, procédé à sa lecture complète pour en comprendre le sujet. Puis il a cherché le mot (nom, verbe, adjectif…) respectant au mieux le sens de la phrase, en gardant continuellement en tête le sens pressenti du texte.

TOM. Pour ce même exercice (**textes à trous**), il a utilisé une toute autre stratégie. Il n'a pas effectué au préalable, de lecture complète du texte, il a directement cherché à « remplir » les trous au fil de sa lecture. Cette stratégie, rapide, s'est avérée en fait imprécise et hasardeuse, et au fur et à mesure qu'il trouvait des mots, il s'éloignait sensiblement du sens initial du texte.

LÉO. Dans l'exercice des **phrases en désordre**, il a commencé par repérer la ponctuation et les majuscules de façon à identifier le début et la fin de la phrase. Puis il a essayé de trouver le(s) verbe(s), puis le sujet, le complément… de manière à reconstituer la « bonne logique » de la structure grammaticale de la phrase. La phrase n° 3 lui a posé plus de difficultés que les autres, du fait de sa consonance et de sa construction poétique. Pour la recette de cuisine, cet exercice faisant appel à une logique plus pragmatique, il s'est inquiété au départ, convaincu qu'il n'y arriverait pas, au vu de ses connaissances des règles culinaires. Mais cette connaissance n'est absolument pas déterminante pour parvenir à remettre cette recette dans l'ordre. Pour preuve, Anna, fin cordon bleu, a eu autant de difficultés que Léo, si ce n'est même plus, puisqu'elle avait du mal à raisonner en faisant abstraction de ces mêmes connaissances qui faisaient défaut à Léo. Voici comment Léo a procédé : tout d'abord il a lu toutes les étapes et a essayé de repérer majuscules et points. Il a facilement identifié la première et dernière étape. Il a ensuite repéré que certaines étapes (3 et 11) n'avaient pas de point final, il en a déduit que la phrase n'était pas terminée et a donc cherché à trouver les deux phrases qui pouvaient les compléter. Il a ainsi assemblé les étapes 3 et 12 puis les étapes 11 et 8, il ne lui restait plus qu'à ordonner logiquement les autres étapes en veillant par exemple à bien faire devancer l'étape « portez à ébullition », de « versez dans la casserole »... Pour lui, et pour tous ceux qui sont parvenus à ordonner correctement les 14 étapes, nous donnons la liste des ingrédients pour qu'une fois ce livre refermé, vous puissiez vous octroyer une petite pause gourmande ! (Pour 4 personnes : 400 g de fraises, 25 cL de lait, 25 cL de crème liquide, 5 jaunes d'œufs, 90 g de sucre, 60 g de pistaches mondées).

ANNA. Dans l'exercice de recherche de l'**intrus**, elle a mis en place une stratégie qui consistait à rechercher parmi les 5 mots, celui qui se présentait comme « le moins synonyme ». Par exemple, à la question n° 4, elle s'est dit que A, B, C et D étaient synonymes dans le sens où ils relataient tous une action de suppléance, d'échange, d'interversion, « mettre à la place de ». Seule la réponse « C. permutation », faisait apparaître en plus de cette notion d'échange, la notion de substitution d'une chose à une autre. C'est cette notion qui lui a fait apparaître le mot comme « un peu moins synonyme que les autres » et qui l'a mise sur la bonne voie. Pour chaque question, elle a lu très attentivement chacun des mots, pour déjà les comprendre, les « décrypter », puis la liste dans son ensemble, pour essayer de repérer le lien commun qui se dégageait d'entre tous. Elle s'est tout de même fait « piéger » à la question n° 8, en donnant rapidement et instinctivement la réponse B (flûte) en pensant à l'instrument de musique, alors que rétrospectivement en relisant attentivement l'ensemble des propositions, elle a repéré que l'idée commune entre tous était qu'ils étaient des contenants, tous des verres à l'exception de la réponse D (bol), qui était un ustensile.

TOM. Dans l'exercice des **analogies verbales**, il a d'emblée essayé d'établir un lien de symétrie entre les deux propositions. Il s'est rendu compte que ce lien se devait d'établir un rapport logique « de sens » entre ces deux propositions. Ainsi, par exemple, à la question n° 5, il a repéré que les premiers termes des propositions de réponses A, B et C pouvaient avoir un lien logique avec « discours », mais que seul le deuxième terme de la réponse B permettait la reconstitution logique complète de la proposition. À la question n° 8, après avoir lu attentivement la phrase et les propositions de réponses, il a établi un rapprochement entre la phrase et la réponse D, arrivant à la déduction suivante : 1) « coléreux » est le contraire de « douceur » et 2) « coléreux » est un adjectif et « douceur » un nom. Il a donc appliqué cette relation : 1) « modestie » est le contraire d'« orgueilleux » et 2) « modestie » est un nom et « orgueilleux » un adjectif, cette logique l'a guidé vers la bonne réponse. À la question n° 11, il lui a fallu un peu plus de temps pour trouver le lien. Il n'a pu le trouver qu'en « sortant » du sens suggéré par les autres réponses, « mur » = ouvrage de maçonnerie, fait en brique...et « menotte » = bracelets en métal avec lesquels on attache les mains des prisonniers... C'est en pensant à l'autre sens de « menotte » (petite main) que le lien s'est imposé, (« muret » : petit mur et « menotte » : petite main).

LÉA. Enfin, dans ce même exercice (**analogies verbales**), elle a observé que, pour certaines questions, le rapport de symétrie « de sens » décrit par Tom pouvait également être un rapport de position des mots. Cette symétrie de la position pouvant être simple comme à la question n° 21, où :

bouchon ↔ bouteille   et   chef ↔ chapeau.

Ou croisée, comme par exemple, à la question n° 16, où le lien s'établit ainsi :

étable – vache   écurie – cheval.

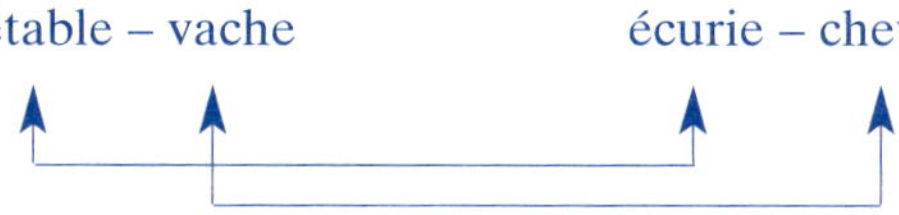

On peut observer ce même lien de symétrie croisée, notamment, à la question n° 17.

Dans les deux derniers exercices, elle a observé scrupuleusement les deux premiers termes et cherché le lien logique entre les deux mots, à la question n° 24, « lac » et « mare » sont deux étendues d'eau fermées, entre les deux il y a un rapport de taille, la mare est plus petite que le lac… Elle a ensuite cherché dans la liste de mots ceux qui pourraient contenir également ces caractères, « barque » et « bateau » contiennent bien ce rapport, mais cela ne la satisfait pas totalement ; elle ne s'arrête donc pas à cette réponse et en analysant les autres mots de la liste, « rivière » et « ruisseau » lui semble mieux correspondre. Elle vérifie le lien de symétrie entre les deux parties de la phrase et valide sa réponse. Ce qui l'a le plus « ralentie » dans ces deux derniers exercices, c'est le fait d'être obligée, de s'adapter à la nouvelle présentation de recherche des analogies.

## 3 • FLUIDITÉ VERBALE

Dans cette série d'exercices, vous allez travailler votre « aisance verbale ». Le but est de vous faire mobiliser, en un temps très court, le plus de mots possibles en respectant certaines contraintes lexicales. Ce ne sont pas des exercices d'érudition ou de connaissance où il faut connaître le plus de vocabulaire et de définitions possibles, mais des exercices destinés à mesurer la capacité à évoquer rapidement un maximum de mots en respectant une consigne. Un grand classique des longs trajets en voiture, pour occuper les enfants, est le jeu : « dans mon potiron, que met-on ? ». On demande aux passagers de trouver chacun leur tour un mot, par exemple, finissant par ON, et à chacun de dire « un chaton, un ballon, un melon… ».
Pour ces exercices, munissez-vous d'un chronomètre, ou demandez à quelqu'un de votre entourage de vous indiquer le temps.

### > EXERCICES

*Pour ce premier exercice, à titre d'entraînement, vous n'aurez pas de limite de temps.*

> *Vous devez trouver le plus de mots différents (noms communs, adjectifs ou verbes) commençant par une lettre donnée.*

***Attention** : vous ne devez énoncer qu'une fois chaque mot ; si vous énoncez un verbe, vous ne pouvez le proposer qu'une fois sous n'importe quelle forme, mais le conjuguer à tous les temps est interdit (par exemple : boire, buvons, buviez… ne compte que pour un seul mot), si vous énoncez un nom commun, vous ne pouvez donner le masculin, puis le féminin. Enfin, les noms propres ne sont pas autorisés.*

**EXEMPLE**

Mots commençant par la lettre « B »

**RÉPONSES :**
babines, babiole, baccalauréat, bachelier, bafouer, beau, béat, bêcher, benne, beurre, bibelot, biberon, biologie, bien-être, bilan, boa, bobine, bocage, boiter, bouchon, buis, buisson, buffet, budget, bulletin…

Ces exemples vous sont donnés à titre indicatif, mais vous pouvez en imaginer bien d'autres.

Maintenant à vous.

1. En 1 minute, trouvez le plus de mots différents commençant par « **IM** ».
VOTRE RÉPONSE :

2. En 1 minute, trouvez 10 mots différents finissant par « **EAU** ».
VOTRE RÉPONSE :

3. En 1 minute, trouvez 10 mots différents commençant par « **PO** » et finissant par « **N** ».
VOTRE RÉPONSE :

4. En 1 minute, trouvez le plus de noms de « **fruits** ».
VOTRE RÉPONSE :

5. En 2 minutes, trouvez 10 mots de 5 lettres commençant par « **M** ».
VOTRE RÉPONSE :

6. En 1 minute, trouvez 8 noms d'**os du corps humain**. Exemple : tibia.
VOTRE RÉPONSE :

7. En 1 minute, trouvez 10 mots contenant la lettre « **J** ». Exemple : déjeuner.
VOTRE RÉPONSE :

8. En 1 minute, trouvez 10 mots commençant par « **CR** » et finissant par « **E** ». Les verbes et les adjectifs sont interdits.
VOTRE RÉPONSE :

9. En 1 minute, trouvez 8 mots commençant par « **C** » et finissant par « **C** ».
VOTRE RÉPONSE :

## GUIDE DE CORRECTION

1. Image ; imaginable ; imaginaire ; imbécile ; imberbe ; imbibé ; imbuvable ; imitateur ; immaculé ; immatériel ; immature ; immédiat ; immense ; immergé ; immeuble ; immigré ; imminent ; immobile ; immonde ; immoral ; immortel ; immunité ; impact ; imparfait ; impasse ; impayé ; impératif ; impératrice ; impitoyable ; implanté ; imploré ; impoli ; important ; importun ; imposant ; imprécis ; imprenable ; imprésario ; impressionnant ; imprévoyant ; improductif ; impropre ; improuvable ; improvisé ; imprudence ; impuissance ; impulsion ; impure.

2. Agneau ; anneau ; bateau ; beau ; berceau ; bureau ; cadeau ; chapeau ; cerceau ; peau ; pruneau ; râteau ; radeau ; rideau ; seau ; pinceau ; étourneau ; château.

3. Poêlon ; poinçon ; poisson ; poison ; poivron ; polarisation ; position ; polisson ; politisation ; pollution ; poltron ; ponction ; ponton ; portion ; position ; postillon ; potiron ; poumon ; poupon.

4. Orange ; mandarine ; clémentine ; citron ; pamplemousse ; noix ; châtaigne ; amande ; noisette ; pomme ; poire ; coing ; datte ; figue ; fraise ; framboise ; cassis ; groseille ; myrtille ; mûre ; airelle ; cerise ; griotte ; abricots ; pêches ; brugnon ; raisin ; prune ; figue ; banane ; mangue ; kiwi ; ananas ; papaye ; grenade ; kaki ; arbouse ; litchi ; nèfle ; noix de coco.

**5** Macho ; macis ; maçon ; mafia ; magie ; magma ; magot ; malgré ; malle ; maman ; mambo ; mamie ; manne ; mange ; manie ; mardi ; marée ; marge ; marié ; marin ; marne ; morne ; mortel ; masse ; match ; mater ; maths ; malin ; matou ; maure ; mauve ; mèche ; média ; médoc ; méfait ; mégot ; mêlée ; melon ; mener ; mental ; mentir ; menton ; merci ; merle ; merlu ; mérou ; messe ; métal ; météo ; métis ; mètre ; métro ; meule ; meute ; miche ; micro ; mieux ; milan ; mille ; mince ; miner ; mirer ; miser ; mitre ; mixer ; moche ; modal ; modem ; moine ; moins ; moire ; moisi ; moite ; momie ; monde ; moral ; morne ; morse ; moite ; morue ; morve ; motif ; motte ; moule ; moyen ; moyeu ; mucus ; mufle ; mugir ; mulot ; munir ; mural ; murer ; mûrir ; mutin ; myope ; myrte ; mythe.

**6** Crâne ; maxillaires ; occipital ; pariétal ; frontal ; temporal ; os malaire ; vertèbres ; côtes ; sternum ; clavicule ; omoplates ; humérus ; radius ; cubitus ; carpe ; métacarpe ; phalanges ; os iliaques ; sacrum ; fémur ; rotule ; tibia ; péroné ; tarse ; métatarse.

**7** Ajourner ; abjection ; abjurer ; abat-jour ; objection ; acajou ; adjectif ; adjacent ; adjoint ; adjudant ; adjuger ; adjuvant ; ajouter ; ajuster ; banjo ; bajoue ; bijou ; cajoler ; cajou ; ci-joint ; conjoint ; conjoncture ; conjugaison ; conjugal ; conjurer ; déjà ; déjeuner ; déjouer ; déjection ; éjaculation ; éjecter ; enjamber ; enjeu ; enjôler ; enjoliver ; enjoué ; injustice ; injure ; injecter ; injonction ; majesté ; majeur ; majoration ; majorette ; majorité ; majuscule ; naja ; objet ; préjudice ; préjugé ; projet ; projection ; rejaillir ; rejet ; réjouir ; rejeton ; séjourner.

**8** Crabe ; craie ; crainte ; cramique ; crampe ; crâne ; crapule ; crapuleuse ; crasse ; cratère ; cravache ; cravate ; crayonnage ; créance ; créatrice ; créatine ; créature ; crécelle ; crèche ; crédence ; crémaillère ; crème ; crémone ; créole ; crêpe ; crépine ; crépissage ; crête ; cretonne ; crevasse ; crevette ; crible ; criée ; crime ; crinière ; crinoline ; cirque ; crise ; cristallerie ; critère ; critique ; croate ; croche ; crocodile ; croisade ; croisette ; croisière ; croquette ; crosse ; crotte ; crotale ; croupière ; croûte ; croyance ; cruche ; cryogénie ; crypte.

**9** Caduc ; choc ; croc ; cric ; chic ; couic ; clerc ; colbac ; crac ; cognac ; cornac ; couac.

## > Construction du raisonnement

Dans cette série d'exercices, tous les personnages du groupe n'ont pas éprouvé les mêmes facilités ni les mêmes difficultés. Certains ont mis en place des stratégies qui leur ont permis d'aller plus loin dans chaque exercice.

ANNA. Elle s'est très vite rendu compte que l'exercice devenait difficile avec la contrainte temps. Pour le **premier exercice** proposé en temps libre, elle a pris le temps de « laisser venir à elle » spontanément tous les mots commençant par la lettre « B », elle en a évoqué plus d'une trentaine, mais n'ayant pas suivi de stratégie particulière, elle s'est assez vite rendu compte qu'elle avait tendance à la répétition, certains mots refaisaient surface de façon récurrente. Avec la contrainte temps, son évocation « spontanée » de mots s'est trouvée bloquée, le facteur temps induisant un effet de stress. Dans **la suite des exercices**, elle n'a pas réussi à évoquer beaucoup de mots sous cette contrainte temps. Refaisant ces mêmes exercices, sans contrainte du temps, sa libre évocation pouvait à nouveau fonctionner.

TOM. Comme Anna, il a également été stressé par cette imposition d'un temps limité ; mais ce qui l'a encore plus dérouté, c'est le fait de ne pas pouvoir appuyer sa réflexion sur des propositions de réponse. Il avait l'impression de se trouver face à une immense feuille blanche, ne sachant pas trop par où commencer, ne parvenant à fixer son attention que sur son chronomètre et le temps qui s'écoule. Ayant échoué dans les premiers exercices, il a essayé d'envisager quel pouvait être le moyen de se préparer pour ce genre d'exercice : consulter un dictionnaire, une encyclopédie ? Il est arrivé à la conclusion que cette hypothèse serait vaine, puisque même en apprenant par cœur le dictionnaire, cela ne lui permettrait pas mieux de mobiliser, le moment venu, les mots exigés par la consigne. Il en a conclu que ce qui lui manquait, c'était une stratégie.

ÉVA. Elle a dès le **premier exercice** mis en place une stratégie. Sans parvenir à terminer tous les exercices dans le temps imparti, elle a pu donner en moyenne jusqu'à 7-8 mots par exercice. Après avoir lu attentivement la consigne, elle a commencé à chercher des mots en suivant l'ordre alphabétique. Par exemple, dans le premier exercice, les mots commençant par la lettre « B », elle a cherché mentalement tous les mots qui lui venaient commençant par « BA : babiole, bac, baccarat… », et dans les mots commençant par BA, ceux qui commençaient par BAB, BAC, BAD… puis elle a utilisé la même stratégie pour BE, puis BI, BO, BU… Pour l'exercice n° 2, mots finissant en « EAU », elle a appliqué cette même stratégie, mais cela s'est révélé beaucoup plus difficile et moins efficace.

LÉO. Pour ce **deuxième exercice**, il a choisi la stratégie suivante : il faisait défiler dans sa tête tous les mots se finissant phonétiquement en « O » sans distinction d'orthographe, et les sélectionnait ou les rejetait ensuite selon qu'il s'agissait d'un mot finissant en « EAU » ou « OT ». Cette évocation « auditive » des mots finissant en « O » lui a permis de trouver spontanément beaucoup de mots, il a perdu ensuite un peu de temps en faisant le tri pour la bonne orthographe, hésitant sur certains mots, du fait de leur évocation dans la même catégorie, mots finissant en « O ».

HUGO. Pour les **exercices nos 4 et 6**, il a mis en place la stratégie suivante : pour rechercher des noms de fruits, il a fait défiler les saisons. Il a cherché tous les fruits que l'on pouvait trouver par saison : au printemps : fraises, framboises, pêches, cerises… en hiver : oranges, pommes, mandarines, clémentines… Pour les os du corps humain, il a fait de même, il est parti des os de la tête, des épaules, du tronc, des bras, des mains, des jambes et des pieds. Cette méthode a été pour lui efficace et lui a permis de donner le maximum de réponses dans le temps demandé.

LÉA. Pour les **exercices nos 4 et 6**, elle a choisi la même stratégie que Hugo, mais, pour les fruits, au lieu de suivre les saisons, elle a choisi de les regrouper par catégorie, les fruits rouges, les fruits à noyau, les fruits secs, les agrumes, les fruits exotiques… À l'exercice n° 9, « emportée » par son élan, elle n'a pas fait attention au changement de consigne qui lui indiquait que pour cet exercice verbes et adjectifs étaient interdits ; elle a juste vu : mots commençant par « CR » et finissant par « E ». Aussi a-t-elle commis plusieurs fautes, puisque dans sa liste de mots trouvés, figuraient des verbes et des adjectifs.

Pour ces exercices, chaque personnage a utilisé une stratégie de génération de mots qui lui était propre et qui lui convenait. À vous de continuer l'entraînement en reprenant ces différentes stratégies afin de parvenir à trouver la vôtre, celle qui vous convient le mieux, celle qui, pour vous, sera la plus efficace.

# 4 • ORTHOGRAPHE – GRAMMAIRE

Connaissance écrite de la langue : maîtrise des règles grammaticales et exactitude de l'orthographe. Dans cette quatrième épreuve, différents exercices mettant en œuvre les règles fondamentales de grammaire et d'orthographe vous sont proposés.

## > EXERCICES

### 1 RECONNAISSANCE VISUELLE DE LA BONNE ORTHOGRAPHE

> *Pour chaque exercice, vous aurez un mot orthographié de cinq manières différentes, à vous de reconnaître la bonne orthographe.*

**1. A.** mirobolant **B.** mirrobolant **C.** mirobolent **D.** myrobollant

VOTRE RÉPONSE :

**2. A.** morraines **B.** morènes **C.** moraines **D.** morainnes

VOTRE RÉPONSE :

**3. A.** L'empyrée **B.** L'empyrhée **C.** L'empirée **D.** L'emphyrée

VOTRE RÉPONSE :

**4. A.** ambrases **B.** embrasses **C.** ambrazes **D.** embrazes

VOTRE RÉPONSE :

**5. A.** bonace **B.** bonasse **C.** bonnasse **D.** bonnace

VOTRE RÉPONSE :

**6. A.** hypochondriaque **B.** hypocondriaque **C.** hipocondriaque
**D.** hyppochondriaque

VOTRE RÉPONSE :

**7. A.** palôtte **B.** pâlote **C.** pâlotte **D.** pâllote

VOTRE RÉPONSE :

**8. A.** penne **B.** pènne **C.** pène **D.** pênne

VOTRE RÉPONSE :

**9. A.** différamment **B.** différrement **C.** différement **D.** différemment

VOTRE RÉPONSE :

**10. A.** tobogan **B.** toboggan **C.** tobbogan **D.** tobboggan

VOTRE RÉPONSE :

### 2 ORTHOGRAPHE

> *Dans cette liste de mots, à vous de décider si l'orthographe proposée pour chaque mot est correcte ou incorrecte. Si vous trouvez que l'orthographe est correcte, entourez la lettre « A », si vous trouvez que l'orthographe est incorrecte, entourez la lettre « B ».*

**1.** nappe phréatique **A** **B**

| | | |
|---|---|---|
| 2. vallonement | A | B |
| 3. vèpres | A | B |
| 4. zigzagant | A | B |
| 5. divaguant | A | B |
| 6. obédience | A | B |
| 7. demie-finale | A | B |
| 8. apeller | A | B |
| 9. palludisme | A | B |
| 10. seing | A | B |
| 11. porte-manteau | A | B |
| 12. parmi | A | B |
| 13. riddicule | A | B |
| 14. omelette | A | B |
| 15. agraphe | A | B |
| 16. grappillage | A | B |
| 17. simulâcre | A | B |
| 18. onomatopée | A | B |
| 19. ontoghenèse | A | B |
| 20. pachiderme | A | B |
| 21. luxuriante | A | B |
| 22. génèse | A | B |
| 23. quand-à-soi | A | B |
| 24. fourmilier | A | B |
| 25. echymose | A | B |
| 26. raccommoder | A | B |
| 27. accacia | A | B |
| 28. occultation | A | B |
| 29. rafiot | A | B |
| 30. élipse | A | B |
| 31. paliatif | A | B |
| 32. amonceler | A | B |
| 33. patiemment | A | B |
| 34. remmailler | A | B |
| 35. parrapet | A | B |
| 36. marronnier | A | B |
| 37. battavia | A | B |
| 38. filter | A | B |
| 39. détumescence | A | B |

40. tendentiel A B
41. périquation A B
42. succion A B
43. exegèse A B
44. marmotter A B
45. scholastique A B
46. hypoténuse A B
47. ouïe-dire A B
48. gercure A B
49. c'est-à-dire A B
50. tout-à-fait A B

## 3 MASCULIN OU FÉMINININ

> *Dans cette liste de mots, à vous de décider pour chaque mot s'il est du genre masculin ou féminin. Entourez la lettre « M », si vous pensez que le mot est masculin, entourez la lettre « F », si vous pensez que le mot est féminin.*

1. azalée M F
2. ambre M F
3. effluve M F
4. octave M F
5. gemme M F
6. apogée M F
7. acné M F
8. oriflamme M F
9. armistice M F
10. réglisse M F
11. autoroute M F
12. insigne M F
13. épigramme M F
14. haltère M F
15. jade M F
16. anagramme M F
17. éphéméride M F
18. hémisphère M F
19. tentacule M F
20. ébène M F

## 4 PHRASES

> *Dans les exercices suivants, des phrases ont été divisées en quatre parties (A, B, C, D). Lisez attentivement chaque phrase et à vous de découvrir pour chacune d'entre elles, quelle partie contient une faute de grammaire ou d'orthographe. Si vous trouvez qu'il n'y a aucune faute, choisissez la réponse « E ».*

**1.** Les toits de paille, / pareil à du velours brun / et inégaux d'épaisseur, /
**A.** / **B.** / **C.** /
résistaient aux plus fortes bourrasques. /
**D.** / **E. aucune faute**

VOTRE RÉPONSE :

**2.** Il s'extirpa péniblement de son lit, / vida deux garde-robes / et trois commodes /
**A.** / **B.** / **C.** /
pour en extraire ses nœud-papillons. /
**D.** / **E. aucune faute**

VOTRE RÉPONSE :

**3.** Mi-surprise, / mi-fâchée, / elle constata au bout d'une demi-heure /
**A.** / **B.** / **C.** /
que son taxi n'était toujours pas arrivé. /
**D.** / **E. aucune faute**

VOTRE RÉPONSE :

**4.** La tendance de la mode masculine automne-hiver sera : / chemises aux teintes fauve /
**A.** / **B.** /
ou brique, / et pantalons beiges ou brun clair. /
**C.** / **D.** / **E. aucune faute**

VOTRE RÉPONSE :

**5.** Monsieur et madame Lachance, âgés respectivement de quatre-vingt /
**A.** /
et quatre-vingt-deux ans, / sont les heureux gagnants d'un jeu télévisé ; /
**B.** / **C.** /
ils ont gagné la coquette somme de quatre cent mille francs. /
**D.** / **E. aucune faute**

VOTRE RÉPONSE :

**6.** Il joua son va-tout / et annonça / vingt-cinq ôtés de quarante /
**A.** / **B.** / **C.** /
restent quinze. /
**D.** / **E. aucune faute**

VOTRE RÉPONSE :

**7.** Leurs parents leur ont donné / quelques / trois mille francs /
**A.** / **B.** / **C.** /
pour couvrir leurs frais d'emménagement. /
**D.** / **E. aucune faute**

VOTRE RÉPONSE :

**8.** Quels que / furent leurs dégâts déclarés après la tempête, /
**A. / B. /**
les assurances se refusaient / à les indemniser d'avantage. /
**C. / D. / E. aucune faute**

VOTRE RÉPONSE :

**9.** Bien que vous criez à vous époumoner /
**A. /**
et bien que vous les renvoyiez en les injuriant violemment, /
**B. /**
ils n'ont toujours pas renoncé / à vous laisser tranquille. /
**C. / D. / E. aucune faute**

VOTRE RÉPONSE :

**10.** Cette pièce est vraiment trop exiguë, / mais tout bien considéré, /
**A. / B. /**
cette exiguïté ne nuira en rien / au charme de cette garçonnière. /
**C. / D. / E. aucune faute**

VOTRE RÉPONSE :

**11.** Des épigrammes / avaient été rédigé / par les doctorants et thésards /
**A. / B. / C. /**
à l'intention de tous leurs professeurs émérites. /
**D. / E. aucune faute**

VOTRE RÉPONSE :

**12.** Lors de notre dernière réunion, tous avaient constaté / qu'ils s'étaient parlé. /
**A. / B. /**
Le lendemain matin ils se sont appelés, /
**C. /**
et n'ont plus jamais reparlé de cette histoire. /
**D. / E. aucune faute**

VOTRE RÉPONSE :

**13.** De retour chez elle, son diplôme en poche, / sa famille l'a félicité /
**A. / B. /**
pour cette brillante réussite qu'elle ne doit / qu'à son courage et son opiniâtreté. /
**C. / D. /**
**E. aucune faute**

VOTRE RÉPONSE :

**14.** La tempête avait déraciné les arbres, / soulevé les tuiles / et les avaient projeté /
**A. / B. / C. /**
sur les chemins et les routes dévastés. /
**D. / E. aucune faute**

VOTRE RÉPONSE :

**15.** Quand elle est entrée dans la salle, / beaucoup se sont levés et ont applaudi. /
**A. / B. /**
Quand aux autres, / ils sont restés paisibles et souriants. /
**C. / D. / E. aucune faute**

VOTRE RÉPONSE :

## 5 CONJUGAISON

> *Réécrivez les phrases suivantes sur une feuille à part en conjuguant les verbes entre parenthèses au temps qui convient.*

**EXEMPLE**

Alexandre écoutait attentivement ce qu'il lui (dire).

**Réponse :** Alexandre écoutait attentivement ce qu'il lui **disait**.

Maintenant à vous.

1. Il jeta un regard circulaire et tout en (paraître) éclairé.
2. Bien qu'il ne (être) pas un chasseur dans l'âme, le vieux comte connaissait les lois de la chasse.
3. Dès qu'il (avoir terminé), elle s'adressa à lui avec son habituel sourire.
4. Nous nous (connaître) il y a plus de 20 ans, lors d'un voyage en Italie.
5. Il faut absolument que nous (savoir) où elle s'est rendue le week-end dernier.
6. Que tu (moudre) le café est une bonne chose, mais que tu le renverses est fort dommage !
7. (Revêtir) ton manteau le plus chaud car la météo annonce une journée particulièrement fraîche.
8. Les prisonniers s'étant évadés, leurs complices les ont (joindre) par téléphone portable.
9. Pendant de longues années, ils se sont (suffire) à eux-mêmes.
10. Je souhaiterais, dit-il, que si elle devenait malheureuse, elle (venir) demeurer chez nous.

# GUIDE DE CORRECTION

**1** Réponses : **1.**A • **2.**C • **3.**A • **4.**B • **5.**B • **6.**B • **7.**C • **8.**A • **9.**D • **10.**B

**2** **1.** A. • **2.** B. (vallonnement) • **3.** B. (vêpres) • **4.** B. (zigzaguant) • **5.** A. • **6.** A. • **7.** B. (demi-finale) • **8.** B. (appeler) • **9.** B. (paludisme) • **10.** A. • **11.** B. (portemanteau) • **12.** A. • **13.** B. (ridicule) • **14.** A. • **15.** B. (agrafe) • **16.** A. • **17.** B (simulacre) • **18.** A. • **19.** B. (ontogenèse) • **20.** B. (pachyderme) • **21.** A. • **22.** B. (genèse) • **23.** B (quand-à-soi) • **24.** A. • **25.** B (ecchymose) • **26.** A. • **27.** B. (acacia) • **28.** A. • **29.** A. • **30.** B. (ellipse) • **31.** B. (palliatif) • **32.** A. • **33.** A. • **34.** A. • **35.** B. (parapet) • **36.** A. • **37.** B. (batavia) • **38.** B. (fileter) • **39.** A. • **40.** B. (tendanciel) • **41.** B. (péréquation) • **42.** A. • **43.** B. (exégèse) • **44.** A. • **45.** B. (scolastique) • **46.** A. • **47.** B. (ouï-dire) • **48.** B. (gerçure) • **49.** A. • **50.** B. (tout à fait).

**3** **1.** F. • **2.** M. • **3.** M. • **4.** F. • **5.** F. • **6.** M. • **7.** F. • **8.** F. • **9.** M. • **10.** F. **11.** F. • **12.** M. • **13.** F. • **14.** M. • **15.** M. • **16.** F. • **17.** F. • **18.** M. • **19.** M. • **20.** F.

**4** **1.** B. (pareils) • **2.** D. (nœuds papillons) • **3.** E. • **4.** B. (fauves) • **5.** A. (quatre-vingts) • **6.** D. (reste) • **7.** B. (quelque) • **8.** D. (davantage) • **9.** A. (criiez) • **10.** A. (exiguë) • **11.** B. (rédigées) • **12.** E. • **13.** B. (félicitée). • **14.** C. (projetés) • **15.** C. (quant).

**5** **1.** parut • **2.** fût • **3.** eut terminé • **4.** connûmes • **5.** sachions • **6.** moules. • **7.** revêts • **8.** joints • **9.** suffi • **10.** vînt.

## > Construction du raisonnement

Dans cette troisième et dernière épreuve du chapitre consacré au travail de l'aptitude verbale, tous les personnages, à des degrés divers, ont éprouvé des difficultés dans ces exercices faisant principalement appel à la connaissance usuelle du vocabulaire et de l'orthographe, ainsi qu'à l'application de certaines règles de grammaire et de conjugaison. Nous ne pouvons que conseiller, selon la prédominance de la nature des erreurs (orthographe, grammaire, vocabulaire, conjugaison) de se reporter à la consultation d'ouvrages pédagogiques de type scolaire : grammaires, précis de vocabulaire, d'orthographe ou de conjugaison, puis de refaire les exercices ultérieurement.
Toutefois, certains, comme Hugo et Éva ont eu, à la lecture de la correction, l'impression de connaître la bonne réponse; la fatigue, le stress ou tout simplement le manque de concentration peuvent parfois être les seuls fauteurs de troubles.

LÉO. Il a fait la remarque suivante : « on arrive souvent à comprendre plus de choses que l'on est capable d'en exprimer, un peu comme à l'étranger lorsque nous sommes obligés d'utiliser une autre langue que notre langue maternelle : il est plus facile de comprendre ce que l'on nous dit que d'exprimer ce que l'on a envie de dire ». La seule façon de progresser et de s'améliorer est donc de s'entraîner à élargir son vocabulaire par tous les moyens mis à sa disposition.

LÉA. Elle suggère : « après avoir révisé dans divers ouvrages les principales règles de grammaire, d'orthographe et de conjugaison, je me suis "illustrée" les règles qui me posaient le plus de difficultés, par des exemples. Je me suis construit mes propres phrases, cela m'a permis de mémoriser plus facilement certaines particularités et complexités orthographiques et grammaticales. Voici, à titre d'exemple, quelques-unes de mes phrases :

"Avec ses quatre-vingts balais, la sorcière décolle à plus de cent soixante et onze à l'heure, de peur de louper Halloween (gare aux radars !). "

" Je les convaincs qu'en fin de manif, il y aura toujours un C (R) S (ce qui les rassura !). "

" Bien que je me meuve sans entonnoir, je n'en suis pas moins folle, dit la vache à son psychiatre. " »...

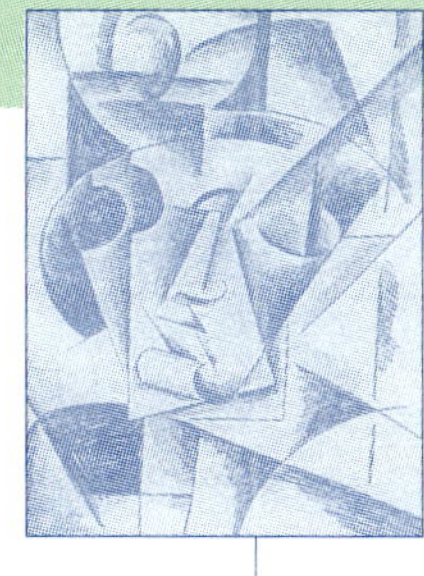

# Chapitre 3
# Aptitude numérique

**Ces épreuves sont destinées à tester les connaissances élémentaires en calcul et la plus ou moins grande virtuosité dans la manipulation des nombres. Il s'agira presque toujours d'effectuer des calculs simples, en temps limité, et de difficulté croissante afin d'évaluer votre résistance à l'usure, dans deux types d'épreuves : manipulation des nombres et des opérations, et raisonnement essentiellement numérique. Ces calculs seront toujours à effectuer mentalement pour éviter les pertes de temps, d'autant plus que les calculatrices sont interdites afin d'évaluer les compétences au plus proche de la vie quotidienne, où l'on n'a pas toujours le temps d'utiliser une machine. Et surtout, avec le calcul mental on peut évaluer la facilité à calculer de façon approchée, par exemple savoir estimer un ordre de grandeur de la réponse à trouver, afin de rester dans la logique et ne pas faire d'énormes « bourdes » que le recours à une calculatrice ne vous évitera de toute façon pas (position de la virgule, nombre de gouttes d'une concentration, %, etc.).**

**S'entraîner dans ce secteur est assez facile car si, d'une part, ce sont les bases qui vous manquent, il convient alors de vous reporter à des manuels scolaires, ouvrages de mathématiques des collèges jusqu'à la troisième pour les connaissances de base, ou du bac pour des connaissances plus évoluées (série S) ; mais surtout, si c'est l'aisance qui vous fait défaut, sachez exploiter votre vie quotidienne pour manipuler le plus souvent possible ces nombres en temps limité : courses au supermarché, vérification de ses notes et factures, remises lors des soldes, calcul de consommation d'essence, d'eau, d'électricité..., calculs de vitesse, de moyennes, de surfaces, de débit, de concentration... et vous trouverez certainement bien d'autres situations !**

**Ici, nous ne vous proposerons que quelques questions, principalement pour vous permettre d'apprécier vos temps de réponse et situer votre niveau, et surtout pour vous familiariser avec ce genre de tests qui, encore une fois, font plus appel à la rapidité qu'à la difficulté intrinsèque. Là encore, comme pour les autres épreuves, le but n'est pas d'obtenir le meilleur score possible, mais d'éviter la note trop faible, qui serait éliminatoire.**

# Décontraction mentale

*Durée ➡ 1 minute*

Prenez une feuille blanche, format A4 et pliez-la en deux, puis posez-la sur une table comme une tente de camping.

Fermez un œil, et de l'autre fixez le centre de la pliure.

Deux perceptions différentes sont possibles, une à l'horizontale et l'autre à la verticale.

Cette dernière est plus difficile à voir et pour vérifier « si vous la tenez », bougez légèrement la tête de droite à gauche, vous verrez alors la feuille se déformer.

Passez de la perception horizontale à la perception verticale.

Vous pouvez, à l'aide du tableau ci-dessous, noter votre performance (nombre de passages d'une perception à l'autre en 1 minute), et observer votre progression.

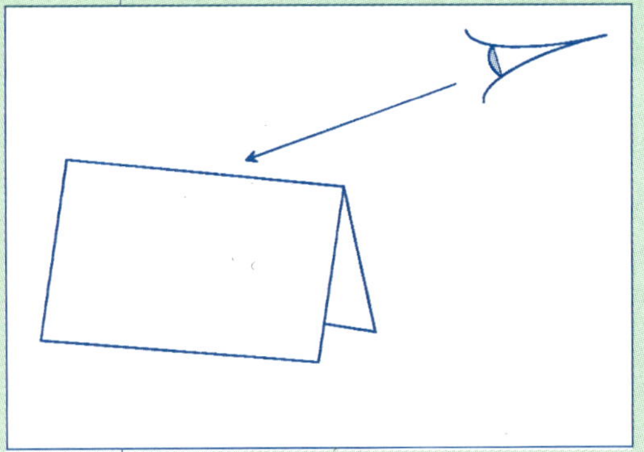

| ESSAIS | Nombre de passages réalisés en 1 minute |
|---|---|
| 1 | |
| 2 | |
| 3 | |
| 4 | |
| 5 | |
| 6 | |

# 1 • CALCUL ET MANIPULATIONS NUMÉRIQUES

Vous trouverez ci-dessous 15 questions et 5 propositions de réponse. Vous devez trouver la bonne réponse qui doit remplacer le point d'interrogation et reporter la lettre correspondante sur une feuille séparée.

**EXEMPLE**

$220 + 4^2 = ?$

**A.** 224 **B.** 228 **C.** 236 **D.** 238 **E.** 264

**Réponse :** La réponse correcte est **C**.

Maintenant à vous.

## > EXERCICES

### 1 DÉCLENCHEZ LE CHRONOMÈTRE

1. 84/3 = ?
**A.** 18 **B.** 26 **C.** 28 **D.** 38 **E.** 29
VOTRE RÉPONSE :

2. 57/3 = ?
**A.** 17 **B.** 18 **C.** 19 **D.** 21 **E.** 16
VOTRE RÉPONSE :

3. – 18 – (+ 2) = ?
**A.** 16 **B.** – 16 **C.** 20 **D.** 36 **E.** – 20
VOTRE RÉPONSE :

4. – 4 + (– 12) = ?
**A.** 16 **B.** – 8 **C.** 0 **D.** 8 **E.** – 16
VOTRE RÉPONSE :

5. 1 + 4 (8 – 15 + 3 + 1 – 6) = ?
**A.** – 35 **B.** 21 **C.** 12 **D.** – 12 **E.** 35
VOTRE RÉPONSE :

6. – 5 + 2 (10 + 3 – 6 – 8 + 1) = ?
**A.** – 5 **B.** 12 **C.** 0 **D.** 5 **E.** – 3
VOTRE RÉPONSE :

7. 77 x 9 = ?
**A.** 642 **B.** 656 **C.** 663 **D.** 693 **E.** 696
VOTRE RÉPONSE :

8. 49 x 6 = ?
**A.** 294 **B.** 254 **C.** 264 **D.** 256 **E.** 296
VOTRE RÉPONSE :

9. $24 \times 2{,}5 = ?$

**A.** 50 **B.** 4,85 **C.** 0,60 **D.** 48,5 **E.** 60

VOTRE RÉPONSE :

10. $2?7 \times 6 = 1\,722$

**A.** 8 **B.** 7 **C.** 5 **D.** 0 **E.** 9

VOTRE RÉPONSE :

11. $3?9 \times 5 = 1\,995$

**A.** 9 **B.** 8 **C.** 7 **D.** 6 **E.** 2

VOTRE RÉPONSE :

12. $11^2 = ?$

**A.** 111 **B.** 101 **C.** 121 **D.** 102 **E.** 131

VOTRE RÉPONSE :

13. $9^2 + 7^2 = ?$

**A.** 63 **B.** 256 **C.** 131 **D.** 130 **E.** 88

VOTRE RÉPONSE :

14. $85 : 17 = ?$

**A.** 4 **B.** 5 **C.** 6 **D.** 7 **E.** 8

VOTRE RÉPONSE :

15. $1^2 + 3^2 = ?$

**A.** 20 **B.** 10 **C.** 7 **D.** 8 **E.** 4

VOTRE RÉPONSE :

> *Arrêtez votre chronomètre : vous n'avez dû mettre qu'une dizaine de minutes pour répondre ! Vérifiez vos résultats et réfléchissez aux types d'erreurs commises : signes, fractions, virgule, puissance… Révisez ces quelques règles en défaut avant de passer à l'exercice suivant, un peu plus difficile, mais pour lequel vous vous efforcerez de répondre dans un temps équivalent.*

## 2 DÉCLENCHEZ LE CHRONOMÈTRE

**EXEMPLE**

$78 \times ? = 39$

**A.** 0,5 **B.** 1 **C.** 1,5 **D.** 2 **E.** 2,5

**Réponse :** La réponse correcte est **A**.

Maintenant à vous.

1. 36 = 75 % de ?

**A.** 4,8 **B.** 48 **C.** 64 **D.** 6,4 **E.** 46

VOTRE RÉPONSE :

**2.** 18 = 25 % de ?

**A.** 7,2 **B.** 72 **C.** 720 **D.** 36 **E.** 54

VOTRE RÉPONSE :

**3.** $\sqrt{64}$ = ?

**A.** 7 **B.** 8 **C.** 12 **D.** 9 **E.** 6

VOTRE RÉPONSE :

**4.** $\frac{7}{9} = \frac{21}{?}$

**A.** 3 **B.** 26 **C.** 27 **D.** 18 **E.** 14

VOTRE RÉPONSE :

**5.** $\frac{4}{5} = \frac{?}{35}$

**A.** 8 **B.** 25 **C.** 28 **D.** 38 **E.** 7

VOTRE RÉPONSE :

**6.** – 5 (13 + 2 – 7 – 9 + 1) = ?

**A.** – 5 **B.** 12 **C.** 0 **D.** 5 **E.** –3

VOTRE RÉPONSE :

**7.** – 5 (– 6) (+ 0.5) = ?

**A.** – 15 **B.** + 30,5 **C.** – 30,5 **D.** + 15 **E.** – 31

VOTRE RÉPONSE :

**8.** $\sqrt{0.49}$ = ?

**A.** 7 **B.** 0,7 **C.** 0,07 **D.** 0,049 **E.** 0,77

VOTRE RÉPONSE :

**9.**

```
   8 9 ?
 x     ?
 -------
= 5 3 7 6
```

**A.** 7 **B.** 5 **C.** 6 **D.** 4 **E.** 8

VOTRE RÉPONSE :

**10.**

```
   6 h 25 min 45 s
 + 3 h 45 min 25 s
 -----------------
 = ?     ?      ?
```

**A.** 10 h 22 min 10 s **B.** 10 h 21 min 10 s **C.** 10 h 10 min 20 s **D.** 10 h 11 min 10 s **E.** 10 h 11 min 20 s

VOTRE RÉPONSE :

**11.** 

$$\begin{array}{r} 7\text{ h }31\text{ min }42\text{ s} \\ -\,6\text{ h }34\text{ min }52\text{ s} \\ \hline =\ ?\quad ?\quad ? \end{array}$$

**A.** 0 h 56 min 50 s **B.** 1 h 56 min 50 s **C.** 1 h 56 min 10 s **D.** 0 h 57 min 10 s **E.** 0 h 57 min 50 s

VOTRE RÉPONSE :

**12.** $\frac{1}{9} : ? = 9$

**A.** 9 **B.** $\frac{1}{9}$ **C.** $\frac{81}{9}$ **D.** $\frac{1}{81}$ **E.** $\frac{9}{81}$

VOTRE RÉPONSE :

**13.** $\frac{1}{7} : \frac{1}{35} = ?$

**A.** 1,75 **B.** 17,5 **C.** 5 **D.** 245 **E.** $\frac{1}{245}$

VOTRE RÉPONSE :

**14.** 1000 = ? % de 10000

**A.** 10 **B.** 1 **C.** 0,1 **D.** 100 **E.** 1000

VOTRE RÉPONSE :

**15.** 1,5 = ? % de 1

**A.** 250 **B.** 150 **C.** 15 **D.** 1,5 **E.** 0,15

VOTRE RÉPONSE :

> *Arrêtez votre chronomètre : vous n'avez dû mettre qu'une quinzaine de minutes pour répondre ! Vérifiez vos résultats.*
> *Les manipulations sur les fractions, les %, les racines, les signes, les heures et les virgules… ont été un peu plus complexes, mais rien encore de non maîtrisable !*

Ces deux entraînements offrent un échantillon assez représentatif de ce type de tests dont la difficulté résidera dans le temps alloué pour effectuer des calculs de longueur variable pour chaque question. Nous vous proposons ci-dessous un troisième exercice à réaliser en 15 minutes également.

## 3 DÉCLENCHEZ LE CHRONOMÈTRE

**EXEMPLE**

$\sqrt{0.09} = ?$

**A.** 0.03 **B.** 0.3 **C.** 3 **D.** 0.09 **E.** 0.9

**RÉPONSE :** La réponse correcte est **B**.

Vous pouvez vous aider en faisant les calculs sur une feuille de brouillon séparée. Mais essayez au maximum de recourir au calcul mental afin de ne pas perdre trop de temps.

Maintenant à vous.

**1.** $\sqrt{27} = ?$

**A.** 4,49 **B.** 4,51 **C.** 3,42 **D.** 5,18 **E.** 5,19

VOTRE RÉPONSE :

**2.** $\sqrt{49} = 25\ \%$ de ?

**A.** 72 **B.** 48 **C.** 28 **D.** 14 **E.** 54

VOTRE RÉPONSE :

**3.** $\sqrt{324} = ?$

**A.** 17 **B.** 18 **C.** 28 **D.** 27 **E.** 38

VOTRE RÉPONSE :

**4.** $\frac{2}{?} = \frac{?}{32}$

**A.** 36 **B.** 4 **C.** 6 **D.** 8 **E.** 2

VOTRE RÉPONSE :

**5.** $\dfrac{\frac{45}{54}}{\frac{45}{54}} = ?$

**A.** 0 **B.** 1 **C.** $\frac{90}{108}$ **D.** $\frac{99}{99}$ **E.** $\frac{99}{108}$

VOTRE RÉPONSE :

**6.** $\dfrac{\frac{11}{5}}{\frac{33}{10}} = ?$

**A.** 0,5 **B.** 0,75 **C.** = 2/3 **D.** 3/2 **E.** 3

VOTRE RÉPONSE :

**7.** Valeur approchée de 3 007 x 0,02999

**A.** 0,09 **B.** 0,9 **C.** 9 **D.** 90 **E.** 900

VOTRE RÉPONSE :

**8.** Valeur approchée de 0,399 x 20,3 x 5

**A.** 4 **B.** 0,4 **C.** 0,04 **D.** 0,004 **E.** 40

VOTRE RÉPONSE :

**9.** Valeur approchée de 34,46 : 119

**A.** 2,895 **B.** 28,957 **C.** 0,3 **D.** 0,290 **E.** 0,289

VOTRE RÉPONSE :

**10.**

  4 h 25 min 30 s
– 2 h 35 min 40 s

= ? ? ?

**A.** 1 h 49 min 50 s **B.** 2 h 49 min 50 s **C.** 2 h 50 min 50 s **D.** 1 h 50 min 50 s
**E.** 1 h 51 min 50 s

VOTRE RÉPONSE :

**11.** 1,96 heure = ?

VOTRE RÉPONSE :

**A.** 1 h 56 min **B.** 1 h 56 min 36 s **C.** 1 h 56 min 46 s **D.** 1 h 57 min 36 s
**E.** 1 h 57 min 46 s

VOTRE RÉPONSE :

**12.** Si 100 escudos portugais valaient 3,27 francs, combien valent-ils d'euros, sachant qu'un euro = 6,55 francs (valeur approchée) ?

**A.** 2,00 **B.** 2,50 **C.** 3,5 **D.** 3,20 **E.** 1,90

VOTRE RÉPONSE :

**13.** Sur une carte au 1/200 000 une distance de 5 km est représentée par ?

**A.** 25 cm **B.** 2,5 mm **C.** 4 cm **D.** 50 mm **E.** 25 mm

VOTRE RÉPONSE :

**14.** Un objet coûtait 150 euros, il coûte maintenant 123 euros, son prix a été baissé de ?

**A.** 10 % **B.** 15 % **C.** 18 % **D.** 19 % **E.** 20 %

VOTRE RÉPONSE :

**15.** Quel est le prix hors taxes (HT) d'un article vendu 325,67 euros TTC (TVA à 18,6 %) ? (valeur arrondie au centime près)

**A.** 60,57 **B.** 265,09 **C.** 386,24 **D.** 274,60 **E.** 590,76

VOTRE RÉPONSE :

> *Arrêtez le chronomètre : vous n'avez dû mettre qu'une quinzaine de minutes pour répondre ! Vérifiez vos résultats.*
*Quelle est votre moyenne de temps par question ? En dessous de 1 minute, vous êtes largement au niveau de ce genre d'épreuve. En revanche, si vous n'avez pas réussi à réaliser sans faute ces 15 questions en 25 minutes, mettez de côté cet exercice quelque temps afin d'oublier les réponses, et, après avoir revu le style de faiblesses qui vous est particulier, exercez-vous à nouveau afin de parvenir à un résultat acceptable. Pour ceux qui ont réussi (en 15 minutes), faites de même afin d'améliorer encore vos performances en calcul mental ; c'est surtout là que vous progresserez le plus.*

# GUIDE DE CORRECTION

**1**

**1.** C. 28.

**2.** C. 19.

**3.** E. – 20.

Attention aux signes (+) et (–) ! : [– (+ 2)] = (– 2).

**4.** E. – 16.

**5.** A. – 35.

Effectuer la somme entre parenthèse avant tout. De plus (+) par (–) = (–).

**6.** A. – 5.

Tout produit par 0 = 0.

**7.** D. 693.

**8.** A. 294.

**9.** E. 60.

Attention à la virgule. Autre façon, comme (x 0,5) = (: 2) donc (24 x 2) + (24/2) = 48 + 12.

**10.** A. 8.

Il suffit de diviser 1 722 par 6.

**11.** A. 9 (idem question 10).

**12.** C. 121.

Révisez la table de 11, truc : pour multiplier un nombre de 2 chiffres par 11, le résultat sera un nombre de 3 chiffres dont celui du milieu = la somme des 2 autres, ex. : 23 x 11 = 253.

**13.** D. 130.

**14.** B. 5.

Sans calcul : nombre finissant par 5 est multiple de 5.

**15.** B. 10.

**2**

**1.** B. 48.

**2.** B. 72.

**3.** B. 8.

**4.** C. 27.

9 x 21 = 181 : 7 = 27. Autre façon : $\frac{7}{21} = \frac{9}{x}$ Donc $\frac{1}{3} = \frac{9}{x}$ x = 9 fois 3.

**5.** C. 28.

Même raisonnement que ci-dessus, 4 fois 7 = 28.

**6.** C. 0.

Il faut calculer d'abord les (...). Et – 5 x 0 = 0.

**7.** D. +15.

(–) par (–) = (+) multiplié par (+) = (+) et multiplier par 0,5 = diviser par 2.

**8.** B. 0,7.

Attention à la virgule.

**9.** C. 6.

Seul $6^2$ donne une terminaison en 6.

**10.** D. 10 h 11 min 10 s.

**11.** A. 0 h 56 min 50 s

**12.** D. = $\frac{1}{81}$.

81 divisé par 9 = 9 ; il faut donc prendre l'inverse.

**13.** C. 5.

Pour diviser une fraction par une fraction, on multiplie par l'inverse de la fraction diviseur.

**14.** A. 10.

**15.** B. 150.

**3**

**1.** E. 5,19.

**2.** C. 28.

**3.** B. 18.

Revoir les extractions de racines.

**4.** D. 8.

Produit des extrêmes = produit des moyens donc 64 = $x^2$.

**5.** B. 1.

Diviser une fraction par une fraction = multiplier par la fraction inverse,

donc $\frac{45}{54} \times \frac{54}{45}$ = après simplification = 1.

**6.** C. 2/3.

Même commentaire que 5 ci-dessus.

**7.** D. 90.

0,02999 peu différent de 0,03, donc 3 000 x 0,03 = 30 x 3.

**8.** E. 40. 0,399. Peu différent de 0,4, donc 0,4 x 20 x 5.

**9.** E. 0,289.

Faire 34 : 120.

**10.** A. 1 h 49 min 50 s.

**11.** D. 1 h 57 min 36 s.

0,96 heure = $\frac{96}{100}$ x 60 minutes = 57, 6 minutes = 57 minutes + 0,6 minutes.

0,6 minutes = $\frac{60}{100}$ x 60 secondes = 36 secondes.

Cette écriture décimale de nombres sexagésimaux est souvent utilisée pour faciliter les calculs avec une calculette (ou un logiciel de facturation). Ce genre de conversion est de plus en plus fréquent et nécessaire dans la vie courante et donc à connaître.

**12.** A. 2,00.

Simple règle de trois : 6,559 : 3,27. Autre question d'entraînement combien vaut en franc un escudo ?

**13.** E. 25 mm.

Par définition de l'échelle, on a la relation $\frac{1}{200\,000} = \frac{d}{500\,000}$.

(Pour obtenir « d » en « cm », il faut exprimer la distance réelle en cm) mais attention à bien lire « cm » ou « mm » (centimètre ou millimètre) dans les propositions de réponses.

Ici 2,5 cm = 25 mm.

**14.** C. 18 %.

(150 – 123) = (27 : 150) = 0,18.

**15.** D. 274,60.

325,67 représentent les 100 % du prix HT + 18,6 % de TVA ; Il faut donc diviser le prix TTC par 118,6 %.

Cette évaluation des aptitudes numériques se complète très souvent par une évaluation des aptitudes au raisonnement numérique, c'est-à-dire la capacité à résoudre de petits problèmes d'arithmétique pour parler simple. Nous allons vous proposer ci-dessous un exercice de 15 questions qui vous permettra de vous familiariser avec ce type d'épreuves, mais vous en avez déjà subi bien d'autres au cours de votre scolarité !

## 2 • RAISONNEMENT NUMÉRIQUE

Vous trouverez ci-dessous 15 questions et 5 propositions de réponse. Vous devez trouver la bonne réponse qui doit remplacer le point d'interrogation et reporter la lettre correspondante sur une feuille séparée.

**EXEMPLE**

$\sqrt{0.009} = ?$

**A.** 0.03 **B.** 0.3 **C.** 3 **D.** 0.09 **E.** 0.9

**RÉPONSE :** La réponse correcte est **D.**

Vous pouvez vous aider en faisant les calculs sur une feuille de brouillon séparée. Mais essayez au maximum le calcul mental afin de ne pas perdre trop de temps.

Maintenant à vous.

## > EXERCICES

DÉCLENCHEZ LE CHRONOMÈTRE POUR 15 MINUTES

**1.** Robert pèse 41 kg + 1/2 Robert. Combien Robert pèse-t-il ?

**A.** 81 kg **B.** 84 kg **C.** 82 kg **D.** 75,5 kg **E.** 77,5 kg

VOTRE RÉPONSE :

**2.** Lundi, j'ai acheté 2 brioches et 1 croissant, j'ai payé 4 euros.
Mardi, j'ai acheté 1 brioche et 2 croissants, j'ai payé 5 euros.
Aujourd'hui, mercredi, je ne veux acheter qu'une brioche et 1 croissant, combien vais-je payer ?

**A.** 9 euros **B.** 1 euro **C.** 3 euros **D.** 10 euros **E.** 6 euros

VOTRE RÉPONSE :

**3.** Si une voiture parcourt « m » kilomètres en « t » heures, combien de temps lui faudra-t-il pour parcourir « M » kilomètres ?

**A.** M/m heures **B.** mt/M heures **C.** M/t heures **D.** Mt/m heures **E.** Mm/t heures

VOTRE RÉPONSE :

**4.** Pour aller de Chambéry à Paris, un train de marchandises a mis 12 heures à la vitesse de 50 kilomètres/heures de moyenne. Quelle doit être sa vitesse (moyenne) pour faire le trajet en 8 heures ?

**A.** 75 km/h **B.** 33,33 km/h **C.** 88,33 km/h **D.** 62,50 km/h **E.** aucune des réponses

VOTRE RÉPONSE :

**5.** Un cyclotouriste a parcouru 58,5 km en 4 h 30 min. À la même vitesse moyenne horaire, quelle distance aurait-il parcouru en 6 heures ?

**A.** 114,75 km **B.** 104,65 km **C.** 146,25 km **D.** 87,75 km **E.** 78 km

VOTRE RÉPONSE :

**6.** Un homme fait un voyage de « N » km, et sa voiture consomme 1 litre d'essence pour « k » km. Quels seront ses frais d'essence si le litre est à « t » euros ?

**A.** tNk euros **B.** $\frac{tN}{k}$ euros **C.** $\frac{N}{tk}$ euros **D.** $\frac{Nk}{t}$ euros **E.** N – tk euros

VOTRE RÉPONSE :

**7.** Le prix d'une montre est de 150 euros. Un client paie avec 500 F suisses et demande si on peut lui rendre la monnaie en dollars. Sachant qu'un dollar vaut 1,20 euros et qu'1 F suisse vaut 0,60 euro, combien devrait-on lui rendre de dollars si on accepte la transaction ? (Valeurs de change fictives pour simplifier les calculs).

**A.** 180 **B.** 125 **C.** 350 **D.** 292 **E.** 90

VOTRE RÉPONSE :

**8.** Sur un rayon de bibliothèque, se trouvent côte à côte 42 livres. Les uns ont 3 cm d'épaisseur, les autres 5 cm. Ils occupent toute la longueur du rayon, soit 1,50 m.
Quel est le nombre d'ouvrage de 3 cm d'épaisseur ?

**A.** 24 **B.** 30 **C.** 18 **D.** 15 **E.** 12

VOTRE RÉPONSE :

**9.** Des amis font un repas en commun. S'ils versent chacun 21 euros, il manque 10,50 euros pour payer l'addition. S'ils versent chacun 25 euros, on leur rend 17,50 euros. Quel est le nombre de convives ?

**A.** 7 **B.** 5 **C.** 6 **D.** 4 **E.** 8

VOTRE RÉPONSE :

**10.** Après avoir été lavée, une nappe est réduite du 1/3 sur sa longueur et du 1/4 sur sa largeur. Si « S » est sa surface avant lavage, quelle est sa surface après lavage ?

**A.** S - (S/3 + S/4) **B.** S/12 **C.** S - S/12 **D.** S/3 + S/4 **E.** S/2

VOTRE RÉPONSE :

**11.** Deux enfants n'ont pas suffisamment d'argent de poche pour acheter chacun un paquet de bonbons. Ils décident donc de mettre leur argent en commun pour n'acheter qu'un paquet, l'un possédant les 2/3 du prix d'un paquet et l'autre, la moitié. Le commerçant leur rend alors « T » euros. Combien coûte le paquet de bonbons ?

**A.** T - T/6 **B.** 6T **C.** T/6 **D.** T + T/6 **E.** T/2 + 2/3 T

VOTRE RÉPONSE :

**12.** Si la variable « S » de l'expression {1/9 divisée par « S »} est divisée par 3, la valeur de toute l'expression sera :

**A.** augmentée de S/3 **B.** triplée **C.** inchangée **D.** divisée par 3 **E.** diminuée de S/3

VOTRE RÉPONSE :

**13.** Mon arrière-grand-père, qui avait 6 ans de plus que mon arrière-grand-mère, a reçu un bébé tortue le jour de ses 5 ans. La tortue est morte à l'âge de 97 ans, c'était il y a deux ans. Nous sommes en l'an 2005, dans combien d'années fêterons nous les 100 ans de mon arrière-grand-mère ?

**A.** 2 ans **B.** 4 ans **C.** 6 ans **D.** 8 ans **E.** 5 ans

VOTRE RÉPONSE :

**14.** Dans une famille de 2 enfants, l'âge de la mère est égal à 2 fois la somme des âges de ses enfants. Six ans plus tard, l'aîné a 2 fois l'âge du cadet et la mère 2 fois l'âge de l'aîné. Quel est alors l'âge de l'aîné ?

**A.** 18 ans **B.** 9 ans **C.** 22 ans **D.** 14 ans **E.** 20 ans

VOTRE RÉPONSE :

**15.** Une ligne de métro présente les caractéristiques suivantes :
– nombre de wagons par rame : 5
– nombre de places par wagon : 108
– intervalle entre 2 rames : « t » secondes.
Quel est le débit potentiel/heure de la ligne ?

**A.** $\frac{3600}{t} \text{ x } 5 \text{ x } 108$ **B.** $3600 \text{ x } \frac{t}{60} \text{ x } 5 \text{ x } 108$ **C.** $t \text{ x } 108 \text{ x } 5^2$ **D.** $\frac{108 \text{ x } 5}{t}$

**E.** $\frac{60}{t} \text{ x } 5 \text{ x } 108$

VOTRE RÉPONSE :

> *Arrêtez le chronomètre. Vérifiez vos résultats.*
*Quelle est votre moyenne de temps par question ? En dessous de **1 minute**, vous êtes largement au niveau de ce genre d'épreuve. Par contre, si vous n'avez pas réussi à réaliser sans faute ces 15 questions en 25 minutes, mettez de côté cet exercice quelque temps afin d'oublier les réponses, et exercez-vous à nouveau afin de parvenir à un résultat acceptable. Pour ceux qui ont réussi (en 15 minutes), faites de même afin d'améliorer encore vos performances en calcul mental; c'est surtout là que vous progresserez le plus.*

## GUIDE DE CORRECTION

**1.** C. 82 kg.
Robert = 41 kg + 1/2 Robert, donc 2/2 Robert - 1/2 Robert = 41 kg et 1/2 Robert = 41 kg. Robert pèse donc le double.

**2.** C. 3 euros.
Il faut additionner les deux membres de l'équation et 3 brioches et 3 croissants valent 9 euros, donc 1 brioche et 1 croissant 9/3.

**3.** D. Mt/m heures.
Vitesse = distance/temps, il faut diviser M par la vitesse m/t, donc multiplier par l'inverse t/m. (*Cf.* Les exercices de la première partie ci-dessus).

**4.** A. 75 km/h.
*Cf.* commentaire ci-dessus. 600 km/ 8 heures.

**5.** E. 78 km.
58,5 : 4,5 = 13 x 6 = 78.
On voit ici l'utilité de transformer les heures en numérotation décimale : 4 h 30 mn = 4,5.

**6.** B. $\frac{tN}{k}$ euros.

Consommation = litres consommés / distance (exemple : 5 litres/100 km) ; donc ici 1/k x N x t francs.

**7.** B. 125.

Il paie l'équivalent de 500 x 0,60 = 300 euros. On devrait donc lui rendre 150 euros soit 150 : 1,20 = 125 dollars.

**8.** B. 30.

Si les 42 livres étaient tous de 3 cm, la longueur de la pile serait de 126 cm. Comme le rayon mesure 150 cm, la différence est due au nombre de livres de 5 cm d'épaisseur, donc le nombre de livres de 5 cm = (150 – 126) : (5 – 3) = 12 ; et le nombre d'ouvrage de 3 cm d'épaisseur = 42 – 12 = 30.

**9.** A. 7.

Soit x le nombre de convives. Le prix du repas est donc de 21x + 10,50 ou de 25x – 17,50. Donc il suffit de développer l'équation 21x + 10,50 = 25x – 17,50. Soit 4x = 10,50 + 17,50 = 28.

**10.** E. S/2.

S = Longueur x largeur donc après lavage S = 2 longueur/3 x 3 largeur/4 ; il suffit de réduire les fractions.

**11.** B. 6T.

Soit « P » le prix du paquet.

P + T = 2/3 P + 1/2 P ; soit réduction au même dénominateur 6.

P + T = 4/6 P + 3/6 P donc 6 P + 6T = 7 P ; 6 P – 7 P = – 6T et – P = – 6T.

**12.** B. triplée.

Sans commentaire, car vu plusieurs fois ci-dessus.

**13.** A. 2 ans.

Donc la tortue avait 1 an de plus que l'arrière-grand-mère.

97 – 1 + 2 = 98 ans elle aura 100 ans dans 2 ans.

**14.** A. 18 ans.

Soit « x » l'âge de la mère, « y » l'âge de l'aîné et « z » l'âge du cadet. Écrivons les équations au temps T + 6 :

x = 2 y ; y = 2 z et (x – 6) = 2 [(y – 6) + (z – 6)]

soit x – 6 = 2 y – 12 + 2 z – 12 donc x = 2 y + 2 z – 24 + 6.

x = 2 y + 2 z – 18 ; on remplace par les valeurs respectives de y

2 y = 2 y + y – 18 et y = 18.

**15.** A. $\frac{3600}{t}$ x 5 x 108. Le débit = nombre de rames/heure x nombre de places.

## > Construction du raisonnement

À travers ces exercices, vous avez pu voir qu'il convient d'avoir une bonne maîtrise des 4 opérations de base, et d'être entraîné au calcul mental rapide, sans recours à une calculatrice, et ce, quelle que soit l'écriture des opérations (la division : ou / ; la multiplication, . ou x ou [ ]). Maîtriser également le calcul fractionnaire, les relations qui concernent les racines carrées et les puissances, connaître et savoir convertir les unités de grandeurs utilisées dans la vie courante (longueur, aire, volume, temps, débit, masse…), et enfin, avoir compris les règles de la proportionnalité simple.

Ces tests cherchent à repérer votre logique, à évaluer vos aptitudes numériques, c'est-à-dire vos capacités d'utilisation de la symbolisation mathématique pour classer et déduire et non seulement pour calculer. La principale difficulté sera introduite dans la limitation du temps de réponse.

Tous ces exercices, ces problèmes centrés sur la manipulation de nombres, sur le raisonnement numérique sont souvent associés en raison de leur présentation à un vécu d'apprentissage scolaire parfois difficile, voire anxiogène ; tout exercice avec des chiffres étant assimilé à des problèmes scientifiques, mathématiques et aux difficultés qui leurs sont associées. Face à cela, des conduites d'évitement peuvent être mises en place qui pourront influer les performances. Pourquoi ne pas essayer alors d'aborder ce type d'exercices comme des situations de la vie quotidienne (faire ses courses, planifier son budget, payer ses impôts…) ? Toutes ces situations font appel à la maîtrise de ces connaissances, et dans la majeure partie des cas, on s'en sort très bien ! Le but est d'essayer de faire « retomber » un peu l'affectif et l'émotionnel, de dépasser ces ancrages, de ne plus aborder systématiquement un exercice faisant appel aux fractions, à la règle de trois… comme un **problème** de type scolaire, mais comme une situation de vie à laquelle on doit s'adapter (tout comme un brusque changement météo, un orage, pendant une sortie à la campagne nous fera regretter que le ciel ne soit pas bleu, qu'il pleuve et qu'il y ait des éclairs, mais ce n'est **que** dans un cours de physique que le phénomène de la foudre et des éclairs sera un problème scientifique. En effet, lors de notre « malheureuse » sortie, nos connaissances acquises et devenues intuitives des phénomènes nous feront nous mettre à l'abri, pas sous un arbre…). Le jour du concours vous devez donc essayer d'aborder l'épreuve d'aptitude numérique, non comme des « problèmes mathématiques » à résoudre mais comme des exercices de la vie de tous les jours.

Si vous jugez alors qu'il vous est utile de vous entraîner dans ce style d'exercice, refaites l'ensemble de ces deux épreuves d'un seul tenant avec pour objectif de temps **10 minutes** environ, en attendant quelques jours pour avoir oublié les réponses. Mais vous pouvez aussi en faire d'autres empruntés à des ouvrages scolaires qui vous permettront également de réviser ou affermir vos bases.

Rappelons, là encore, que dans une sélection, il ne s'agit pas d'être le ou la « meilleur(e) » dans une épreuve, mais bien d'éviter simplement l'élimination en étant trop au-dessous du seuil moyen exigible. Le plus important est d'arriver à mobiliser les connaissances qui sont en vous de manière efficace et au moment opportun où vous en avez besoin.

Voici les commentaires recueillis auprès des différents personnages à l'issue de ce travail sur l'aptitude numérique.

LÉA. Elle s'est trouvée en difficulté avec les **fractions**, notamment les simplifications, les divisions et les signes (+) et (–). Elle s'est reportée à un manuel scolaire. Se disant « allergique » aux maths, elle bloque souvent dès la lecture de l'énoncé qu'elle a du mal à comprendre. Elle n'arrive pas à garder en mémoire la tâche qu'on lui demande de faire et doit revenir sans arrêt à la lecture de l'énoncé. Elle a perdu beaucoup de temps et fait peu d'exercices en temps limité. Il faut absolument qu'elle arrive à dépasser son émotivité dès qu'elle entend le mot « numérique ».

HUGO. Il a eu du mal avec la compréhension des **pourcentages** et de la **règle de trois** et a abandonné dès qu'il s'est trouvé en face de conversions de monnaies, par exemple. Pour essayer de progresser, il se donne des exercices à faire, à partir du taux de change trouvé tous les jours dans les journaux.

ÉVA. Pour elle, sa principale difficulté a été le **calcul des vitesses**, **débit**, **consommation**, mais depuis qu'elle conduit et possède sa propre voiture, le passage obligatoire « à la pompe » lui a rendu le problème plus familier. Nécessité fait loi.

TOM. Il n'aime pas les maths. Il butte particulièrement sur la **mise en équation** pour résoudre un problème. Il se résigne à « limiter les dégâts » en améliorant ses performances dans le calcul mental. Pourtant une chanson de Renaud l'a fait sourire et voir les maths sous un autre angle, plus ludique : les poissons font pipi dans la mer ! Ce serait même là l'origine du sel de mer ! Avez-vous pensé, comme Tom, à effectuer le calcul de la concentration de sel contenu dans un hectolitre d'eau de mer où nagent 500 poissons ? Sachant que le sel apporté par l'urine des poissons a produit une salinité de 8 %, combien faudrait-il de poissons au mètre cube pour obtenir une salinité de 12 % ?

Plus sympa, comme énoncé, non ? (Réponse : il en faudrait 7 500 ! Mais vérifiez si la réponse est juste malgré tout !)

Vous pouvez à votre tour, comme Tom, personnaliser les énoncés des problèmes qui vous rebutent. Le problème, bien qu'identique, apparaît sous un éclairage nouveau et qui sait, la compréhension est peut-être au bout !

ANNA. Elle a toujours aimé les maths et éprouve même un certain plaisir à donner des explications à ceux qui ont plus de difficultés. Cela lui permet parfois de trouver des astuces et des solutions plus élégantes que celles qu'elle avait construites toute seule.

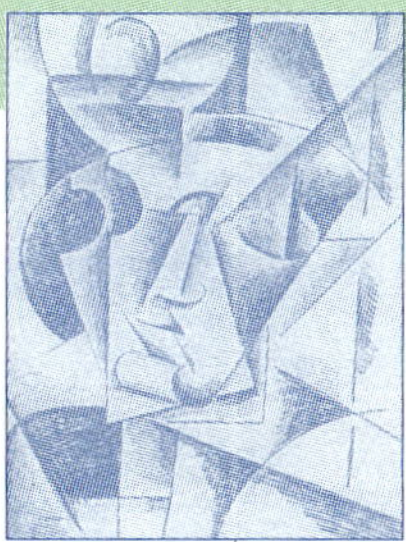

# Chapitre 4
# Raisonnement logique

Les tests de « raisonnement logique » passent auprès du grand public pour être le modèle même des « tests d'intelligence ». Ils suscitent engouement et fascination comme le prouvent ces nombreux jeux et exercices de logiques régulièrement publiés avec succès.
Ils sont très utilisés dans les procédures de sélection pour la formation ou pour l'embauche, car ils évaluent des capacités de raisonnement (et donc « d'intelligence ») habituellement peu mis en valeur par les acquisitions et les réussites « scolaires ». Ils sont donc très prédictifs du potentiel formatif d'une personne.

Ces capacités de raisonnement logique sont testées habituellement sur la compréhension et les possibilités de manipulation des algorithmes d'une part, tout « objet » pouvant servir à illustrer ces algorithmes : nombres, lettres, signes plus ou moins cabalistiques... : c'est ce que très souvent on appelle les tests des « séries à compléter » ; d'autre part, sur les possibilités du raisonnement hypothético-déductif ; c'est-à-dire, partant d'hypothèses, déduire logiquement les conséquences : le raisonnement est alors de la forme : si... alors (si = hypothèse de départ, alors = la conclusion de la déduction logique).

Les niveaux de raisonnement peuvent se compliquer à l'infini, et on peut vous demander de raisonner à deux ou trois niveaux, les déductions d'un niveau devenant les hypothèses du niveau supérieur. On peut raisonner jusqu'à 4 niveaux, ceux qui réussissent 5 niveaux sont particulièrement doués (pour illustration, pensez au joueur d'échec qui peut anticiper 5, 6 voire 7 coups d'avance !).
Ces tests ciblent essentiellement la forme du raisonnement : comparaison, induction, déduction, avec présence ou absence d'une négation dans les prémisses, et ceci, à partir de supports très divers : lettres, mots, phrases, nombres, figures, objets, dominos, données type *Master-mind*.

S'il faut un minimum d'acquisitions de base, relevant en général du raisonnement arithmétique, il faut surtout travailler sur ces capacités d'abstraction, prendre en compte essentiellement les relations entre les éléments, sans se laisser influencer par le support utilisé. Les exercices suivants vont vous permettre de travailler ces capacités.

# Décontraction mentale

*Durée ➡ 1 minute*

Regardez attentivement cette figure par dessus et par dessous, passez de l'une à l'autre.

Donnez-vous 1 minute pour opérer le maximum de changements de perceptions possibles. Comptabilisez ces changements.

Faites autant de séries d'une minute que vous le souhaitez.

Vous passerez à la suite, lorsque vous aurez constaté une augmentation de votre performance de manière significative (par exemple 30 %).

Vous pouvez, à l'aide du tableau ci-dessous, noter votre performance (nombre de passages d'une perception à l'autre en 1 minute), et observer votre progression.

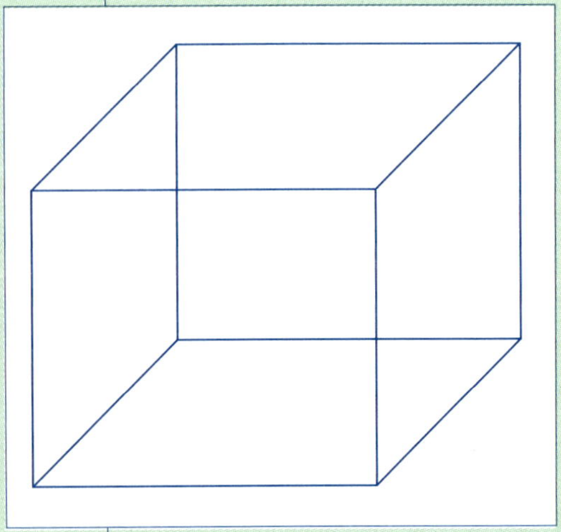

| ESSAIS | Nombre de passages réalisés en 1 minute |
|---|---|
| 1 | |
| 2 | |
| 3 | |
| 4 | |
| 5 | |
| 6 | |

# 1 • LES ALGORITHMES

## > EXERCICES OU SÉRIES À COMPLÉTER

### 1 EXERCICE AVEC DES LETTRES

DÉCLENCHEZ LE CHRONOMÈTRE POUR 10 MINUTES

> *Observez attentivement ces suites de lettres, agencées selon une loi logique. À vous de la découvrir. Puis complétez chaque série par les lettres manquantes indiquées par les points d'interrogation.*

**EXEMPLE**

D E F G H I ? ? ?

**RÉPONSE :** La réponse est **J K L**.

Cette réponse semble évidente, la logique étant celle de la progression alphabétique, une lettre de l'alphabet après l'autre. Si cette question semble facile, c'est qu'elle fait appel à notre intuition, puisque nous avons appris l'alphabet sous cette forme au tout début de nos apprentissages scolaires. Mais si la question se transforme en D F H J L ? ? ? Il s'agit alors de découvrir la loi du lien qui unit les différentes lettres entre elles pour composer cette suite. Ici, la loi à découvrir, est : 1 lettre sur 2. La réponse est donc N P R.

Maintenant à vous.

1. P S V Y ? ? ?

VOTRE RÉPONSE :

2. F K P U ? ? ?

VOTRE RÉPONSE :

3. C D F I M ? ? ?

VOTRE RÉPONSE :

4. G H J K M N ? ? ?

VOTRE RÉPONSE :

5. L P U Y D ? ? ?

VOTRE RÉPONSE :

6. F E H G J I ? ? ?

VOTRE RÉPONSE :

7. Y X W T S R O N ? ? ?

VOTRE RÉPONSE :

8. N M L O P S R Q T U X ? ? ?

VOTRE RÉPONSE :

9. M N L K Q R P O U V ? ? ?

VOTRE RÉPONSE :

**10.** E F G I J M N R S ? ? ?

VOTRE RÉPONSE :

## 2 EXERCICE AVEC DES MOTS

### DÉCLENCHEZ LE CHRONOMÈTRE POUR 10 MINUTES

> *Observez attentivement ces suites de mots, agencées selon une loi logique. À vous de la découvrir. Puis choisissez parmi les mots proposés celui qui peut continuer la série.*

**1.** Alerte Bocage Courge Député ?

**A.** Argent **B.** Étoile **C.** Fraude

VOTRE RÉPONSE :

**2.** Rang Charge Cagneux Innommable ?

**A.** Portion **B.** Médication **C.** Petit **D.** Palais

VOTRE RÉPONSE :

**3.** Carrosserie Appellation Assiette Assujettir Assassin ?

**A.** Colloque **B.** Hallali **C.** Colonne **D.** Effeuillage

VOTRE RÉPONSE :

**4.** Harangue Bribe Couche Dédit Secret ?

**A.** Fort **B.** Fortin **C.** Forfait **D.** Foulée

VOTRE RÉPONSE :

**5.** Amie État Démon Rajeunir Sournoiserie ?

**A.** Vallonné **B.** Désherbage **C.** Ballon **D.** Taupinière

VOTRE RÉPONSE :

## 3 EXERCICE AVEC DES CHIFFRES

### DÉCLENCHEZ LE CHRONOMÈTRE POUR 10 MINUTES

> *Observez attentivement ces suites de chiffres, agencées selon une loi logique. À vous de la découvrir. Puis complétez chaque série par les chiffres manquants indiqués par les points d'interrogation. Vous pouvez écrire votre réponse sur une feuille à part.*

| | | | | | | | | |
|---|---|---|---|---|---|---|---|---|
| **1.** | 10 | 11 | 13 | 16 | 20 | 25 | ? | ? |
| **2.** | 2 | 10 | 17 | 23 | 28 | 32 | ? | ? |
| **3.** | 56 | 55 | 52 | 47 | 40 | 31 | ? | ? |
| **4.** | 73 | 71 | 68 | 66 | 63 | 61 | ? | ? |
| **5.** | 2 | 2 | 4 | 12 | 48 | 240 | ? | ? |
| **6.** | 3 | 9 | 18 | 54 | 108 | 324 | ? | ? |
| **7.** | 648 | 324 | 108 | 54 | 18 | 9 | ? | ? |

| | | | | | | | | |
|---|---|---|---|---|---|---|---|---|
| **8.** | 20160 | 2880 | 480 | 96 | 24 | 8 | ? | ? |
| **9.** | 3 | 10 | 20 | 27 | 54 | 61 | ? | ? |
| **10.** | 9 | 18 | 12 | 21 | 15 | 24 | ? | ? |
| **11.** | 13 | 25 | 36 | 46 | 55 | 63 | ? | ? |
| **12.** | 7 | 14 | 17 | 13 | 26 | 29 | ? | ? |

> *Vous trouverez d'autres exercices de ce type dans le chapitre « raisonnement numérique » ci-après.*

## 4 EXERCICE AVEC DES RELATIONS FAMILIALES

### DÉCLENCHEZ LE CHRONOMÈTRE POUR 15 MINUTES

> *Ce type de support est peu utilisé pour des « tests », mais il est particulièrement adapté pour faire comprendre ce qu'est un raisonnement sur des relations, « à l'état pur » pourrait-on dire, puisque l'objet change de qualité, précisément en fonction de la seule relation (exemple : une même personne peut être en même temps père, fils, époux, oncle...). C'est pourquoi nous vous proposons ces quelques exercices un peu curieux pour vous inciter à ne prendre en compte que la relation, et vous pourrez bien sûr en inventer alors bien d'autres. Vous pouvez écrire votre réponse sur une feuille à part.*

**1.** Bien petite réunion de famille ! Et pourtant, toutes les relations familiales : père, mère, fils, fille, frère, sœur, oncle, tante, neveu, nièce, cousin, cousine sont là !

Combien de personnes, au strict minimum, doivent être présentes, pour que toutes ces relations existent ? (on peut préciser que si elles ont toutes un ancêtre commun, il n'y a pas eu de mariage consanguin).

**2.** De nos jours, la famille a beaucoup évolué ! Mais peut-on être à la fois oncle et neveu (ou tante et nièce) l'un de l'autre ? Si oui, comment ?

**3.** Alban, Barnabé, Clément, Daniel et Émile ont chacun un fils et une fille. Ils se rencontrent si souvent que leurs enfants vont tous se marier entre eux, le fils de l'un épousant une des filles des quatre autres. Il en résulte que la bru du père du gendre d'Alban est la belle-sœur du fils de Barnabé, et que le gendre du père de la bru de Clément est le beau-frère de la fille de Daniel.
La situation est très simple néanmoins, car par bonheur, aucune bru n'est la belle-sœur de la fille de son beau-père !
Donc, sachant que la bru du père de la bru de Barnabé a la même belle-mère que le gendre du père du gendre de Daniel, qui a épousé la fille d'Émile ?

**4.** Sur une île déserte, après un naufrage, six femmes et leurs fils respectifs : Alban, Barnabé, Clément, Daniel, Émile, et François (chacune n'en a qu'un), après avoir vainement attendu des secours pendant de très longs mois, ont décidé de se remarier. Il faut dire que ces femmes étant veuves, la morale est sauve !
Mais ne pouvant se marier avec leurs fils, elles sont contraintes d'épouser un des cinq autres hommes !

Et c'est ainsi que Madame Daniel peut faire remarquer à la mère de Clément, qu'elle, Madame Daniel, est devenue l'arrière-grand-mère (par alliance) de Madame Émile, qu'Alban est devenu le grand-père de Barnabé et que Madame François est la bru de la petite-fille de Madame Clément !
Donc question simple : « qui a épousé qui » ?

**5.** La soirée surboum : Aline, Édith, Juliette, Marcelle, Hervé, Luc, Pierre et Roméo, forment quatre couples qui se sont retrouvés pour une soirée sympathique. Au moment où la serveuse apporte des boissons, elle peut remarquer que :
– la femme d'Hervé ne danse pas avec son mari, mais avec celui d'Édith !
– Roméo et Aline, eux, ne dansent pas, car ils écoutent Pierre, qui joue du saxophone, accompagné à la guitare par Marcelle.
Sachant qu'Aline n'est pas la femme de Pierre, qui est la femme de Roméo ?

## 5 EXERCICE AVEC DES DOMINOS

### DÉCLENCHEZ LE CHRONOMÈTRE POUR 15 MINUTES

(*Cf.* lexique : rubrique « Test des dominos »)

> *Observez attentivement ces séries de dominos, agencées selon une loi logique. À vous de la décrypter. Puis complétez chaque série en écrivant les chiffres manquants indiqués par les points d'interrogation.*

**1.**

| | | | | | |
|---|---|---|---|---|---|
| 1 | 2 | 3 | 4 | 5 | ? |
| 0 | 1 | 2 | 3 | 4 | ? |

VOTRE RÉPONSE :

**2.**

| | | | | | |
|---|---|---|---|---|---|
| 4 | 2 | 4 | 4 | 4 | ? |
| 1 | 4 | 3 | 4 | 5 | ? |

VOTRE RÉPONSE :

**3.**

| | | | | | |
|---|---|---|---|---|---|
| 1 | 2 | 5 | 2 | 2 | ? |
| 5 | 3 | 5 | 0 | 5 | ? |

VOTRE RÉPONSE :

**4.**

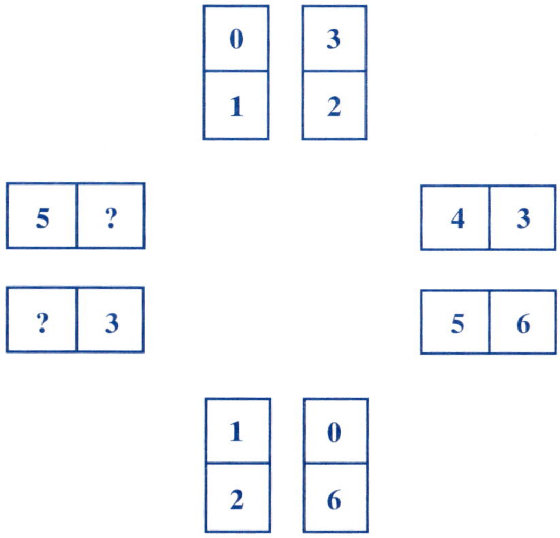


VOTRE RÉPONSE :

**5.**

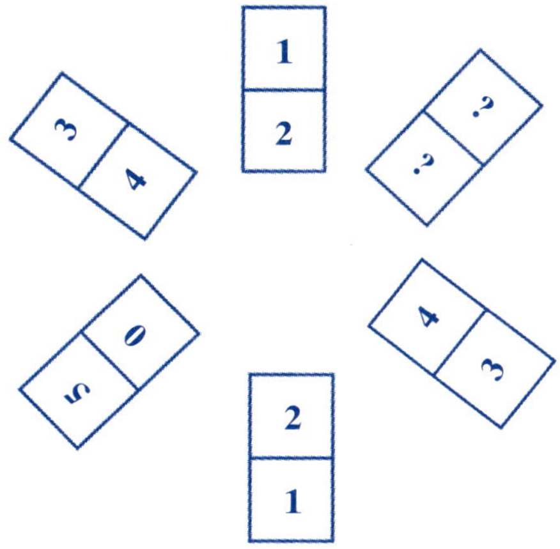


VOTRE RÉPONSE :

**6.**

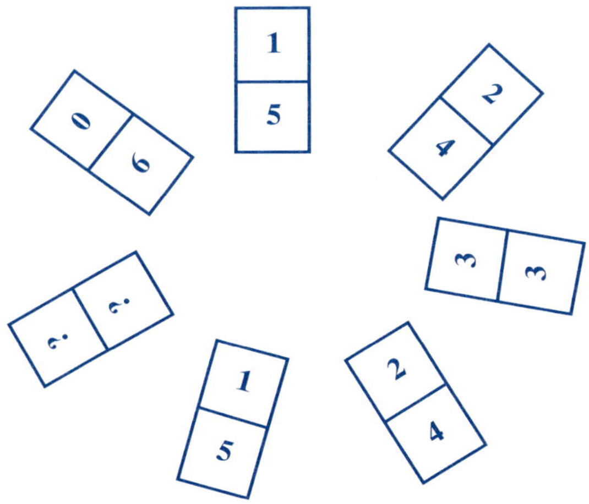

VOTRE RÉPONSE :

**7.**

| | | | | | | | | | | | |
|---|---|---|---|---|---|---|---|---|---|---|---|
| 1 | 2 | 2 | 1 | 1 | 2 | 3 | 2 | 1 | 2 | ? | ? |

VOTRE RÉPONSE :

**8.**

| | | | | | |
|---|---|---|---|---|---|
| 1 | 4 | 2 | 5 | 3 | ? |
| 2 | 1 | 2 | 1 | 2 | ? |

VOTRE RÉPONSE :

**9.**

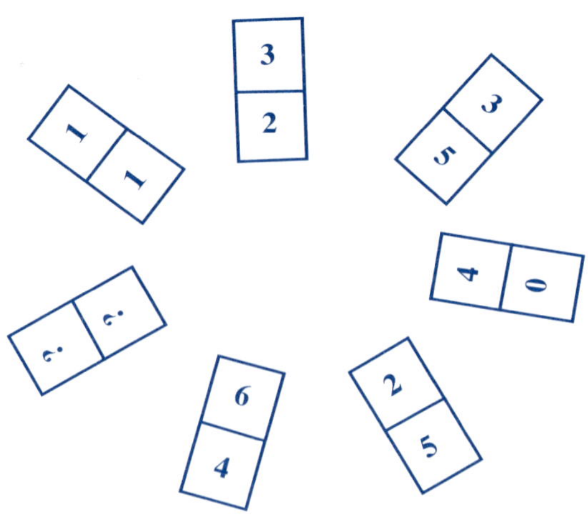

VOTRE RÉPONSE :

**10.**

| | | |
|---|---|---|
| 4 | 5 | 0 |
| 3 | 1 | 2 |
| 0 | 5 | 4 |
| 2 | 1 | 3 |
| 5 | 0 | ? |
| 1 | 2 | ? |

VOTRE RÉPONSE :

## 6 EXERCICE « SÉRIES À COMPLÉTER » VARIANTE COMBINÉE AVEC LA MAÎTRISE DES RELATIONS SPATIALES

DÉCLENCHEZ LE CHRONOMÈTRE POUR 10 MINUTES

> *Vous pouvez écrire votre réponse sur une feuille annexe.*

**1.**

| | | | |
|---|---|---|---|
| A | C | E | **?** |
| L | N | **?** | I |
| J | **?** | M | K |
| **?** | F | D | B |

Comment est construit ce carré ? Complétez la diagonale.

**2.**

| | | | | | |
|---|---|---|---|---|---|
| A | B | C | D | E | A |
| E | B | C | D | E | B |
| D | A | A | B | **?** | C |
| C | E | D | C | B | D |
| B | A | E | D | C | E |
| A | E | D | C | B | A |

Comment est construit ce carré ? Quelle lettre manque ?

**3.**

| | | |
|---|---|---|
| 1 | 1 | 8 |
| 2 | 5 | 13 |
| 3 | 21 | **?** |

Comment est construit ce carré ? Quel nombre vient le compléter ?

**4.**

| | | | |
|---|---|---|---|
| 2 | 2 | 2 | 2 |
| 2 | 6 | 10 | 14 |
| 2 | 10 | 26 | 50 |
| 2 | 14 | 50 | **?** |

Quel nombre vient finir ce carré ?

**5.** > } ( ]
{ < [ )
+ é x §
è - **?** :

Quel signe vient compléter ce carré ?

**6.** Quatre amis se retrouvent après bien des années autour d'une table : Jean est notaire et les autres : expert-comptable, restaurateur et informaticien.

Sachant que Jean est assis à gauche de Bernard, que Guy est à droite de l'expert-comptable, et que Pierre, assis en face de Bernard n'est pas le restaurateur, trouvez la profession de Guy.

## GUIDE DE CORRECTION

**1** Il s'agit de trouver les lettres omises matérialisées par des points, la réponse est en gras.
**1.** P (qr) S (tu) V (wx) Y (za) **B..E..H..** • **2.** F....K....P....U....**Z**....**E**....**J**. • **3.** C D.F..I...M....**R**.....**X**......**E**. • **4.** GH.JK.MN.**PQ.S**. • **5.** L....P....U...Y....D...**H**....**M**...**Q**. • **6.** FE HG JI **LK N**. Lettres par paire inversée : EF devient FE). • **7.** YXW..TSR..ONM..**M**..**JI**. Alphabet à l'envers, groupes de 3 lettres séparées par 2 omises). • **8.** NML OP SRQ TU X**WV Y** (groupements de 3 puis de 2 lettres, mais les groupes de 3 sont inversés LMN devient NML). • **9.** MNLK QRPO UV**TS Y**. Groupement un peu compliqué de 4 lettres inversées : KLMN devient NMLK, mais en plus les deux premières sont aussi inversées, soit MNLK ! • **10.** EF G.I J..M N...R S....**X Y**.....**E**. Groupes de 2, 3, 4, 5,6, 7 lettres dont on ne donne que les lettres extrêmes.

**2** L'élément signifiant est indiqué en gras.
**1.** **A**lerte **B**ocage **C**ourge **D**éputé : le mot qui peut continuer la série est donc B. **É**toile.
**2.** R**a**ng Ch**a**rge C**a**gn**eu**x **I**nn**o**mm**a**bl**e** : le mot qui peut continuer la série est donc B. M**é**d**i**c**a**t**io**n (5 voyelles).
**3.** Ca**rr**o**ss**erie A**pp**e**ll**ation A**ss**ie**tt**e A**ss**uje**tt**ir A**ss**a**ss**in ; le mot qui peut continuer la série est donc D. E**ff**eui**ll**age (2 consonnes doubles).
**4.** Ha**r**a**n**gue **B**ri**b**e **C**ou**c**he **D**é**d**it Se**c**re**t** : le mot qui peut continuer la série est donc C. **F**or**f**ait (2 f).
**5.** Amie **É**t**a**t **D**é**m**o**n** **R**a**j**eu**n**i**r** **S**ou**rn**oi**s**e**r**ie : le mot qui peut continuer la série est donc B. **D**é**sh**e**rb**a**g**e (6 consonnes).

**3** **1.** 10 (+ 1) 11 (+ 2) 13 (+ 3) 16 (+ 4) 20 (+ 5) 25 (+ 6) **31** (+ 7) **38.**
**2.** 2 (+ 8) 10 (+ 7) 17 (+ 6) 23 (+ 5) 28 (+ 4) 32 (+ 3) **35** (+ 2) **37.**
**3.** 56 (– 1) 55 (– 3) 52 (– 5) 47 (– 7) 40 (– 9) 31 (– 11) **20** (– 13) **7.**
**4.** 73 (– 2) 71 (– 3) 68 (– 2) 66 (– 3) 63 (– 2) 61 (– 3) **58** (– 2) **56.**
**5.** 2 (x 1) 2 (x 2) 4 (x 3) 12 (x 4) 48 (x 5) 240 (x 6) **1 440** (x 7) **10 080.**
**6.** 3 (x 3) 9 (x 2) 18 (x 3) 54 (x 2) 108 (x 3) 324 (x 2) **648** (x 3) **1944.**
**7.** 648 (: 2) 324 (: 3) 108 (: 2) 54 (: 3) 18 (: 2) 9 (: 3) **3** (: 2) **1,5**
**8.** 20 160 (: 7) 2 880 (: 6) 480 (: 5) 96 (: 4) 24 (: 3) 8 (: 2) **4** (: 1) **4.**
**9.** 3 (+ 7) 10 (x 2) 20 (+ 7) 27 (x 2) 54 (+ 7) 61 (x 2) **122** (+ 7) **129.**
**10.** 9 (+9 ) 18 (– 6) 12 (+9 ) 21 (– 6) 15 (+ 9) 24 (– 6) **18** (+ 9) **27.**

**11.** 13 (+ 12) 25 (+ 11) 36 (+ 10) 46 (+ 9) 55 (+ 8) 63 (+ 7) **70** (+ 6) **76**

**12.** 7 (x 2) 14 (+ 3) 17 (– 4) 13 (x 2) 26 (+ 3) 29 (– 4) **25** (x 2) **50**

Donc, quelques lois bien simples auxquelles il faut penser et qui vous ont permis au passage de réviser vos tables. Ce type de test n'est jamais très compliqué, seule votre vitesse de manipulation, votre agilité mentale, sont visées ; c'est pourquoi les temps impartis sont toujours très courts.

**4** **1.** Quatre personnes suffisent : un frère et sa sœur ayant chacun son fils et sa fille !

**2.** La réponse est « oui ». Il faut que deux hommes veufs (A et B) ayant chacun une fille (C fille de B et D fille de A), épousent la fille de l'autre et aient deux garçons (E fils de A et C, et F fils de B et D). A épousant C (fille de B) ils ont pour fils E qui se trouve être (1/2) frère (de par son père A) de D. B ayant épousé D ont pour fils F qui se trouve être (1/2) frère (de par son père B) de C. Jouant ainsi sur le niveau 1 et 2 des générations, ils sont oncle (niveau 2) et neveu (niveau 1) l'un de l'autre.

**3.** Pour penser ce type de relations, **il faut simplifier les rapports.**
Tout d'abord, comme **aucune bru n'est la belle-sœur de la fille de son beau-père**, signifie qu'il n'y a pas eu de mariage exclusif entre frère et sœur de deux familles seulement. Ensuite, il faut penser les rapports de « bru de » et de « gendre de ». Ainsi, une fille qui se marie avec un garçon est la bru du père de ce garçon qui devient lui-même le gendre du père de sa femme, donc **la « bru du père du gendre d'Alban » est la fille d'Alban** (même si on ne connaît pas le père de son mari) ! Comme elle est aussi **« la belle-sœur du fils à Barnabé »**, il faut comprendre le rapport « être la belle-sœur de ».
Pour être belle-sœur, on peut l'être soit en étant la sœur de l'époux d'une fille, on sera la belle-sœur de cette fille, soit en étant la sœur du frère de la femme d'un garçon, on sera alors la belle-sœur de ce garçon. Ici, **« la belle-sœur du fils à Barnabé »** veut dire que la fille de Barnabé est mariée avec le fils d'Alban.
Même raisonnement (au masculin) pour **« le gendre du père de la bru »** (= le fils) et le **« beau-frère »**, donc la fille de Clément est mariée au fils de Daniel.
Ensuite de la proposition **« la bru du père de la bru de Barnabé a la même belle-mère que le gendre du père du gendre de Daniel »**, on en déduit que la bru de Barnabé a la même mère que le gendre de Daniel, comme un des enfants d'Alban, Barnabé, Clément et Daniel est déjà marié, seuls les enfants d'Émile sont « libres », donc la bru de Barnabé est la fille d'Émile : « qui a épousé la fille d'Émile ? » et bien le fils de Barnabé !
Ce qui est évident avec un schéma :

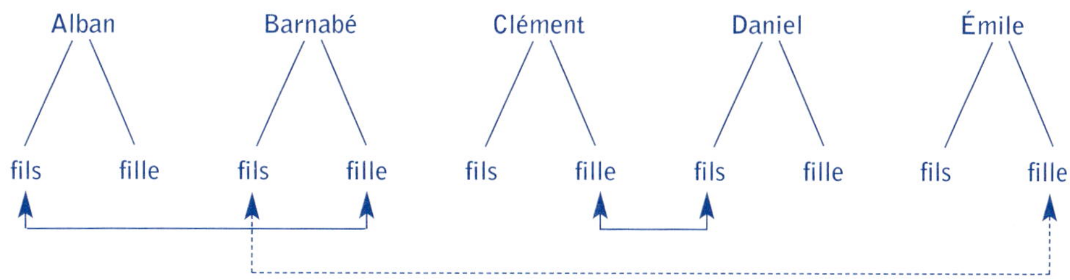


**4.** Ce qui rend difficile la pensée de ces rapports, c'est que l'on se laisse influencer par l'âge des personnes car « on sait » « naturellement », qu'un fils est plus jeune que sa mère et qu'un arrière-grand-père ne peut pas avoir le même âge que son arrière-petit-fils ! Et bien si ! Lorsqu'on épouse une femme qui est la mère de quelqu'un, on devient le beau-père de ce quelqu'un, (même si on a le même âge !) ; au 2e degré on deviendra grand-père ; et au 3e degré arrière-grand-père, (encore une fois même si on a le même âge ! !). Donc au 3e degré, **l'épouse de cet homme deviendra bien arrière-grand-mère par alliance**. Deuxième source de confusion, lorsque la mère d'Alban épouse Daniel (par exemple), elle devient Madame Daniel !

Donc, la deuxième remarque de Mme Daniel laisse entendre qu'Alban a épousé la mère du M. qui est l'époux de la mère de Barnabé : pour être « grand-père », il faut être « le beau-père du beau-père ». Ensuite, de la première proposition, Mme Daniel a épousé un M. qui est le beau-père du grand-père d'Émile, à savoir, le beau-père du beau-père du beau-père d'Émile.

De la troisième proposition, **« Madame François bru de la petite-fille de Madame Clément »**, se déduit que Mme Clément a épousé un M. qui est le grand-père de la dame dont la bru est la femme de François, autrement dit, Clément est le grand-père du grand-père de François !

Donc A a épousé la mère de D qui a épousé la mère de B qui a épousé la mère de F qui a épousé la mère de E qui a épousé la mère de C qui a épousé la mère de A. Ouf !

On ne vous aide pas plus pour le graphe ? Et si vous donniez un nom à la dame qui « est mère de... » cela vous simplifierait-il la compréhension ?

**5. Le plus simple est de faire un tableau croisé** où l'on peut reporter les informations sans oublier le facteur sensible « danse avec » :

De la première proposition, le mari d'Édith danse, mais Édith n'est donc pas mariée avec Hervé puisqu'il est marié à la femme qui danse avec son mari (à elle Édith), ni avec Roméo ni Pierre, puisqu'ils ne dansent pas ! Édith est donc mariée avec Luc.

De la même façon, si la femme d'Hervé n'est pas Édith, elle n'est ni Marcelle ni Aline (qui ne dansent pas), elle est donc Juliette.

**La femme de Pierre ne peut être que Marcelle et la femme de Roméo, Aline !**

Faisons un tableau croisé (diagramme cartésien) où l'on peut reporter les informations en remplissant les cases avec (0) si c'est faux et (+) si c'est vrai, à savoir (nous ne reporterons ici que les déductions des deux premières propositions) :

| | Hervé | Luc | Pierre | Roméo |
|---|---|---|---|---|
| Aline | 0 | | | |
| Édith | 0 | + | 0 | 0 |
| Juliette | + | | | |
| Marcelle | 0 | | | |

**5** (*Cf.* lexique : rubrique « Test des dominos »)

**1.**

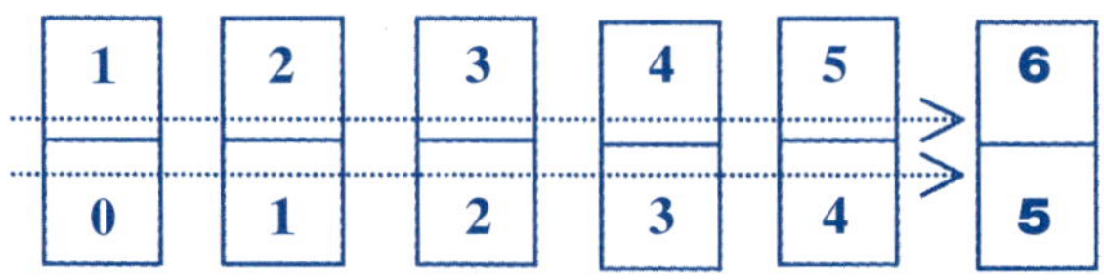


**2.**

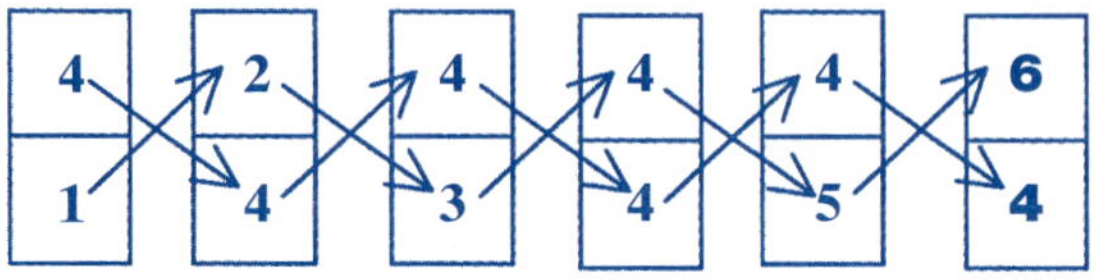

**3.**

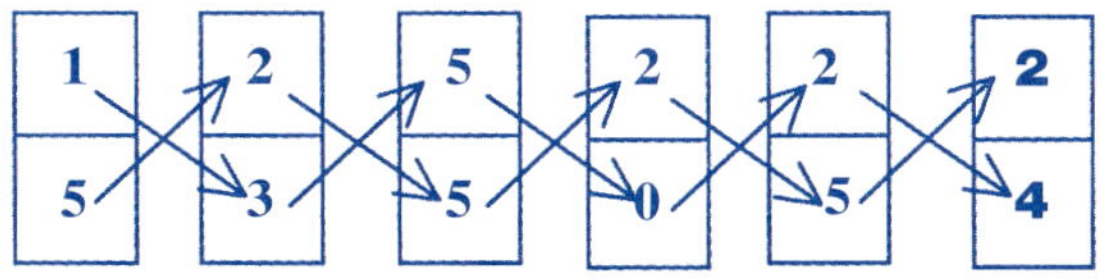


Alternance 5-2

Saut de 1

**4.** Sens inverse des aiguilles d'une montre

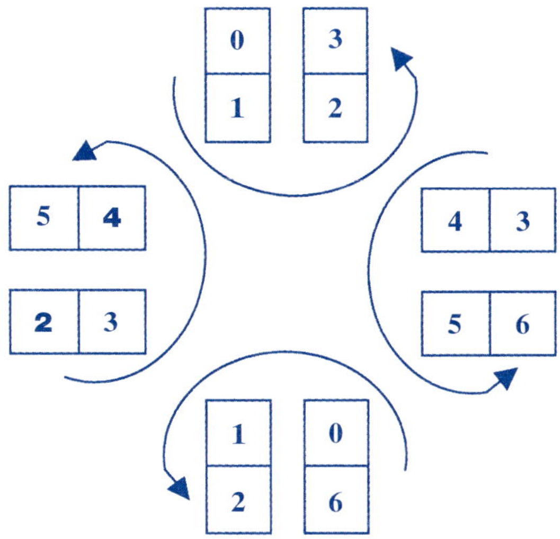


**5.** Symétrie en diagonale

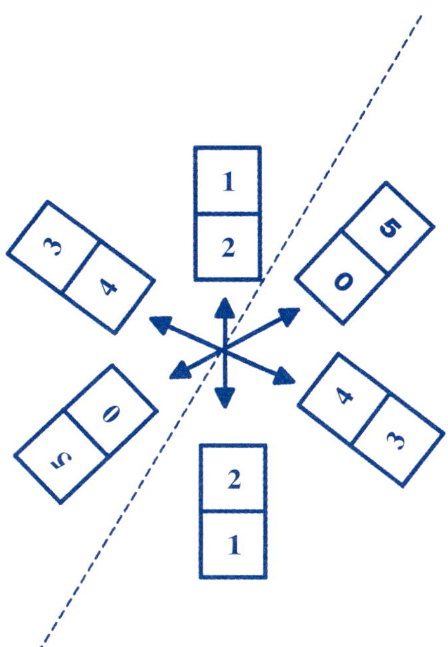

6.

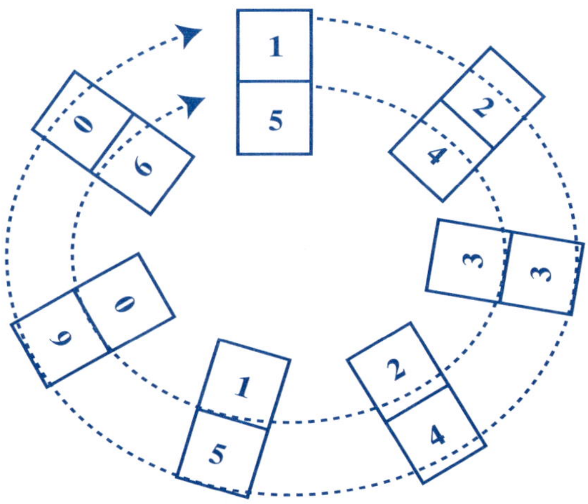


7.

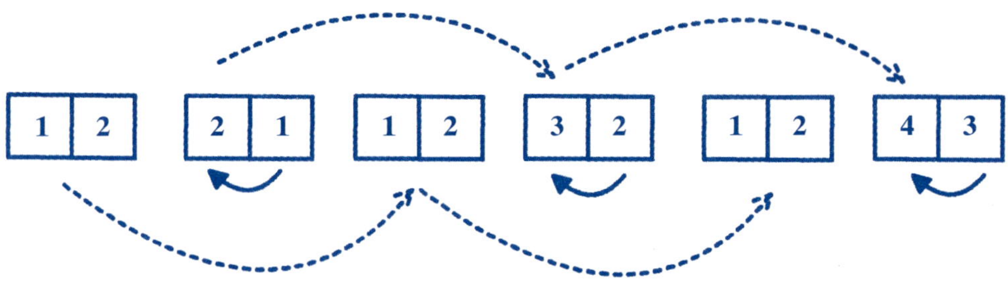


8.

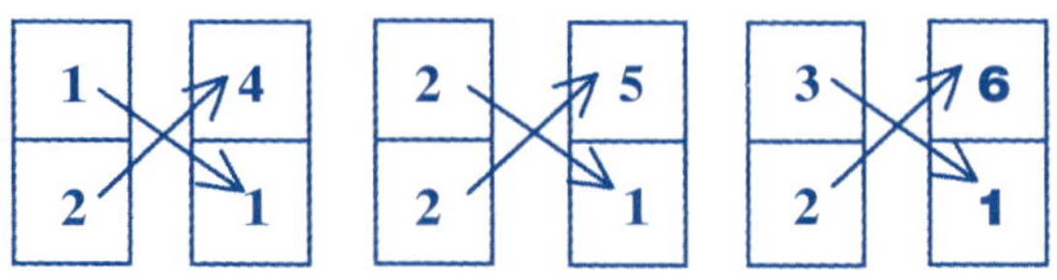

**9.**

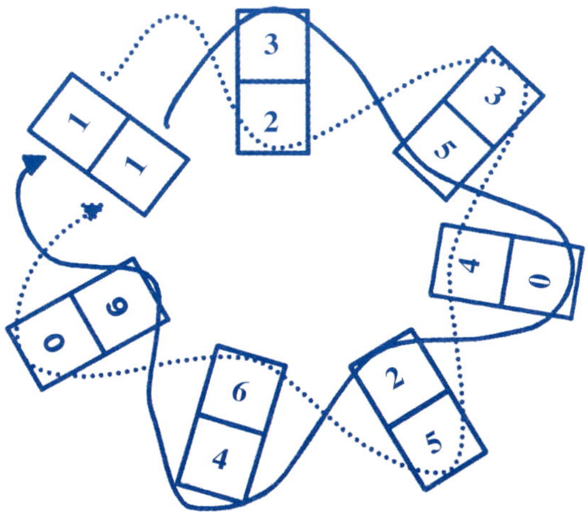


Ligne en pointillés : suite continue

Ligne pleine : saut de 1 chiffre

**10.**

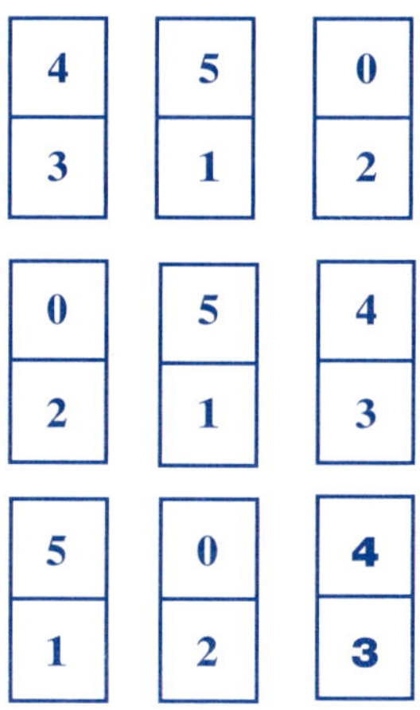


Seul 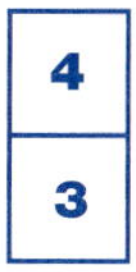 n'est pas présent dans la ligne


**6** **1.**

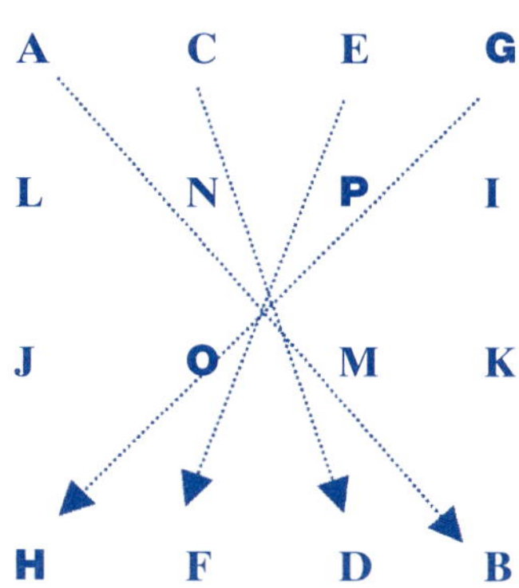


Ce carré est construit selon une symétrie diagonale : A à un angle, B à l'opposé, etc. (attention à OP).

**2.**

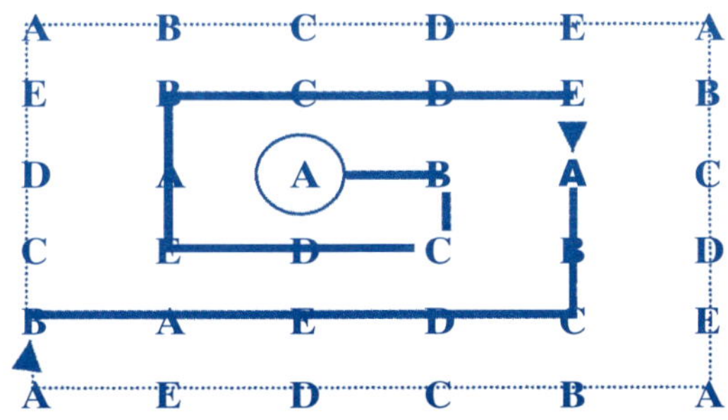


Ce carré est construit selon une spirale qui part du centre.

**3.**

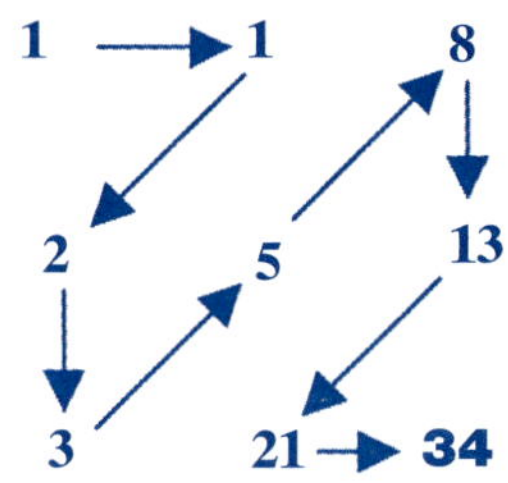


Ce carré est construit de la manière suivante : chaque case est la somme des 2 cases qui la précèdent : 1 + 1 = 2 ; 1 + 2 = 3 ; 2 + 3 = 5 etc.

**4.**

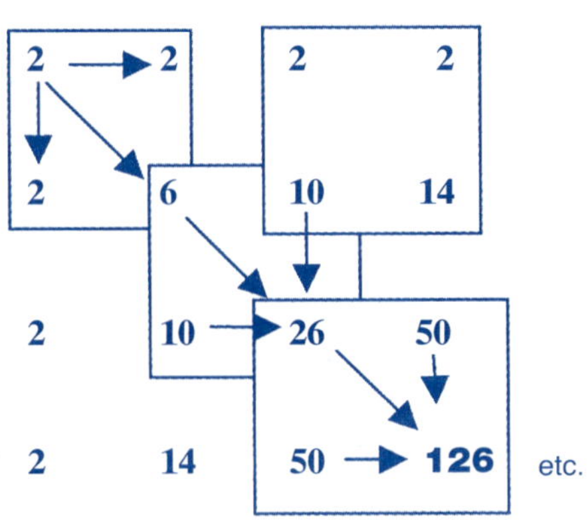


Chaque nombre est la somme des 3 adjacents supérieurs gauche.

**5.**

| | | | |
|---|---|---|---|
| > | } | ( | ] |
| { | < | [ | ) |
| + | é | x | § |
| è | – | **§** | : |

Si on divise ce carré en 4 sous carrés, on s'aperçoit que dans ces petits carrés, les signes sont symétriquement opposés : > à < ; + à – ; é à è ; ... donc § (maigre) s'oppose à **§** (gras). Simplement pour montrer que l'on peut raisonner sur n'importe quel support, **il suffit d'extraire les attributs signifiants des objets**.

**6.** Quatre amis se retrouvent après bien des années autour d'une table : Jean est notaire et les autres : expert-comptable, restaurateur et informaticien. Sachant que Jean est assis à gauche de Bernard, que Guy est à droite de l'expert-comptable, et que Pierre, assis en face de Bernard n'est pas le restaurateur, trouvez la profession de Guy.
Dressons le tableau géographique :

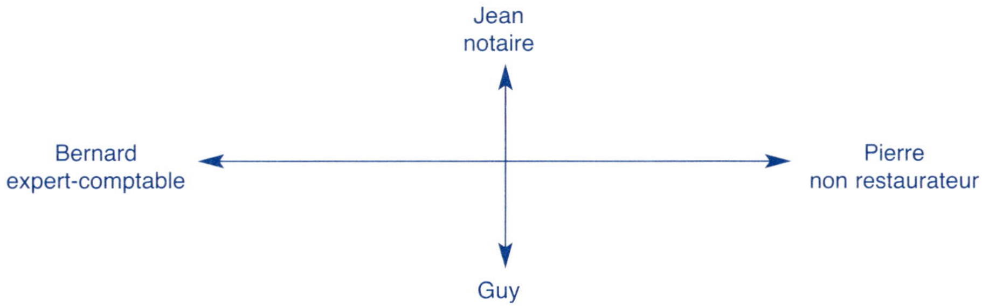


Facile non ! D'évidence Guy est le restaurateur !
Mais si vous avez encore besoin de réfléchir autrement, un diagramme cartésien est tout aussi démonstratif ! Mais on vous le laisse faire...

## > Construction du raisonnement

Voici quelles ont été les principales difficultés rencontrées par les personnages du groupe dans les exercices de ce premier chapitre du travail portant sur le raisonnement logique.

LÉA. Au vu des résultats obtenus à l'épreuve de raisonnement logique (*cf.* chapitre 4 «Évaluez vos performances»), Léa savait que c'était là que se situaient ses plus grosses difficultés. Elle a travaillé tous les autres chapitres avant de se résoudre enfin à aborder celui-ci. Elle s'est toujours estimée « manquant de logique » et tous les exercices visant à mettre en scène cette aptitude à la logique, à l'abstraction, lui inspirent le sentiment qu'elle n'y arrivera pas, qu'elle ne « sait » pas. Et en plus, il faut faire ces exercices en temps limité ! À la première difficulté, elle panique, se décourage et se laisse submerger par toutes les informations qu'elle a devant elle. Elle est incapable de trier et d'isoler les informations pertinentes, et « d'oublier » les autres. Elle a paniqué dans plusieurs exercices. Elle n'a réussi à traiter que les problèmes qui lui paraissaient évidents.

HUGO. Il a perdu beaucoup de temps et a eu besoin de nombreuses feuilles de brouillon ! Il était incapable de maintenir toutes les données en mémoire, étant sans cesse obligé de relire le début, qu'il avait oublié, aussitôt arrivé à la fin. Il a donc pris des notes en cours de lecture, et s'y reportait fréquemment. Le fait d'écrire, lui a permis de fixer son attention et de mieux mémoriser les informations.
Ayant éprouvé des difficultés à repérer mentalement ce qui venait avant et après, il s'est fait des croquis et des graphes pour parvenir à résoudre les problèmes. Ses problèmes d'organisation spatio-temporelle, lui ont fait perdre beaucoup de temps, et il n'a pas pu résoudre beaucoup de problèmes dans le temps imparti, ses résultats ont été plutôt faibles.

TOM. Il a eu du mal à s'abstraire des caractéristiques des objets sur lesquels on le faisait raisonner. Par exemple, dans l'exercice 2 (**avec des mots**), il s'est laissé piéger par le sens des mots. Il cherchait obstinément quel était le lien logique qui unissait les mots qu'il avait en face de lui, mais il avait beau les envisager dans tous leurs sens possibles, il ne parvenait à trouver aucun lien de sens entre « Alerte – Bocage – Courge et Député » ! De même, le n° 5 de l'exercice 6 (**série à compléter**) lui a posé le même genre de problème, il lui a été impossible d'extraire les attributs signifiants des signes typographiques. Il cherchait le lien dans leur signification, essayant de se les représenter dans un texte… imaginant ce lien peut-être en rapport avec leur position sur un clavier…
Ayant « horreur » des chiffres, et n'aimant pas les maths (les tables de multiplication n'étant pour lui qu'un vague souvenir), il a éprouvé des difficultés dans l'exercice 3 (**avec des chiffres**), mais a pris conscience de l'utilité (gain de temps indéniable) de procéder activement à la révision de ses tables de multiplication.
Enfin, il a « bloqué » sur les **relations familiales** (exercice 4), une mère n'épouse pas un jeune et un jeune ne peut pas être marié avec une arrière-grand-mère ! ! Ses résultats n'ayant pas été très brillants, il a convenu de refaire les exercices après avoir pris connaissance de ses erreurs.

ANNA. Elle s'est beaucoup amusée car elle adore ces jeux intellectuels qu'elle prend comme des énigmes à résoudre : elle a recherché tous les attributs des objets, les validant au fur et à mesure, avançant pas à pas en les portant le plus souvent possible sur des tableaux de type diagrammes (tableaux à double entrée…). Elle s'est donnée également des jokers lorsqu'elle ne pouvait pas savoir (raisonnement de type algébrique) : elle a essayé toutes les formes de raisonnement, s'employant le plus possible à s'expliciter sa démarche, cherchant à expliquer même les évidences. Enfin, elle a cherché à vérifier et à consolider ses acquis en se construisant des exercices « clonés ».

LÉO. Il s'est fait des stratégies : il a d'abord essayé « par l'absurde », puis éliminé les réponses qu'on lui proposait et qu'il jugeait absurdes en fonction des prémisses. Mais n'ayant pas trop l'habitude de raisonner autrement, il s'est vite trouvé confronté à ses limites quand il devait « penser par lui-même » et trouver « Sa » réponse. Il est, de plus, tellement persuadé que ces « tests » ne sont que des « pièges », qu'il s'emploie surtout, plus ou moins consciemment, à débusquer le piège et perd beaucoup de temps à trouver quelque chose qui n'existe pas. Il a commencé à comprendre que le piège, c'est lui-même ! Le n° 2 de l'exercice 6 (**série à compléter**) est le seul « piège » où il soit réellement tombé. Ayant observé qu'aux 4 angles figurait un A, il est parti de l'un de ces angles et a suivi A B C D E horizontalement puis A B C D E verticalement…, mais il s'est vite aperçu, que cette trop apparente « bonne piste » ne lui permettait en fait que de tourner en rond !

# 2 • LE RAISONNEMENT HYPOTHÉTICO-DÉDUCTIF

Ce type de raisonnement est presque toujours testé car il est un excellent indice de l'accès au stade des opérations formelles de la pensée logique selon les théories cognitivistes (*cf.* J. Piaget). Il manifeste en effet la capacité de poser une hypothèse (idée que l'on se crée pour interpréter une énigme) et de vérifier *a posteriori*, par vérification mentale (induction ou déduction), l'efficacité logique de cette idée pour aboutir à la solution de l'énigme. Cette forme de raisonnement se schématise par : **Si .... alors**, par exemple : « **Si** A est vrai, **alors** ce qui se dit de B sera faux, mais ce qui se dit de C reste indécidable » ! Donc, si on me pose une question sur C, il faudra que je change d'hypothèse et peut-être essayer : « **si** A est faux, **alors**... ».

Autrement dit, il conviendra d'inventer des hypothèses, de « tester » ses hypothèses et d'être capable d'en changer en fonction de leur efficacité logique pour conduire à la solution.

Un jeu de type jeu du *Master-mind* est particulièrement riche pour solliciter ce type de raisonnement : il faut raisonner sur des groupes d'éléments en forme de propositions (*cf.* en mathématiques la théorie des « groupes »), qui pourront être tour à tour « vrai », « faux », ou « presque vrai », ou « presque faux ». C'est pourquoi, quelques épreuves psychotechniques utilisent ce support. Mais bien d'autres situations peuvent être proposées, car la logique formelle ayant été étudiée par les logiciens depuis l'Antiquité, les problèmes et les énigmes abondent : pensez au fameux syllogisme et au paradoxe du menteur !

## > EXERCICES

### DÉCLENCHEZ LE CHRONOMÈTRE POUR 25 MINUTES

> *Soit un ensemble de 6 éléments : A J R E T L constituant un « alphabet ». Vous aurez à déduire des ensembles de 2, 3 ou 4 lettres, dont la place et l'identité se déduisent logiquement à partir des indications données, (comme celles que donne le meneur de jeu dans le* Master-mind*). Puis vous choisirez la réponse qui vous semble convenir.*

**EXEMPLE**

Trouvez ce « mot » de deux lettres ? ? Sachant que :
le mot J L a avec lui une lettre commune bien placée
et le mot J A une lettre commune mal placée.

**A.** = J L **B.** = L A **C.** = A L **D.** = J A **E.** = R J

**RÉPONSE :** Vous auriez dû répondre : **C.** = A L
En effet, si de la proposition 1, J est bien placée, alors de la proposition 2, J est mal placée : ce qui est contradictoire donc impossible ! J est donc à éliminer. Restent L bien placée et A mal placée, il s'ensuit que logiquement la réponse est A L.
Pour la suite, travaillez le plus vite possible afin de résoudre les points d'interrogation à partir des prémisses.

Maintenant à vous.

1

**1.** Trouvez ce « mot » de deux lettres ? ? sachant que : A R a une lettre commune mal placée et T R a une lettre commune bien placée.

**A.** A R **B.** R A **C.** T R **D.** T A **E.** A T

VOTRE RÉPONSE :

**2.** Trouvez ce « mot » de deux lettres ? ? sachant que : L R et E L ont chacun une lettre commune mal placée.

**A.** R E **B.** L E **C.** L R **D.** R L **E.** E R

VOTRE RÉPONSE :

**3.** Trouvez ce « mot » de deux lettres ? ? sachant que : E T, L R et T R ont chacun une lettre commune mal placée.

**A.** ER **B.** L E **C.** L R **D.** R E **E.** R L

VOTRE RÉPONSE :

**4.** Trouvez ce « mot » de deux lettres ? ? sachant que : J E, T R et T J ont chacun une lettre commune mal placée.

**A.** T J **B.** J E **C.** E T **D.** T E **E.** E J

VOTRE RÉPONSE :

**5.** Trouvez ce « mot » de trois lettres ? ? ? sachant que : R E A, E A R, J T R et L J R ont chacun deux lettres communes mal placées.

**A.** A R J **B.** L R T **C.** R E J **D.** J R A **E.** A R E

VOTRE RÉPONSE :

**6.** Trouvez ce « mot » de trois lettres ? ? ? sachant que : R E T, L A R, J T R et R L J ont chacun deux lettres communes mal placées.

**A.** R T L **B.** E R T **C.** L T R **D.** T J L **E.** T R L

VOTRE RÉPONSE :

**7.** Trouvez ce « mot » de trois lettres ? ? ? sachant que : R E J, E J R et T J E ont chacun deux lettres communes mal placées.

**A.** E J T **B.** J R T **C.** T R J **D.** R J E **E.** J T R

VOTRE RÉPONSE :

**8.** Trouvez ce « mot » de quatre lettres ? ? ? ? sachant que : E R J T et J R L T ont chacun trois lettres communes bien placées.

**A.** E R L T **B.** J R L T **C.** E R J T **D.** J E L T **E.** J E R T

VOTRE RÉPONSE :

**9.** Trouvez ce « mot » de quatre lettres ? ? ? ? sachant que : E R LA a deux lettres communes bien placées et que : L A E R, J T L A et L A T J ont chacun deux lettres communes mal placées.

**A.** E R T L **B.** L E J T **C.** E R J T **D.** A J L T **E.** E R T J

VOTRE RÉPONSE :

**10.** Trouvez ce « mot » de quatre lettres ? ? ? ? sachant que : R E A L, A R E L, J L R E et L J A R ont chacun trois lettres communes mal placées.

**A.** E A J L **B.** A R J E **C.** E L J A **D.** L A J R **E.** E A L J

VOTRE RÉPONSE :

2 À partir de cette question, vous devrez déduire vous-même la réponse, sans choisir dans une liste.

1. Trouvez ce « mot » de quatre lettres ? ? ? ? sachant que :
   - R L E A ont deux lettres communes mal placées et que :
   - L R T J ont quatre lettres communes mal placées ;
   - T J R L ont quatre lettres communes mal placées.

VOTRE RÉPONSE :

2. Trouvez ce « mot » de quatre lettres ? ? ? ? sachant que :
   - A R T J ont deux lettres communes bien placées et une lettre commune mal placée ;
   - A R T L ont deux lettres communes bien placées et une lettre commune mal placée ;
   - A R J T a trois lettres communes bien placées.

VOTRE RÉPONSE :

3. Trouvez ce « mot » de quatre lettres ? ? ? ? sachant que :
   - J R E T a trois lettres communes bien placées ;
   - L R E T a deux lettres communes bien placées ;
   - L R A T a trois lettres communes bien placées.

VOTRE RÉPONSE :

4. Trouvez ce « mot » de quatre lettres ? ? ? ? sachant que :
   - R L E A a trois lettres communes mal placées ;
   - A R J E a deux lettres communes mal placées ;
   - E T A J a deux lettres communes bien placées ;
   - E T J R a trois lettres communes bien placées.

VOTRE RÉPONSE :

5. Trouvez ce « mot » de quatre lettres ? ? ? ? sachant que :
   - J E R T a deux lettres communes mal placées ;
   - T L J R a deux lettres communes bien placées ;
   - E A T J a trois lettres communes mal placées ;
   - T L R E a trois lettres communes bien placées.

VOTRE RÉPONSE :

6. Trouvez ce « mot » de quatre lettres ? ? ? ? sachant que :
   - L A R E a deux lettres communes bien placées ;
   - R T E L a deux lettres communes mal placées ;
   - T J L R a trois lettres communes mal placées ;
   - L A E T a trois lettres communes bien placées.

VOTRE RÉPONSE :

7. Trouvez ce « mot » de quatre lettres ? ? ? ? sachant que :
   - L R A J et L R J A ont chacun deux lettres communes bien placées ;
   - et que L R A T a deux lettres communes bien placées et une lettre commune mal placée.

VOTRE RÉPONSE :

**8.** Trouvez ce « mot » de quatre lettres ? ? ? ? sachant que :

– R E T L et R E L T ont chacun deux lettres communes bien placées ;

– et que R E T J a deux lettres communes bien placées et une lettre commune mal placée.

VOTRE RÉPONSE :

**9.** Trouvez ce « mot » de quatre lettres ? ? ? ? sachant que :

– T L A J et L T A J ont chacun deux lettres communes bien placées ;

– et que T R A J a deux lettres communes bien placées et une lettre commune mal placée.

VOTRE RÉPONSE :

**10.** Trouvez ce « mot » de trois lettres ? ? ? sachant que :

– E R T a une lettre commune bien placée ;

– E J L a deux lettres communes mal placées;

– J E T a une lettre commune mal placée.

VOTRE RÉPONSE :

**11.** Trouvez ce « mot » de quatre lettres ? ? ? ? sachant que :

– R A L E a trois lettres communes mal placées ;

– E R J L a deux lettres communes mal placées ;

– L T E J a deux lettres communes bien placées ;

– L T J R a trois lettres communes bien placées.

VOTRE RÉPONSE :

**12.** Trouvez ce « mot » de trois lettres ? ? ? sachant que :

– A J R a une lettre commune bien placée ;

– T L R a deux lettres communes mal placées ;

– A R L a une lettre commune mal placée.

VOTRE RÉPONSE :

**13.** Trouvez ce « mot » de quatre lettres ? ? ? ? sachant que :

– A R J E a deux lettres communes mal placées ;

– E T A J a deux lettres communes bien placées ;

– E T J R a trois lettres communes bien placées.

VOTRE RÉPONSE :

**14.** Trouvez ce « mot » de trois lettres ? ? ? sachant que :

– A R T a une lettre commune bien placée ;

– A L J a deux lettres communes mal placées ;

– L A T a une lettre commune mal placée.

VOTRE RÉPONSE :

# GUIDE DE CORRECTION

**1**

**1. D.** T A : *cf.* raisonnement de l'exemple.

**2. A.** R E : il faut éliminer L qui ne peut pas être mal placé 2 fois.

**3. D.** R E : il faut éliminer T (*cf.* 2) et L car c'est R qui reste à la 3e proposition [= (3)].

**4. C.** E T (*cf.* 3).

**5. A.** A R J : on peut raisonner à l'envers : éliminer dans les réponses proposées celles qui sont aberrantes : B, C, D et E (élucidez pourquoi elles sont aberrantes), reste donc A.

**6. E.** T R L : idem 5, reste E.

**7. B.** J R T : on pourrait continuer à raisonner « par l'absurde », (forme de raisonnement mathématique), c'est-à-dire éliminer ce qui est absurde. Mais on doit également raisonner « en voie directe », c'est-à-dire déduire des prémisses. Donc ici, il faut éliminer E qui ne peut pas être mal placé dans les trois positions, de (1) et (2) il reste un « mot » de la forme J R., on déduit T en 3e position de (3).

**8. A.** E R L T. : on voit tout de suite qu'il faut éliminer J !

**9. C.** E R J T : de (1) et (3) on voit qu'il faut éliminer L A ce qui est confirmé par (2). Donc la réponse est de la forme : E R . . , de (4) on en déduit J T.

**10. E.** E A L J : raisonnons une dernière fois par l'absurde, puisqu'à partir de la prochaine question, vous devrez déduire vous-même la réponse, sans choisir dans une liste. Éliminons donc les réponses A, B, C, D, mais trouvez pourquoi ! En raisonnement direct : de (1) (2) (3) (4) on voit qu'il faut éliminer R ; de (1) (2) (3), E est en 1er ; de (1) (3) (4), L est en 3e position ; de (3) (4), J est en 4e et donc A en 2e.

**2**

**1.** J T L R : de (1) (2) (3) on voit qu'il faut éliminer E A et que R est en 4e position et L en 3e position, reste donc la solution J T de (3).

**2.** A R E T : de (3) (1) (2) on élimine J et L, il faut donc trouver la lettre manquante, qui ne peut qu'être la dernière du groupe de lettres données comme base de raisonnement au début du test donc E !

**3.** J R A T : de (1) on déduit que la réponse sera un mot de la forme . R E T ou J . E T ou J R . T. Comme de (2) on élimine L et E, on se retrouve dans le cas de la question 2 ci-dessus donc : A.

**4.** E T L R : de (4) et (3) on élimine J ; de (2) on élimine A ; et de (1) on déduit que L est en 3e position.

**5.** T L A E : de (4) et (2) on élimine R et on retient le mot de la forme T L . E ; de (1) et (3) on élimine J ; reste A.

**6.** L A J T : de (4) et (1) on élimine E et on retient le mot de la forme L A . T ; de (2) et (3) on élimine R ; reste J.

**7.** L R T E : de (1) et (2) on élimine A et J et on retient le mot de la forme L R T. ; pour E *cf.* 2 ci-dessus.

**8.** R E J A : raisonnement identique à 7.

**9.** R E A J : raisonnement identique à 7 mais symétrique !

**10.** L R J : de (1) et (2) on élimine E ; de (1) et (3) on élimine T, la suite s'impose !

**11.** L T A R : de (4) et (3) on élimine J et on retient le mot de la forme L T . R ; de (2) et (1) on élimine E ; reste A.

**12.** L J T : de (1) et (2) on élimine R, de (1) et (3) on élimine A, reste J bien placé en (1) ; de (2) et (3) on retient le mot de la forme L.T.

**13.** E T L R : de (2) et (3) on élimine J et on retient le mot de la forme E T . R ; de (1) et (2) on élimine A, pour trouver L, *cf.* 2 ci-dessus.

**14.** J R L : raisonnement identique à 12 ci-dessus.

En fait, l'art de la résolution de ces problèmes, est un équilibre délicat entre concentration sur ce que l'on fait : résister à la distraction, se protéger des informations non pertinentes, et désengagement de l'attention aux moments critiques (particulièrement lorsqu'on « bloque », ce qui manifeste une résistance) pour essayer autrement. La labilité de l'attention : se laisser distraire, oublier des prémisses... est vite sanctionnée.
Quant aux structures logiques mobilisées, elles ne sont pas si nombreuses ! Vous pouvez les travailler en « jouant » avec des jeux type « échec », *Master-mind*, « scrabble », ou « les chiffres et les lettres » pour les classiques. Si vous le souhaitez, vous pourrez prolonger l'entraînement de vos différents modes de raisonnement sur ce type d'exercice intitulé «carrés logiques» dans notre autre ouvrage *Entraînement Tests psychotechniques 3. Carrés logiques*, publié chez le même éditeur. Vous pouvez aussi vous exercer avec ces quelques exercices que nous vous proposons ci-après.

## 3 • MAÎTRISE DES OPÉRATIONS LOGIQUES

Une des découvertes de la psychologie cognitive a été de lier l'émergence de notre intelligence formelle à nos expériences sensori-motrices. Depuis notre petite enfance, nos toutes premières expériences sensori-motrices vont présider à l'émergence de la fonction symbolique (vers 18 mois), cette fonction symbolique permet la représentation mentale de l'action, la maîtrise des signes et des symboles. Vers l'âge de 15/16 ans, la maîtrise des opérations formelles va nous permettre d'accéder au raisonnement dans l'ensemble des domaines de la connaissance. Ainsi, pas à pas, nous apprenons, par des actions d'abord motrices ensuite mentales de plus en plus élaborées et de plus en plus adaptées à notre environnement, à construire des systèmes logiques de transformation de l'information.
Entre le stimulus que nous percevons de notre environnement et la réponse que nous allons donner, s'interpose une structure mentale à travers laquelle l'information que nous percevons est interprétée, mise en forme, transformée. Le développement de ces structures cognitives au cours de l'enfance jusqu'à l'âge adulte, est ponctué de changements qualitatifs qui correspondent chaque fois, à la construction de nouvelles structures : chaque nouvelle structure intègre la précédente en la dépassant, et ainsi de suite. Aussi, pour chaque individu, une même situation proposée à deux moments différents du développement, peut-elle donner lieu à des comportements et à des réponses différentes.
Ainsi, avons-nous construit, construisons-nous et affinons-nous successivement, nos structures cognitives dans la rencontre avec notre environnement physique et social.
Dans les trois exercices qui vont vous être présentés ci-après, vous pourrez « mettre à l'épreuve » votre potentiel cognitif. De la bonne « maîtrise », de la bonne utilisation de ces capacités dépendront vos compétences et vos performances futures dans des exercices ou des tests conçus, construits pour les mettre en scène.
Dans cette 3e épreuve, vous allez faire partie du groupe des personnages que vous avez appris à connaître, vous devrez, tout comme eux, essayer de présenter et de vous représenter la façon que vous avez de percevoir, mémoriser, comprendre, raisonner, et aboutir à une solution, de prendre conscience de votre propre cheminement, en diversifiant vos méthodes de raisonnement, de connaissance. Ainsi augmenterez-vous votre propre efficience cognitive. Le but est, avant tout, de stimuler vos propres « capacités », de les faire travailler le plus possible, dans des situations variées et complexes, afin d'optimiser votre

potentiel intellectuel qui vous permettra ainsi de répondre de façon appropriée à de nouvelles situations, à de nouvelles stimulations.
Donc, dans un premier temps, à vous de « fouiller » dans vos « connaissances », vos « savoir-faire » pour élaborer la « bonne » solution. Puis dans un second temps, lisez attentivement les réponses proposées par les différents personnages, et, au fil de cette « écoute », peut-être parfois intuitivement, identifierez-vous votre propre raisonnement à celui proposé par l'un des personnages. S'il est erroné, vous pourrez ainsi le rectifier et arriver à la solution en « suivant » les conseils donnés au personnage qui vous semble être le plus proche de votre propre cheminement. Mais même, si vous êtes arrivé(e) à la bonne solution, « écoutez » les solutions proposées par les autres, car peut-être pourrez-vous « emprunter » d'autres approches qui s'avéreraient plus efficaces, plus rapides pour atteindre la solution. De toute façon, essayez de comprendre « les erreurs », celles des autres, mais aussi les vôtres.
Apprendre, c'est aussi traiter ses erreurs plutôt que de les éviter ou de les reproduire. G. Bachelard avait une formule qui nous disait « l'essence même de la réflexion, c'est de comprendre qu'on n'avait pas compris ».

## > EXERCICES

**1** Parmi 9 pièces de monnaie identiques, une est fausse, un seul indice : elle est plus lourde de quelques dixièmes de milligrammes. À l'aide d'une balance à plateau, comment faire pour l'identifier en un nombre minimum de pesée(s) ?

### 1re phase : travail individuel

Concentrez-vous et lisez bien le problème.
Quelle stratégie allez-vous mettre en œuvre ? Essayez de l'expliquer mentalement, puis faites les hypothèses qui en découlent. À quelle solution aboutissez-vous ?

Neuf pièces

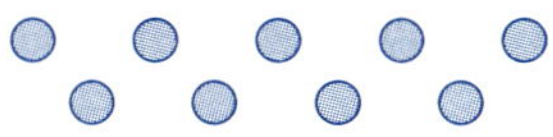

Une balance

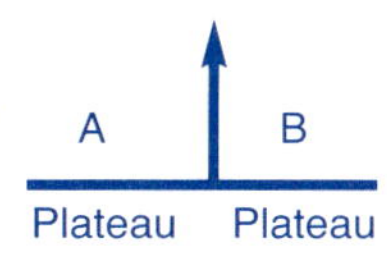


1re pesée — Nombre de pièce(s) mise(s) dans chaque plateau, A : ☐ B : ☐

Observation : Équilibre ◯ Déséquilibre ◯
Conclusion : ☐

2e pesée — Nombre de pièce(s) mise(s) dans chaque plateau, A : ☐ B : ☐

Observation : Équilibre ◯ Déséquilibre ◯
Conclusion : ☐

3e pesée — Nombre de pièce(s) mise(s) dans chaque plateau, A : ☐ B : ☐

Observation : Équilibre ○ Déséquilibre ○

Conclusion : ☐

4e pesée — Nombre de pièce(s) mise(s) dans chaque plateau, A : ☐ B : ☐

Observation : Équilibre ○ Déséquilibre ○

Conclusion : ☐

5e pesée — Nombre de pièce(s) mise(s) dans chaque plateau, A : ☐ B : ☐

Observation : Équilibre ○ Déséquilibre ○

Conclusion : ☐

6e pesée — Nombre de pièce(s) mise(s) dans chaque plateau, A : ☐ B : ☐

Observation : Équilibre ○ Déséquilibre ○

Conclusion : ☐

7e pesée — Nombre de pièce(s) mise(s) dans chaque plateau, A : ☐ B : ☐

Observation : Équilibre ○ Déséquilibre ○

Conclusion : ☐

Etc.

**Vous avez réussi en 2 pesées :** comparez votre stratégie à celle utilisée par Léo. C'est la manière la plus efficace et la plus rapide d'identifier la fausse pièce. Vous pouvez refaire le même exercice en faisant varier le nombre de pièces.

**Vous avez réussi en 3 pesées :** comparez votre stratégie à celles utilisées par Tom et Léa.

**Vous avez réussi en plus de 3 pesées :** comparez votre stratégie à celle utilisée par Éva.

**Vous n'avez pas réussi :** lisez attentivement les explications des personnages du groupe, puis recommencez en vous représentant mentalement (ou en manipulant, à l'aide d'une balance et de pièces) les différentes pesées faites par Léo.

## 2e phase : confrontation des stratégies

Confrontez votre stratégie et votre réponse à celles des personnages ci-dessous, puis à leur cheminement. Essayez de verbaliser (de décrire) votre action de la manière la plus détaillée possible, cela vous permettra de mieux comprendre votre réussite et vos difficultés.

ÉVA : « Il me faut entre 1 et 7 pesées pour l'identifier ; je mets 1 pièce dans chaque plateau… et j'observe.
S'il y a équilibre, alors :
1) je garde une des deux pièces car je suis sûre qu'elles sont vraies ;
2) je m'en sers pour comparer les 7 autres. Mais il va me falloir entre 1 pesée, si j'ai de la chance (?) et 7 pesées (si je n'en ai pas) pour être sûre de l'identifier. »

TOM : « Il me faut entre 2 et 3 pesées pour l'identifier ; je mets 2 pièces dans chaque plateau… »

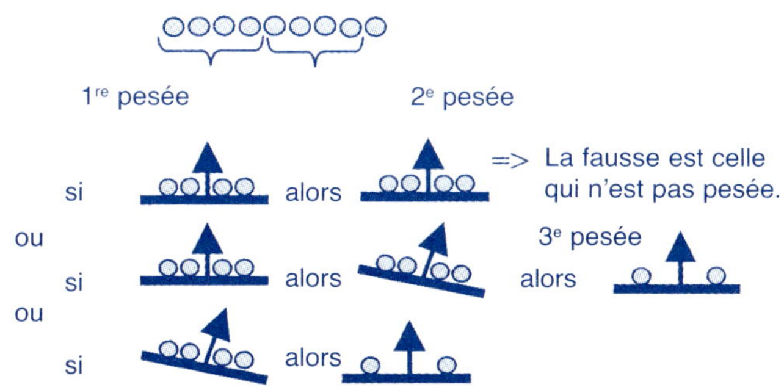


LÉO : « Il me faut 2 pesées pour l'identifier ; je mets 3 pièces dans chaque plateau… J'observe :
1) S'il y a équilibre, les 6 sont vraies et la fausse pièce se trouve dans les 3 restantes, alors je mets 1 pièce dans chaque plateau, s'il y a à nouveau équilibre, la fausse pièce est donc obligatoirement celle qui n'a pas été pesée.
2) S'il y a déséquilibre, je prends 2 des 3 pièces du plateau le plus lourd et je les compare. »

LÉA : « Il me faut entre 1 et 3 pesées pour l'identifier ; je mets 4 pièces dans chaque plateau…
J'observe :
Si, par chance, A et B sont équilibrés, alors je sais que la fausse pièce est celle qui n'a pas été pesée ! mais s'il y a déséquilibre, je reprends les 4 plus lourdes, je mets 2 pièces dans A et 2 dans B et je compare… Mais il me faudra une troisième pesée s'il y a déséquilibre ! »

## 3e phase : correction – discussion

C'est Léo qui a trouvé la méthode la plus efficace et la plus rapide, il est sûr qu'en deux pesées il aura identifié la fausse pièce. Éva, Tom et Léa arrivent aussi à l'identifier mais il leur faudra plus de manipulations, sauf si le facteur chance leur donne un petit coup de pouce ! Mais, ce facteur ne peut être pris en compte dans une démarche de recherche de solution logique. L'objectif de cet exercice est la maîtrise de la relation d'implication « si… alors » ; pour cela, vous pouvez vous entraîner aussi bien sur un support verbal, comme Éva, Léo et Léa ou comme Tom qui préfère raisonner sur un support graphique.

**2** Monsieur Léonard tombe en panne d'essence sur une petite route de campagne. La station service la plus proche est à des kilomètres, comment faire ? Hugo ayant aperçu ses feux de détresse s'arrête. Il dispose d'un jerricane plein, contenant 12 litres d'essence. Il propose de le dépanner de quelques litres. Monsieur Léonard lui en demande 6 litres (le minimum pour qu'il puisse atteindre la station service la plus proche). Hugo fouille alors dans son coffre, mais il ne trouve qu'un seau d'une contenance de 7 litres et un récipient d'une contenance de 5 litres. Comment va-t-il devoir faire, en un nombre minimum d'opérations de transvasement, pour isoler les 6 litres qu'il accepte de lui donner ? (un transvasement est compté comme une opération).

## 1re phase : travail individuel

Concentrez-vous et lisez bien le problème.
Quelle stratégie allez-vous mettre en œuvre, essayez de l'expliquer mentalement, puis faites les hypothèses qui en découlent. À quelle solution aboutissez-vous ? Vous pouvez dessiner vos opérations de transvasement dans les récipients « vides » présentés ci-dessous.

Position de départ :

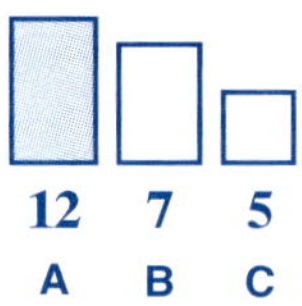


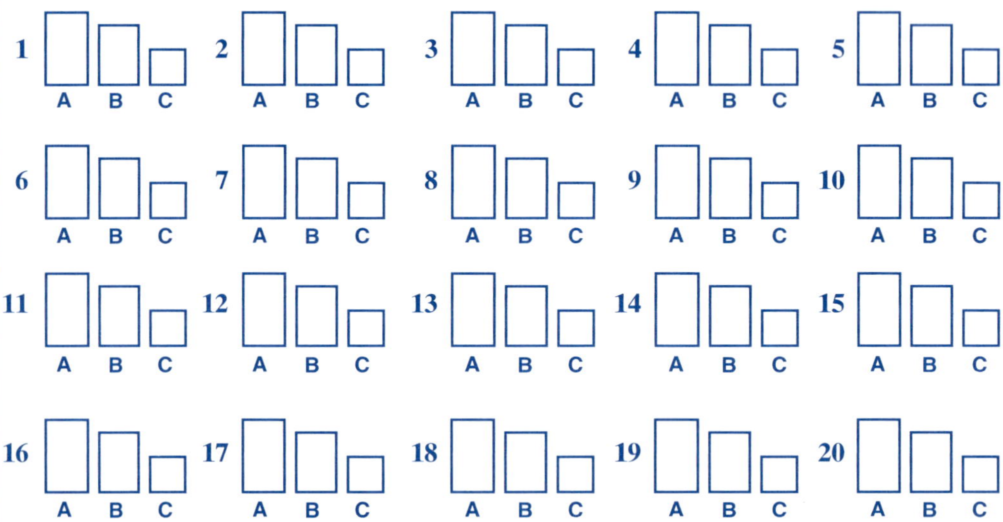


Etc.

**Vous avez réussi en moins de 10 opérations :** comparez votre stratégie avec celles utilisées par Hugo et Tom.
**Vous avez réussi en 10 opérations :** comparez votre stratégie avec celle utilisée par Anna. C'est elle qui a utilisé la stratégie la plus rapide et la plus efficace.
**Vous avez réussi en plus de 10 opérations** : comparez votre stratégie à celle utilisée par Léa.

**Vous n'avez pas réussi :** lisez attentivement les explications des personnages du groupe, puis recommencez en vous représentant mentalement et par vous-même les différentes opérations de transvasement à faire.
La confrontation à un nouvel exercice, un nouveau problème, met en difficulté les stratégies les plus éprouvées. Dans un premier temps on essaie de résoudre le problème avec les moyens de raisonnement que l'on est habitué à utiliser, ceux que l'on maîtrise (*cf.* processus « d'assimilation » décrit par J. Piaget) ; si cela suffit, on n'aura pas modifié ses propres structures logiques et on se retrouvera dans son état d'équilibre antérieur, il en sera même légèrement amélioré car, plus on pratique un mode de raisonnement, plus on sera habile pour l'utiliser dans des circonstances analogues.
Si l'on rencontre des difficultés à résoudre le problème posé, on se trouve alors contraint d'effectuer un remaniement de son mode initial de pensée (*cf.* processus « d'accommodation » décrit par J. Piaget). Il faut acquérir des éléments nouveaux. Au final, on arrive à un nouvel état d'équilibre bien supérieur à celui que l'on avait au départ. Le prochain problème rencontré, on pourra le résoudre plus aisément, et s'il s'avère plus difficile, un nouveau remaniement se fera, et ainsi de suite pourrons-nous progresser et développer nos capacités intellectuelles.

## 2e phase : confrontation des stratégies

Confrontez votre stratégie et votre réponse à celles des personnages ci-dessous, puis à leur cheminement. Essayez de verbaliser (de décrire) votre action de la manière la plus détaillée possible, cela vous permettra de mieux comprendre votre réussite et vos difficultés.

ANNA : « Je commence par remplir le seau de 7 litres et en 10 opérations j'isole les 6 litres d'essence ».

| | A | B | C |
|---|---|---|---|
| 1. A → B | 5 | 7 | 0 |
| 2. B → C | 5 | 2 | 5 |
| 3. C → A | 10 | 2 | 0 |
| 4. B → C | 10 | 0 | 2 |
| 5. A → B | 3 | 7 | 2 |
| 6. B → C | 3 | 4 | 5 |
| 7. C → A | 8 | 4 | 0 |
| 8. B → C | 8 | 0 | 4 |
| 9. A → B | 1 | 7 | 4 |
| 10. B → C | 1 | 6 | 5 |

TOM : « Je commence par remplir le seau de 7 litres, mais au bout de 2 opérations je me trouve dans une impasse, je dois recommencer ».

| Opération | A | B | C | |
|---|---|---|---|---|
| **1. A → B** | 5 | 7 | 0 | |
| **2. A → C** | 0 | 7 | 5 | |
| **3. B → A** | 5 | 0 | 7 | ou tout remettre dans A |

HUGO : « Je commence par remplir le seau de 7 litres, mais au bout de 7 opérations je me retrouve au point de départ ».

| Opération | A | B | C |
|---|---|---|---|
| **1. A → B** | 5 | 7 | 0 |
| **2. B → C** | 5 | 2 | 5 |
| **3. B → A** | 7 | 0 | 5 |
| **4. C → B** | 7 | 5 | 0 |
| **5. A → C** | 2 | 5 | 5 |
| **6. C → B** | 2 | 7 | 3 |
| **7. C → A** | 5 | 7 | 0 |

LÉA : « Je commence par remplir le récipient de 5 litres et en 14 opérations j'isole les 6 litres d'essence ».

| Opération | A | B | C | Opération | A | B | C |
|---|---|---|---|---|---|---|---|
| **1. A ➤ C** | 7 | 0 | 5 | **8. B ➤ C** | 10 | 0 | 2 |
| **2. C ➤ B** | 7 | 5 | 0 | **9. A ➤ B** | 3 | 7 | 2 |
| **3. A ➤ C** | 2 | 5 | 5 | **10. B ➤ C** | 3 | 4 | 5 |
| **4. C ➤ B** | 2 | 7 | 3 | **11. C ➤ A** | 8 | 4 | 0 |
| **5. C ➤ A** | 5 | 7 | 0 | **12. B ➤ C** | 8 | 0 | 4 |
| **6. B ➤ C** | 5 | 2 | 5 | **13. A ➤ B** | 1 | 7 | 4 |
| **7. C ➤ A** | 10 | 2 | 0 | **14. B ➤ C** | 1 | 6 | 5 |

## 3e phase : construction du raisonnement

**ANNA a trouvé la bonne stratégie en 10 opérations.**

La stratégie d'Anna l'a menée plus rapidement à la solution et elle a économisé 3 opérations de transvasement par rapport à Léa. Interrogée sur sa manière de procéder, elle a répondu : « j'ai vu qu'il y avait 3 récipients de contenances différentes : 1 grand de 12 litres, 1 moyen de 7 litres et 1 petit de 5 litres. Ce sont mes seuls repères. Je ne peux que déduire à partir de ces 3 contenances. Je dois combiner ces trois contenances pour obtenir les 6 litres demandés, ce qui peut me faire 5 + 1 ou 7 – 1, mon but est donc d'arriver à isoler 1 litre à partir de ces trois contenances. J'y parviens à la 9e opération et à l'opération suivante, le tour est joué. »

Elle a essayé d'anticiper mentalement les conséquences de son action sur les opérations ultérieures, en ne perdant pas de vue son but : d'abord isoler 1 litre.

Ce calcul par anticipation mentale des actions à venir, apparaît comme une stratégie très puissante, qui permet de maîtriser assurément des problèmes de taille réduite, mais qui ne va pas sans entraîner un coût important en terme de charge en mémoire de travail. Son exécution correcte exige que soient mémorisées toutes les étapes intermédiaires, comme par exemple dans la résolution, mentalement, d'une multiplication à plusieurs chiffres, où il convient de mémoriser tous les totaux intermédiaires.

**LÉA a trouvé la bonne stratégie en 13 opérations.**
La stratégie de Léa lui a permis d'arriver à la bonne solution, et pour ce faire, elle a préféré voir pas à pas (transvasement par transvasement) les conséquences de son action. Elle ne s'est pas fixé d'autre but initial que celui d'arriver à isoler 6 litres. Elle n'a pas prévu les conséquences de ses différents choix, au-delà de l'action qu'elle est en train d'effectuer. Cette stratégie a été efficace cette fois-ci, mais confrontée à un problème plus complexe, elle pourrait ne pas la mener assurément à la solution.

Pour illustrer ce propos, reprenons l'exemple du problème « des sommets secondaires » présenté par J. Costermans dans son ouvrage sur les activités cognitives. « Supposons qu'un aveugle ait à gravir une montagne qu'il ne connaît pas, avec la mission d'aboutir au sommet le plus rapidement possible. Il pourrait adopter une stratégie qui consisterait, chaque fois qu'il fait un pas, à tâter du pied le terrain autour de lui, et à poser le pied du côté où le terrain monte le plus. Ce serait une stratégie défendable si la montagne présente une pente ascendante régulière de la base au sommet. Mais supposons que la pente comporte des sommets secondaires, le sujet qui aboutirait au faîte de l'un des sommets secondaires constaterait que, tout autour de lui, la pente redescend. Il croirait à tort, avoir atteint son but et s'en tiendrait là. »

TOM. Il a pris le bon départ, mais dans sa recherche de solution, il s'est rapidement mis dans une impasse. Il hésite au départ entre remplir B ou C. Au hasard, il choisit B, dès la 2e opération, il s'aperçoit qu'il s'est mis dans une impasse :
– soit il revient à son point de départ en remettant C dans A ;
– soit, il met B dans A, et là se dit qu'il aurait dû commencer par remplir C…
Tom décide de tout remettre dans A et de recommencer. Il aurait dû anticiper le résultat de l'opération qu'il était en train d'effectuer, se le représenter mentalement en faisant, par exemple, un inventaire méthodique des opérations possibles, avec des vérifications des hypothèses en cours : ce geste intériorisé devenant alors raisonnement.

HUGO. Il semblait mieux parti que Tom, mais l'option qu'il prend à la troisième opération le fait revenir, au bout de 7 opérations, à sa première opération de départ. Lorsque l'on a interrogé Hugo sur sa manière de procéder, il nous a dit ne pas avoir « pensé » de stratégie particulière, qu'il a fait chaque opération un peu intuitivement, et que le hasard aidant, il est allé jusqu'à l'opération n° 7 mais que là, il s'est aperçu qu'il était revenu au point de départ. Il nous a même avoué qu'il ne voyait absolument pas comment on pouvait arriver à isoler 6 litres à partir de 3 récipients de contenances différentes, qui plus est, sans en verser au fur et à mesure dans le réservoir ! Lui, il aurait tout simplement rempli le récipient de 5 litres, l'aurait vidé dans le réservoir et aurait complété « intuitivement » par le litre manquant ! L'essentiel étant qu'il puisse repartir !

Si, comme Léa, vous commencez par remplir le récipient de 5 litres, une autre stratégie peut être développée, qui, en 12 opérations, vous permettra d'isoler les 6 litres d'essence. À vous de trouver cette stratégie en essayant d'anticiper mentalement les opérations que vous allez faire. Pour vous aider, un indice à la 7e opération, elle obtient :

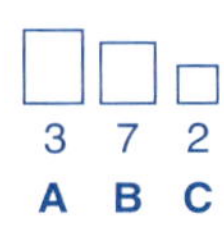


**3** Dans cet exercice, comme dans le précédent, il va vous être demandé de trouver parmi une multiplicité de chemins susceptibles de vous mener à la solution (chemins pouvant être plus ou moins longs donc plus ou moins coûteux) celui qui, plus court que les autres, représentera la solution optimale.

Soit un dispositif, comprenant trois tiges (A, B, C) . Sur la première tige (A) sont empilés trois disques du plus grand au plus petit. Le problème consiste à faire passer tous les disques de la tige (A) à la tige (C) de manière à ce qu'ils se retrouvent empilés dans le même ordre. Seule contrainte, un disque plus grand ne doit jamais être empilé sur un disque plus petit.

Position de départ

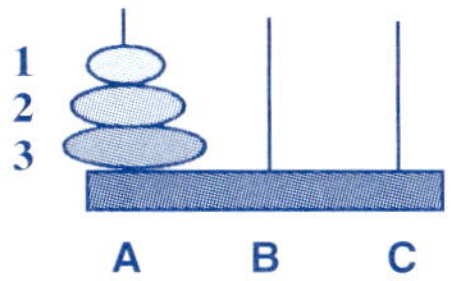


Position d'arrivée

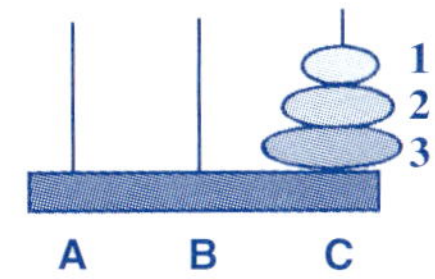


## 1re phase : travail individuel

Concentrez-vous et lisez bien le problème.
Quelle stratégie allez-vous mettre en œuvre, essayez de l'expliquer mentalement, puis faites les hypothèses qui en découlent. En combien de mouvements minimum passez-vous de l'une à l'autre position ?

Départ

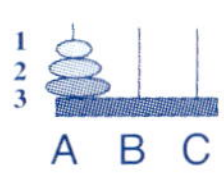


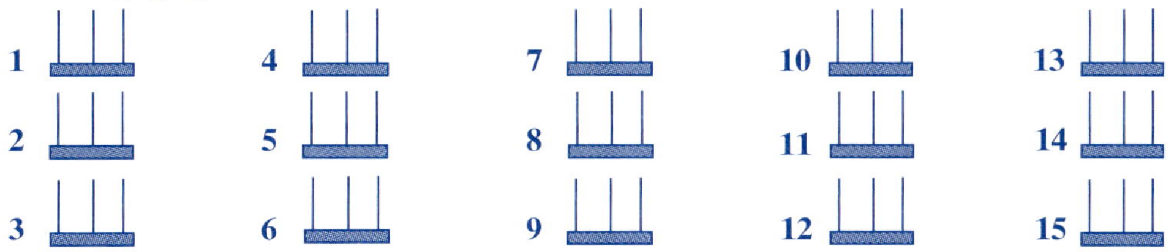


Etc.

**Vous avez réussi en 7 mouvements :** comparez votre stratégie à celle utilisée par Léo.
**Vous avez réussi en 9 mouvements :** comparez votre stratégie à celles utilisées par Tom et Hugo.
**Vous avez réussi 10 mouvements :** comparez votre stratégie à celle utilisée par Anna.
**Vous avez réussi en plus de 10 mouvements :** comparez votre stratégie à celle utilisée par Éva.
**Vous n'avez pas réussi :** lisez attentivement les explications des personnages du groupe, puis recommencez, en vous représentant *mentalement et par vous-même* les différents mouvements à effectuer.

## 2e phase : confrontation des stratégies

Confrontez votre stratégie et votre réponse à celles des personnages ci-dessous, puis à leur cheminement. Essayez de verbaliser (de décrire) votre action de la manière la plus détaillée possible, cela vous permettra de mieux comprendre votre réussite et vos difficultés.

ANNA : « Mon premier mouvement : je passe le plus petit disque sur la tige B, et en 10 mouvements j'arrive à la position finale. »

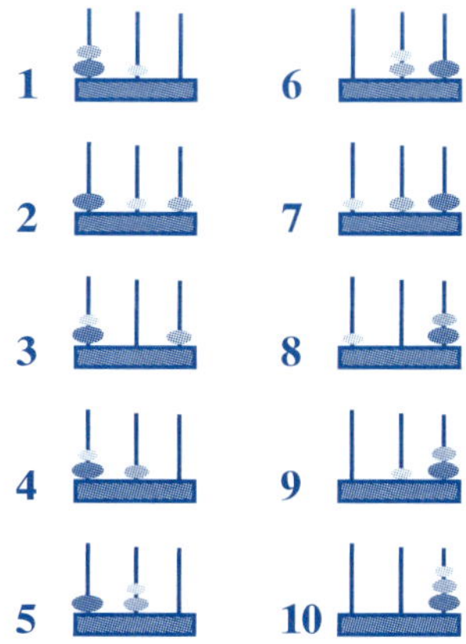


LÉO : « mon premier mouvement : je passe le plus petit disque sur la tige C, et en 7 mouvements j'arrive à la position finale. »

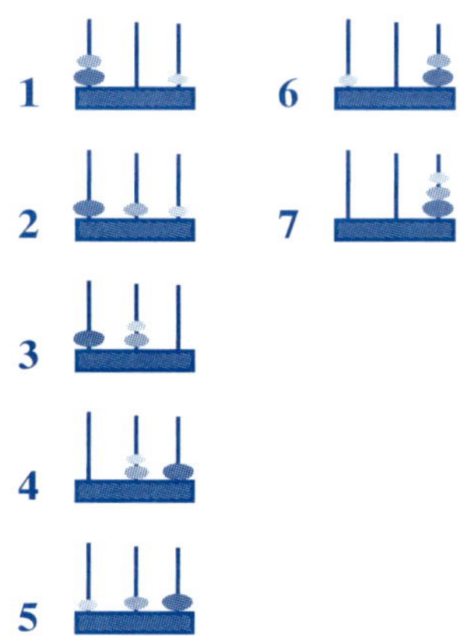


HUGO : « mon premier mouvement : je passe le plus petit disque sur la tige B, et en 9 mouvements j'arrive à la position finale. »

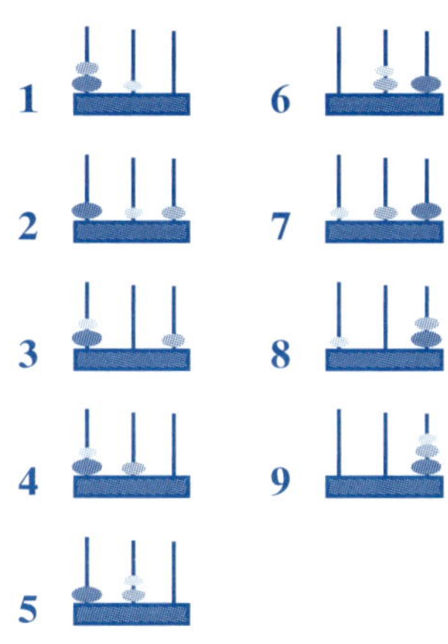

TOM : « mon premier mouvement : je passe le plus petit disque sur la tige C, et en 9 mouvements j'arrive à la position finale. »

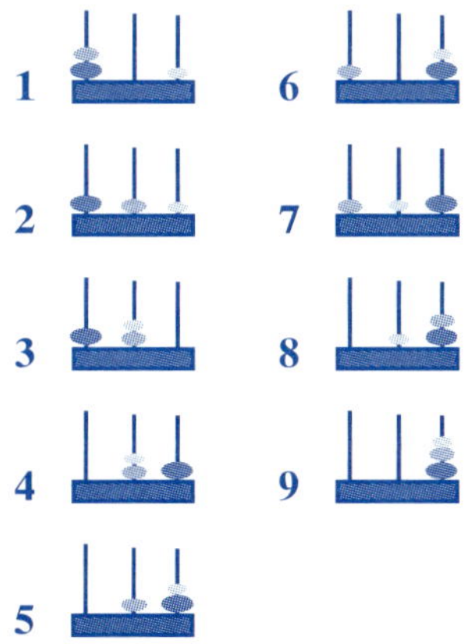


ÉVA : « mon premier mouvement : je passe le plus petit disque sur la tige C, et en 17 mouvements j'arrive à la position finale. »

**1.**1C • **2.**2B • **3.**1B • **4.**1A • **5.**2C • **6.**1C • **7.**3B • **8.**1A • **9.**2B • **10.**1B • **11.**1C • **12.**2A • **13.**1A • **14.**3C • **15.**1B • **16.**2C • **17.**1C

## 3e phase : construction du raisonnement

Tous arrivent à la solution finale, mais chacun a utilisé une stratégie particulière, plus ou moins efficace et rapide. Léo, Tom et Éva ont démarré de la même manière (3 premiers mouvements), mais Léo n'a eu besoin que de 7 mouvements pour empiler les trois disques dans l'ordre demandé sur la tige C, Tom 9, et Éva a eu besoin de 17 mouvements pour arriver à la même solution. Que s'est il passé ?

TOM. Interrogé sur la manière dont il a abordé le problème, Tom a répondu : « J'ai lu l'énoncé du problème, et je me suis dit que le but de l'exercice étant de transférer tous les disques sur la tige C, (je me suis représenté mentalement cette position finale) il fallait qu'à chaque action, je choisisse toujours le mouvement qui ressemblerait le plus à cette position finale, et faire en sorte d'éviter les retours en arrière. Mais au moment d'envisager mon premier déplacement, je me suis posé la question : ai-je le droit de placer directement mon disque sur la tige C ou dois-je d'abord le faire transiter par la tige B ? J'ai relu la consigne attentivement, elle ne stipulait qu'une seule contrainte, celle de ne jamais poser un grand disque sur un plus petit. Je suis donc reparti, mais si le temps avait été chronométré, j'aurais peut-être perdu de précieuses minutes. »

Cette stratégie, tout à fait louable, l'a conduit en 9 mouvements à la solution, mais si l'on regarde bien son cheminement, au 5e mouvement, il est amené à faire un détour. Il déplace le disque 1 sur C, cette action lui paraît plus ressemblante à la solution finale, mais, elle l'oblige, soit à revenir en arrière (en déplaçant 1 sur A), solution qu'il ne choisit pas ; soit à faire un détour, solution pour laquelle il se trouve obligé d'opter (il déplace 2 sur A, puis 1 sur B) avant d'arriver à la solution. Tom a utilisé une stratégie qui lui a permis pas à pas, à chaque mouvement effectué d'envisager le suivant. Il n'a pas prévu les conséquences de ces choix au-delà du mouvement à effectuer. Cette stratégie lui a permis de réaliser une bonne performance (2 mouvements de plus que la solution optimale), mais dans une autre situation/problème plus complexe, il n'est pas certain qu'il obtienne nécessairement une aussi bonne performance.

LÉO. Il a résolu le problème en seulement 7 mouvements, interrogé à son tour sur la manière dont il s'y est pris pour résoudre le problème, Léo nous a répondu : « Après avoir lu attentivement l'énoncé du problème, j'ai essayé de me représenter mentalement les différentes actions que j'allais être amené à effectuer pour aboutir à la solution finale. J'ai surtout essayé d'anticiper les mouvements en aval, de façon à envisager les conséquences immédiates de chaque mouvement sur les autres à suivre. J'ai essayé de prévoir pour chaque mouvement, ce qui risquait de se passer ultérieurement en me disant mentalement, si je place le disque 1 sur C, B reste libre et je pourrai y placer le disque 2, ce qui en même temps me permettra de libérer C pour y placer le disque 3. En quatre mouvements j'aurai transféré le disque 3 sur C et il ne me restera plus qu'à déplacer le disque 1 sur A pour pouvoir placer le disque 2 sur C, et en 7 mouvements j'aurai résolu le problème. »

Cette stratégie utilisée par Léo s'avère très efficace, mais charge (voire surcharge) la mémoire de travail. Très efficace dans le cadre de problèmes de taille réduite, elle peut être remise en cause ou faire appel à un autre type de stratégie (fractionnement) dans le cadre de problèmes plus complexes.

ÉVA. Elle a résolu le problème en 17 mouvements. Interrogée comme Tom et Léo, sur sa manière d'aborder le problème, elle a répondu : « je n'ai pas utilisé véritablement de stratégie, j'ai plutôt procédé par essai et erreur. À chaque mouvement j'ai avancé un peu de manière aléatoire. J'ai eu également de la difficulté à trouver le mode de retranscription de mon cheminement. N'étant pas bonne en dessin, j'ai réfléchi à une autre manière de symboliser mes actions, j'ai tout simplement utilisé les numéros des disques et les lettres des tiges. » Éva est arrivée à la bonne solution, mais après de nombreux détours et retours en arrière qu'elle aurait pu s'éviter. Tous les autres personnages du groupe ont spontanément choisi de représenter graphiquement leur cheminement, Éva est la seule qui s'est posé le problème de la symbolisation de son cheminement. Peut-être ce mode de représentation lui a-t-il un peu fait perdre le fil de sa pensée ?

Anna et Hugo n'ont pas pris le même départ que leur camarade et sont respectivement arrivés à la solution en 10 et 9 mouvements. Hugo, comme Léo a essayé d'anticiper ses mouvements, mais a pris une option différente au départ.

ANNA. Elle nous a dit : « me trouvant face à une situation complexe, j'ai voulu essayer de la décomposer en situations plus simples. Je me suis fixé trois étapes :

– 1re étape (placer le disque 3) : pour cela il me faut, placer les disques 1 et 2 sur la tige B, de manière à libérer C et ainsi placer le disque 3 ;

– 2e étape (placer le disque 2) : pour cela il me faut mettre le disque 1 sur A ainsi le disque 2 pourra être placé ;

– 3e étape (placer le disque 1) : il ne me reste plus qu'à mettre le disque 1 sur le 2 et le 3. »

Sa stratégie est bonne et peut lui permettre de résoudre des problèmes complexes, mais ici, elle a commis quelques erreurs. Au départ, elle aurait dû faire le choix de placer 1 sur C et non sur B, cela lui aurait économisé 2 actions lors de sa 1re étape ; et, après son placement du disque 2, elle a commis une autre erreur d'étourderie ou de concentration. À l'action n° 9, elle a « oublié » la consigne, elle n'a pas placé directement 1 sur C pensant qu'elle ne pouvait avancer que d'une tige à la fois et l'a d'abord placé sur B puis sur C.

Pour continuer et aller plus loin, refaites cet exercice avec 4 disques à transférer sur C puis avec 6 disques, essayez de le faire en un nombre minimum d'actions et en un minimum de temps.

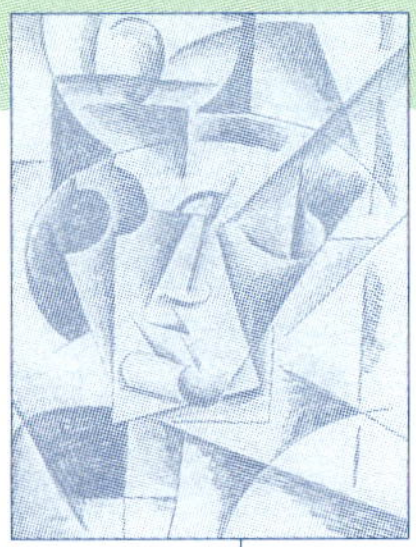

# Chapitre 5
# Attention – mémorisation

**Percevoir, mémoriser, apprendre… toutes les opérations mentales nécessitent la mobilisation de nos ressources attentionnelles.**

**Dans toutes les épreuves visant à apprécier les capacités intellectuelles, la bonne mobilisation de nos ressources d'attention et de mémoire est un facteur important de réussite. Lorsque nous voulons mémoriser une série d'actions ou d'informations nouvelles, le contrôle attentionnel joue un rôle fondamental, permettant l'encodage rapide et correct des données dans la mémoire de travail. La moindre distraction pouvant alors entraîner une perte d'informations avec risque d'aboutir à l'échec de la tâche entreprise.**

**C'est pourquoi, dans ce chapitre, nous aborderons ensemble, mais successivement, le travail de l'attention et de la mémoire.**

**Ces capacités d'attention, de concentration, sont souvent évaluées par les classiques tests de « barrage de signes » où il est demandé aux candidats de repérer et de discriminer le plus finement possible, des éléments (signes graphiques, verbaux ou numériques) dans un ensemble complexe.**

# Décontraction mentale

*Durée ➡ 1 minute*

Cette figure peut se percevoir de deux façons, ouverture vers le haut et ouverture vers le bas. Lorsque vous arriverez à les percevoir de ces deux façons, passez de l'une à l'autre de ces perceptions.

Donnez-vous une minute pour opérer le maximum de changements de perceptions possibles. Comptabilisez ces changements.

Faites autant de séries d'1 minute que vous le souhaitez.

Vous passerez à un autre exercice, lorsque vous aurez constaté une augmentation de votre performance de manière significative (par exemple 30 %).

Vous pouvez, à l'aide du tableau ci-dessous, noter votre performance (nombre de passages d'une perception à l'autre en 1 minute), et observer votre progression.

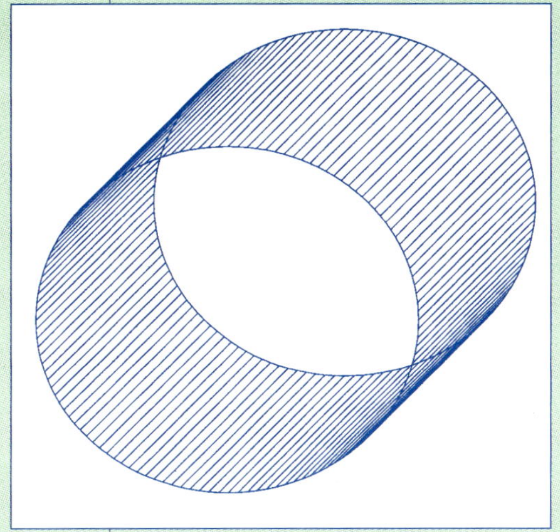

| ESSAIS | Nombre de passages réalisés en 1 minute |
|---|---|
| 1 | |
| 2 | |
| 3 | |
| 4 | |
| 5 | |
| 6 | |

# 1 • ATTENTION

Dans cette première partie du chapitre, nous vous proposons six exercices différents ayant pour objectif de vous faire travailler votre aptitude à l'attention, à la concentration. Pour tous ces exercices, le facteur temps est un élément important de votre entraînement. Veillez à bien le respecter.

## > EXERCICES

**1** *Munissez-vous d'une feuille blanche et d'un crayon et exécutez en moins de trois minutes les instructions suivantes :*

1. Lisez tout attentivement avant de commencer.
2. Déclenchez votre chronomètre.
3. Inscrivez votre nom en haut à gauche.
4. Dessinez trois grands ronds côte à côte.
5. Dessinez deux ronds plus petits juste en dessous et enlacez-les aux trois grands.
6. Retournez la feuille.
7. Écrivez sept noms de pays.
8. Soulignez le nom du troisième pays.
9. Inscrivez votre date de naissance.
10. Faites-la précéder de votre lieu de naissance.
11. Additionnez les chiffres de votre jour et de votre mois de naissance (ex. : 04 + 12).
12. Divisez le nombre obtenu par 2.
13. Retournez la feuille.
14. Inscrivez le nombre obtenu dans un des grands cercles.
15. Arrêtez le chronomètre.
16. Ne tenez pas compte de tout ce qui précède et passez à l'exercice n° 2.

Si vous vous êtes ennuyé(e) à réaliser tout ça, tant pis pour vous ! La première instruction vous spécifiait bien qu'il fallait tout lire avant de commencer.

### 2 TEXTES À MÉMORISER

> *Lisez attentivement les textes ci-dessous* ***une seule fois*** *ou, si vous en avez la possibilité, faites vous lire ces textes par une tierce personne,* ***une seule fois****.*
*Puis, faites une pause (allez marcher quelques minutes, profitez-en pour aller boire un coup…) puis répondez aux questions sans avoir le texte sous les yeux, bien entendu. Entourez votre réponse*

*Texte n °1.*

*« Les inscriptions se font, tous les mardis et jeudis de septembre à novembre, de 9 heures à 12 heures et de 14 heures à 16 heures, au 2e étage du local de l'Association, situé au 17, place de la Mairie dans le 3e arrondissement (métro place d'Italie). Les tarifs vous seront communiqués sur place. Toutes les demandes de renseignements sont à adresser au siège, à l'adresse suivante : Association « Lire et Comprendre », 8, rue du Tribunal, 75007 Paris. Elles doivent être obligatoirement accompagnées d'une enveloppe timbrée au tarif en vigueur et libellée à votre nom et adresse, pour la réponse. Réponse sous 10 jours. Aucune inscription ne se fera par courrier. »*

**1.** Les inscriptions se font :
**A.** à la mairie **B.** au tribunal **C.** au siège de l'Association **D.** au local de l'Association

**2.** L'adresse du local de l'Association est :
**A.** 17, place du Tribunal **B.** 8, rue du Tribunal **C.** 8, place d'Italie **D.** 17, place de la Mairie

**3.** L'Association s'appelle :
**A.** Lire et Savoir **B.** Lire et Comprendre **C.** Voir et Comprendre **D.** Comprendre et Raisonner

**4.** Les inscriptions ont lieu :
**A.** dans 10 jours **B.** mardi et jeudi prochains uniquement **C.** tous les mardis et jeudis de septembre à novembre **D.** tous les jeudis et vendredis de septembre à décembre

**5.** Les demandes de renseignements se font :
**A.** par courrier, au local **B.** par courrier, au siège **C.** sur place, au local **D.** sur place, au siège

**6.** Le bureau des inscriptions se trouve :
**A.** au rez-de-chaussée **B.** au 1er étage **C.** au 3e étage **D.** au 2e étage

*Texte n ° 2.*

*« Nicole Audant est infirmière. Lorsqu'elle épousa Robert Audant en juin 1936, ce dernier travaillait dans la journée et suivait les cours du soir en vue d'obtenir un diplôme. Madame Audant continua à exercer son métier afin que son mari pût poursuivre ses études. Le soir de la naissance de leur fille, en avril 1938, pourtant inquiète, elle insista pour que Robert allât assister à son cours après qu'il l'eut conduite à la maternité. En six années, Robert ne manqua jamais une fois et passa brillamment son examen. Sa mère, sa femme, ses deux frères et sa sœur assistèrent à la remise des diplômes, une flamme de fierté au fond des yeux. »*

**1.** Le soir de la naissance de leur fille, elle insista :
**A.** pour qu'il reste avec elle à la maternité
**B.** pour qu'il aille à son cours après l'avoir accompagné à la maternité
**C.** pour que dès son cours terminé, il aille la rejoindre à la maternité
**D.** pour qu'il aille assister à son cours, mais il insista pour rester avec elle, la sachant inquiète

**2.** Ils se marièrent en :
**A.** avril 1938
**B.** avril 1936
**C.** juin 1936
**D.** juin 1938

**3.** Quand ils se sont mariés, Robert :
**A.** ne travaillait pas, poursuivait ses études
**B.** rentrait chez lui tous les soirs après sa journée de travail
**C.** venait juste d'obtenir son diplôme
**D.** travaillait dans la journée et suivait les cours du soir

**4.** En six années, Robert :
**A.** manqua une fois son cours, mais passa quand même brillamment son examen
**B.** ne manqua jamais une fois et réussit son examen brillamment

**C.** ne manqua jamais une fois, mais repassa une fois son examen
**D.** était inquiet le jour de l'examen, ayant manqué son cours quelques fois

**5.** Lorsqu'elle se maria, Nicole :
**A.** terminait ses études d'infirmière
**B.** allait commencer ses études d'infirmière
**C.** travaillait comme infirmière
**D.** suivait les cours du soir, pour devenir infirmière

**6.** Le jour de la remise des diplômes, étaient présents :
**A.** la mère de Nicole, ses deux frères et leurs femmes
**B.** la sœur de Robert, son frère et sa femme
**C.** la mère de Robert, sa femme, ses deux frères et sa sœur
**D.** les deux sœurs de Nicole et la mère, le frère et la femme de Robert

> *Vous pouvez continuer cet exercice seul. Lorsque vous lisez par exemple, (ouvrages de littérature, articles de presse...) essayez d'identifier mentalement les éléments (les événements, les faits, les données concernant la temporalité, la précision du lieu... mais aussi les sentiments éprouvés par les personnages...). Pensez à tout ce qui pourrait faire l'objet d'une question de la part d'un interlocuteur concernant le texte ou l'information que vous êtes en train de lire.*

## 3 CONCENTRATION VISUELLE

### DÉCLENCHEZ LE CHRONOMÈTRE POUR 5 MINUTES

> *Pour chaque question, deux ensembles vous sont présentés côte à côte. À vous de déterminer si ces deux ensembles, sont strictement identiques ou non. Si vous trouvez qu'ils sont strictement identiques, entourez la réponse A, si vous trouvez qu'ils ne sont pas strictement identiques, entourez la réponse B.*

**1.** f t g y h j l u n g  f t g y h j l u n g
**A.** **B.**

**2.** d b u v n u d b v n v u  d b u n v u b d v n v u
**A.** **B.**

**3.** 6 1 4 9 2 1 7 4 3 5 1 8  6 1 4 9 2 1 7 3 4 5 1 8
**A.** **B.**

**4.** C 7 F V I L 0 3 B U 8 4 A D  C 7 F V I L 0 3 B U 8 4 A D
**A.** **B.**

**5.**

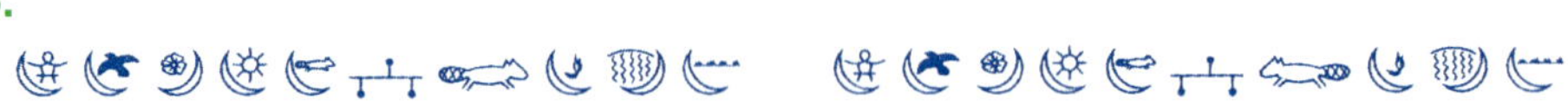

**A.** **B.**

**6.**

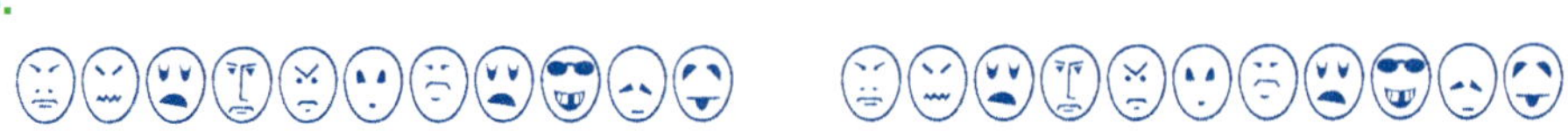

**A.** **B.**

**7.**

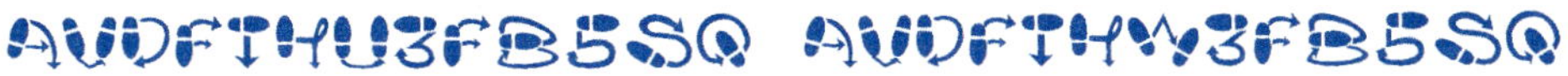

**A.** **B.**

**8.**

**A.** **B.**

**9.** Monsieur Laporte est le gardien d'un entrepôt de sculptures anciennes. Tous les soirs, il photographie l'ensemble des pièces dont il a la garde. Mais, dans la nuit du 16 au 17 mai, une effraction a été commise (vol ou simple échange). Alerté, il s'est rendu sur place : première constatation, le nombre total de sculptures est identique à celui de la veille. Il a alors photographié l'ensemble des pièces, et a mis son cliché à côté de celui pris la veille.
À vous de déterminer si des sculptures ont été échangées ou non. Pour cela, regardez attentivement les deux photos et entourez sur la photo n° 2, les éventuelles différences.

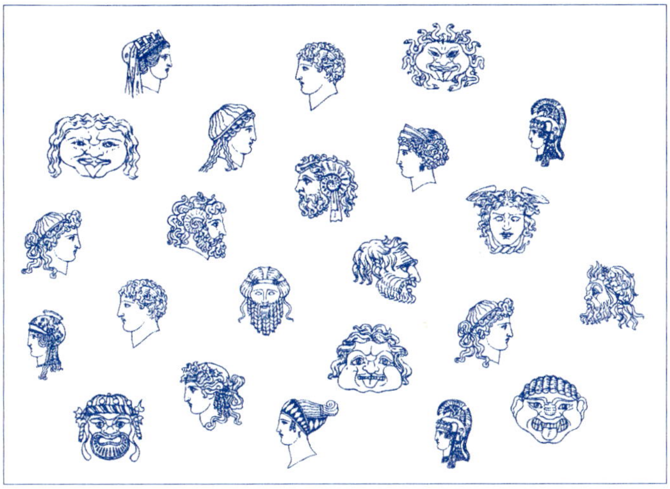

Photo n° 1

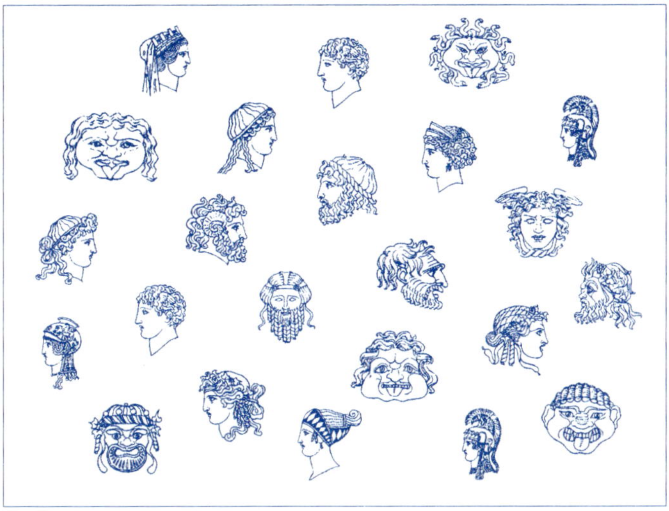

Photo n° 2

**10.** Observez attentivement ces deux planches en miroir horizontal. Sont-elles strictement identiques ? Si non, entourez sur la planche n° 2 les éventuelles différences que vous aurez observées.

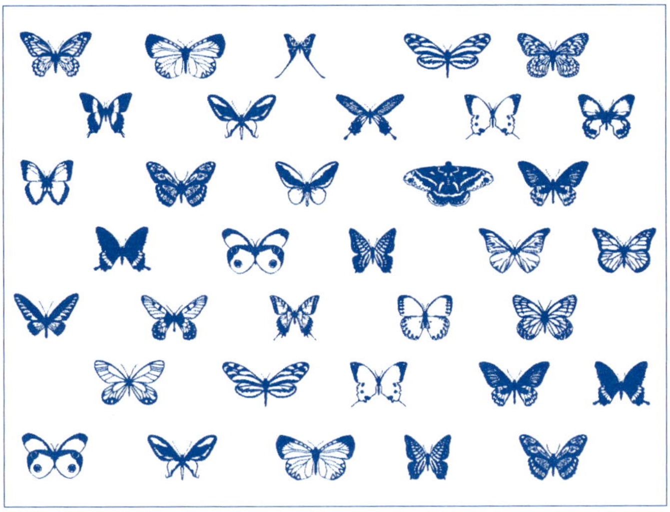

Planche n° 1

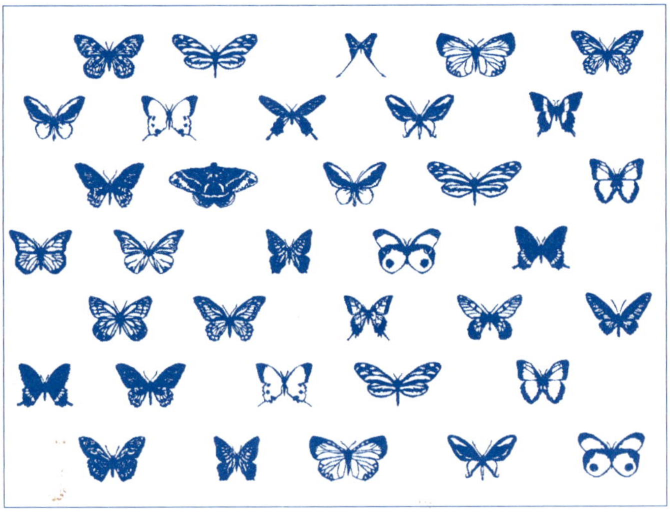

Planche n° 2

## 4 DÉCLENCHEZ LE CHRONOMÈTRE POUR 5 MINUTES

Les capacités de concentration sont également l'aptitude à repérer des éléments particuliers dans un ensemble plus ou moins complexe.

> *Regardez attentivement cet ensemble d'objets de toilette, puis répondez aux questions.*

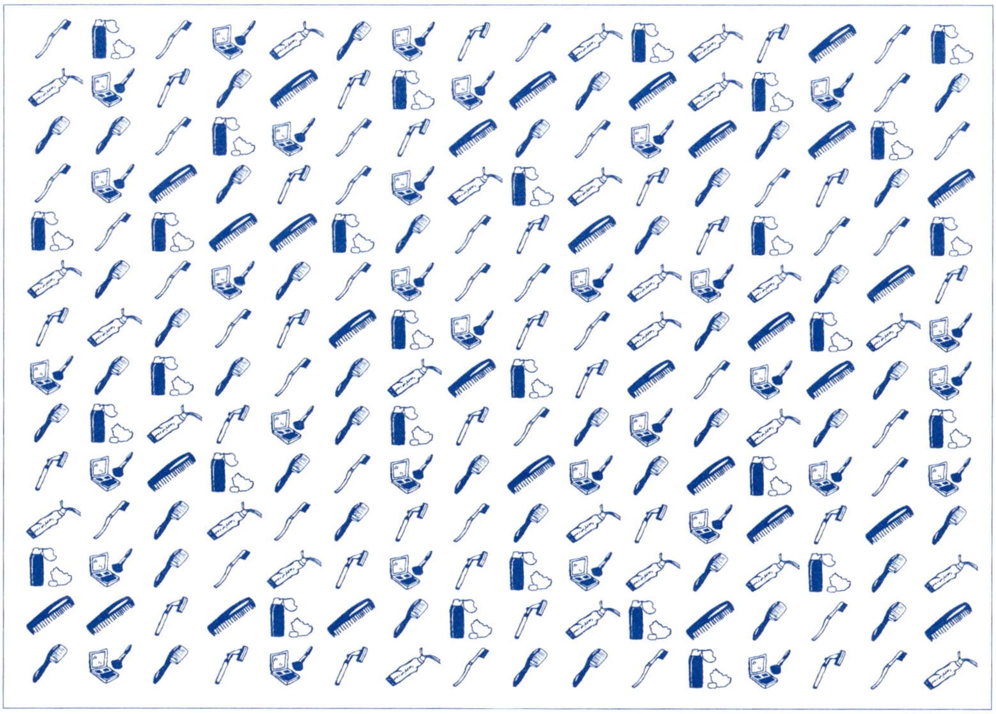

**1.** Combien de fois au total trouve-t-on le signe : 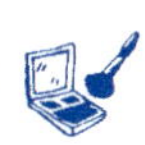 ?

VOTRE RÉPONSE :

**2.** Combien de fois au total trouve-t-on le signe : 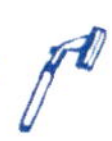 et le signe : 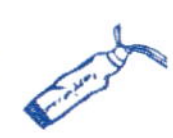 ?

VOTRE RÉPONSE :

**3.** Combien de fois au total trouve-t-on le signe : 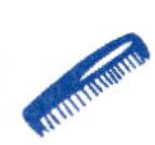

et le signe : 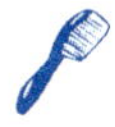 côte à côte, verticalement (peu importe l'ordre) ?

VOTRE RÉPONSE :

## 5 DÉCLENCHEZ LE CHRONOMÈTRE POUR 5 MINUTES

> *Pour la présentation de sa collection automne - hiver, un grand couturier parisien recherche de nouveaux top modèles. Pour cela il consulte le fichier d'une agence internationale. Regardez attentivement cet extrait, puis répondez aux questions.*

| *NATIONALITÉ* | *PRÉNOM* | *DATE DE NAISSANCE* | *TAILLE* |
|---|---|---|---|
| Finlandaise | LISA | 18.04.1983 | 1,83 m |
| Danoise | LOLA | 20.03.1985 | 1,80 m |
| Suédoise | KATIA | 16.04.1981 | 1,87 m |
| Norvégienne | EMMA | 20.12.1983 | 1,84 m |
| Finlandaise | KATIA | 17.05.1983 | 1,72 m |
| Suédoise | CLAUDIA | 16.12.1981 | 1,70 m |
| Danoise | LOLA | 12.06.1981 | 1,74 m |
| Norvégienne | KATIA | 20.04.1984 | 1,74 m |
| Finlandaise | LISA | 17.05.1985 | 1,77 m |
| Danoise | EMMA | 16.12.1982 | 1,84 m |
| Suédoise | LISA | 12.06.1983 | 1,79 m |
| Danoise | CLAUDIA | 16.04.1984 | 1,87 m |
| Norvégienne | LOLA | 06.12.1983 | 1,79 m |
| Danoise | LOLA | 20.04.1982 | 1,75 m |
| Norvégienne | CLAUDIA | 21.12.1985 | 1,85 m |
| Finlandaise | LISA | 17.05.1982 | 1,70 m |
| Danoise | LISA | 20.04.1984 | 1,83 m |
| Norvégienne | EMMA | 18.03.1981 | 1,76 m |
| Suédoise | CLAUDIA | 20.04.1985 | 1,73 m |
| Danoise | KATIA | 26.04.1984 | 1,76 m |
| Norvégienne | KATIA | 06.04.1983 | 1,81 m |
| Suédoise | LOLA | 19.12.1981 | 1,81 m |
| Norvégienne | CLAUDIA | 16.04.1984 | 1,88 m |
| Finlandaise | LISA | 16.12.1985 | 1,74 m |
| Danoise | EMMA | 17.04.1984 | 1,85 m |
| Norvégienne | KATIA | 16.03.1982 | 1,83 m |
| Finlandaise | EMMA | 06.12.1981 | 1,84 m |
| Suédoise | LISA | 17.12.1982 | 1,88 m |
| Danoise | LOLA | 17.04.1983 | 1,79 m |
| Suédoise | KATIA | 20.12.1984 | 1,77 m |

**1.** Combien y a-t-il au total de top modèles prénommées Katia et de top modèles prénommées Lisa mesurant moins de 1,82 m ?

VOTRE RÉPONSE :

**2.** Combien y a-t-il au total de top modèles mesurant entre 1,78 m et 1,86 m, nées en 1983 et de nationalité norvégienne ou suédoise ?

VOTRE RÉPONSE :

**3.** Combien y a-t-il au total de top modèles nées en décembre 1982 et de top modèles nées en avril 1984, de nationalité danoise ou suédoise, mesurant plus de 1,78 m ?

VOTRE RÉPONSE :

## 6 BARRAGE DE LETTRES

> *Munissez-vous d'un chronomètre. (Si vous le pouvez, faites-vous chronométrer par une tierce personne.)*

POUR CHAQUE QUESTION DÉCLENCHEZ
LE CHRONOMÈTRE POUR 3 MINUTES PUIS POUR 5 MINUTES

**1.** Dans l'ensemble de lettres ci-dessous, vous devrez compter, en 3 minutes, combien de fois au total il y a la lettre « e ».

**2.** Dans l'ensemble de lettres ci-dessous, vous devrez calculer, en 5 minutes, la différence entre le nombre de lettres « i » et le nombre de lettres « n ».

Jenevousraconteraipasjourparjourlesdeuxanneesquisuivirentdianecontinuaatravaillerav
eccourageetmodestiereclamantsouventavecunetendrehumilitelesconseilsdesonperemai
sceluicinetaitpasdisposetouslesjoursabiencomprendrecequilneutpasetecapabledefairesa
nssenrendrecomptedianeprenaituneruteopposeealasiennelepaysquellehabitaitposseda
itbeaucoupdebeauxrestesdelastatuaireantiquequeloncommencaitaapprecieecarlegoutfr
ancaiscommencaitluiaussiachercherunepentenouvellelagravurerepandaitetpopularisaitl
estrouvaillesprecieusesdepompeipeinturesvasesstatuesmeublesobjetsdetoutesorteetune
elegantesimplicitecommeondisaitalorstendaitaremplacerlachinoiserielecontourneonco
nnaissaitmieuxlitalieonvoyageaitdavantageetsionappreciaitencorelebeaucolorisetlaima
blefantaisiedewatteauonneseprenaitpasmoinsdesvasesetrusquesetdesmedaillesgrecque
sonnerevenaitpasprecisementaugoutdutempsdesvaloisquenousappelonsaujourdhuilepoq
uedelarenaissanceontenaitunerenaissancenouvellemoinsoriginalemaischarmanteencore

VOTRE RÉPONSE :

**3.** Vous pouvez recommencer cet exercice, en déclenchant une nouvelle fois le chronomètre pour encore une durée de 5 minutes et comptabiliser ensemble, le nombre total de lettres « a » et de lettres « m ». Mais vous pouvez également choisir tout autre support de votre choix, pour entraîner votre attention à ce classique exercice de « barrage de signes ».

## GUIDE DE CORRECTION

**2** Réponses texte n° 1 : **1.** D. • **2.** D. • **3.** B. • **4.** C. • **5.** B. • **6.** D.

Réponses texte n° 2 : **1.** B. • **2.** C. • **3.** D. • **4.** B. • **5.** C. • **6.** C.

**3** Réponses : **1.** A. • **2.** B. • **3.** B. • **4.** A. • **5.** B. • **6.** A. • **7.** B. • **8.** B.

**9.**

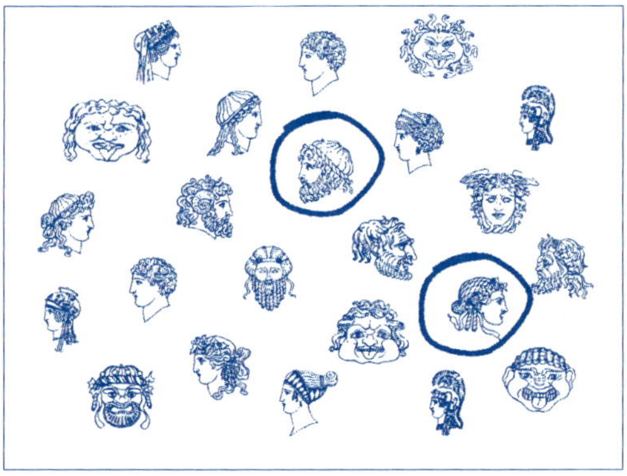

**10.**

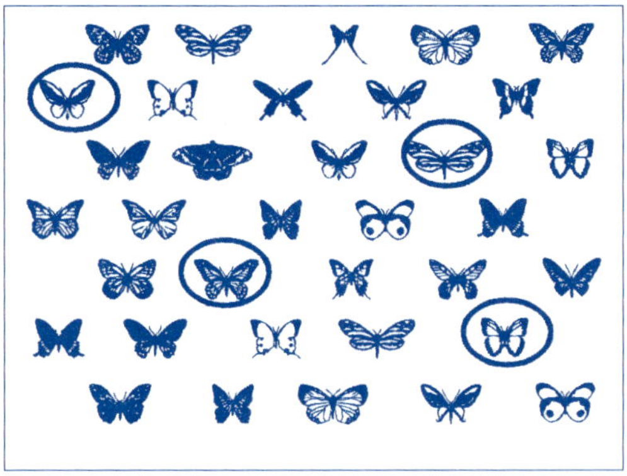

**4** Réponses : **1.** 32. • **2.** 54. • **3.** 12.

**5** Réponses : **1.** 9. • **2.** 4. • **3.** 5.

**6** Nombre total de lettres « e » dans l'ensemble de lettres : 166.
Nombre total de lettres « i » : 76, nombre total de lettres « n » : 73.
76 – 73 = 3.
Nombre total de lettres « a » 25, nombre total de lettres « m » 100.
25 + 100 = 125.

## > Construction du raisonnement

Voici les commentaires recueillis auprès des personnages à l'issue de ce travail sur l'attention.

HUGO. Dans le **premier exercice**, il a exécuté toutes les instructions, pourtant il avait le sentiment d'être particulièrement attentif lors de la lecture des consignes : il est allé chercher une feuille de papier et un chronomètre… Mais, sachant que le facteur temps est un élément important, et que ce facteur est généralement, pour lui, un facteur de stress, il s'est dit que : « 3 minutes ! » c'est très court, et s'est lancé « tout de suite dans l'action ». Il s'est bien interrogé sur le sens de ce qu'on lui demandait de faire, mais l'œil rivé sur le chronomètre, il ne s'est aperçu de son erreur qu'en lisant la dernière instruction ! Dans l'exercice n° 6 (**barrage de lettres**), il a été satisfait d'avoir pu finir dans le temps imparti, mais en se corrigeant, il s'est aperçu qu'il avait « sauté » beaucoup de « e ». Il avait essayé d'être rapide, mais cette rapidité a été au détriment de la précision.

ÉVA. Dans le second exercice (**textes à mémoriser**), elle a éprouvé quelques difficultés. Éva a eu du mal à évaluer, à repérer les éléments pertinents, se laissant facilement disperser par les formulations ou le style. Pour cet exercice, elle a pu avoir recours à l'aide d'une tierce personne qui lui a lu le texte. Mais, dès la première ligne, en entendant le nom de « Nicole Audant », la bizarrerie de la consonance, a été pour elle un élément distracteur, elle n'a pu se reconcentrer sur l'énoncé que quelques mots plus loin. Dans l'exercice de barrage de lettres, elle est arrivée à se concentrer pendant les premières minutes, et s'est ensuite déconcentrée. La tâche qu'on lui demandait d'effectuer ne la motivant pas particulièrement, elle n'a pu s'empêcher de penser à autre chose ! Au final, elle s'est rendue compte qu'elle avait oublié beaucoup de lettres.

ANNA. Dans l'exercice n° 2 (**texte à mémoriser**), elle a essayé de décoder les informations pertinentes du texte, en essayant de faire des pauses de temps en temps pour analyser rapidement les idées qui ressortaient de ces phrases afin de les retenir, sinon elle aurait eu l'impression de lire sans comprendre. Dans les **exercices n^os^ 4, 5 et 6**, elle a réussi à rester calme, concentrée presque tout le temps, mais n'a pu finir dans le temps imparti. Elle a eu le sentiment de ne pas avoir été très rapide, mais a fait peu d'erreurs.

LÉA. Dans l'exercice n° 6 (**barrage de lettres**) elle a eu du mal à se concentrer, ayant repéré que l'ensemble des lettres que Léa avait sous les yeux formait des mots, même si espace et ponctuation étaient absents. Cela l'a obligée à une plus grande concentration, afin de faire abstraction du contexte de sens des mots. À la fin de l'exercice, elle n'a pas voulu en rester là et s'est employée à reconstituer le « texte » qu'elle avait semblé entrevoir.

TOM. Ayant débuté le travail de ce chapitre en fin de journée, il a ressenti, à la fin du troisième exercice (**concentration visuelle**), une certaine fatigue, observant une diminution de son efficacité et une augmentation de ses erreurs. Il a fait une petite pause. Ce temps de pause terminé, il a continué les exercices, avec le sentiment que le fait de s'être arrêté quelques minutes lui a permis de maintenir son niveau d'efficacité.
En entendant le commentaire de Tom, Éva a évoqué, que pendant les exercices, elle a été dérangée par un bruit violent de klaxon et de crissement de pneus, dans la rue, en bas de chez elle. Elle n'a pu retrouver son niveau d'efficacité initial qu'après une ou deux minutes.

LÉO. Il a fait une remarque intéressante, il a travaillé ce chapitre collectivement, avec d'autres camarades, et s'est aperçu que pour l'exercice n° 6 (**barrage de lettres**), la présence des autres « facilitait » son niveau de vigilance et lui a permis d'obtenir une bonne performance. Il a fait cette remarque, car ayant repris ultérieurement cet exercice, seul face à une tierce personne, la « trop » grande élévation du niveau de vigilance qu'il devait déployer (présence de la tierce personne vécue comme évaluateur ?) est devenue plus perturbatrice que facilitante pour cette tâche en particulier.

Pour tous ceux qui n'ont pas, comme Tom, fait une petite pause, nous les invitons à se reposer quelques instants avant d'aborder la suite de ce chapitre concernant la mémoire.

# 2 • MÉMOIRE

La mémoire est un acteur de la réussite, il est donc important de s'employer à l'exercer et à la faire travailler de manière efficace. Pour apprendre, il faut être attentif à ce qui est présent et à ce qui vient de se passer, c'est à cette condition que l'on peut mémoriser. Nous l'avons vu dans les chapitres précédents, la mémoire est sollicitée dans toutes les activités intellectuelles. Pour que les processus mentaux mis en jeu dans les tests verbaux (compréhension verbale, connaissance lexicale…) puissent fonctionner efficacement, il est primordial que la base des connaissances sur laquelle ils s'appuient soit la plus riche et la mieux organisée possible. La mémoire à long terme et la mémoire sémantique et lexicale plus particulièrement y jouent donc un rôle important, puisque la réussite est en grande partie dépendante de la qualité de l'organisation des connaissances qui y sont stockées.

Nos capacités logiques, également, se développent peu à peu en fonction des connaissances accumulées en mémoire. Vous avez pu voir et expérimenter que le raisonnement s'appuie sur la mémoire, nous pouvons raisonner grâce à la connaissance de procédures identiques que nous avons enregistrées en mémoire en fonction de l'expérience acquise. Un exemple simple, au problème posé : « le père de TOTO a trois fils : RIRI, FIFI, et ? ». Si l'on cherche le raisonnement dans sa mémoire, le stéréotype répond spontanément « LOULOU », alors que si l'on raisonne, on dit : « TOTO ».

Nos aptitudes numériques, s'appuient également sur cette bonne capacité à mémoriser. Par exemple, pour résoudre mentalement une opération avec de grands chiffres, on utilise, à la fois, mais à des moments différents, plusieurs opérations (sommation, retenue, mémorisation des résultats intermédiaires…), et tout cela dans un ordre précis, sans quoi on risque de se tromper. Enfin, le contrôle attentionnel est indispensable pour pouvoir mémoriser.

Pour travailler votre capacité à la mémorisation, nous vous proposons trois exercices. Les deux premiers vous permettront d'entraîner votre mémoire à court terme (mémoire de travail), et le dernier vous permettra de travailler votre mémoire d'une manière plus globale, dans chacune de ses fonctions spécifiques (saisie, conservation, rappel et reconnaissance).

## > EXERCICES

### 1 MÉMOIRE À COURT TERME (MÉMOIRE DE TRAVAIL)

C'est la mémoire qui permet de rappeler les informations qui viennent juste d'être perçues.

Lisez cette suite de 7 chiffres ou si vous en avez la possibilité faites vous la lire à raison d'un chiffre par seconde par une tierce personne, puis mémorisez-la silencieusement :

**5 9 2 4 1 7 3**

Au bout de 10 secondes, fermez le livre, et comptez à rebours de 50 à 0. Puis, restituez cette série, en l'écrivant sur une feuille de papier ou en la récitant à une tierce personne.

Combien de chiffres vous êtes vous rappelés ?

VOTRE RÉPONSE :

> *Vous pouvez recommencer autant de fois que vous le souhaiter en demandant à quelqu'un de vous dicter une suite de 7, 8 ou 9 chiffres ou lettres ou…*

## 2 MÉMOIRE À COURT TERME (MÉMOIRE DE TRAVAIL)

> *Munissez-vous d'une feuille de brouillon qui vous servira uniquement à noter votre réponse. Vous avez devant vous une grille de 25 cases (5 x 5) que vous devez « **mentaliser** ». Vous lirez, ou mieux vous vous ferez lire, les 9 instructions suivantes à raison d'une seconde et demie par phrase, et exécuterez **mentalement** l'instruction donnée à la fin de chaque phrase.*

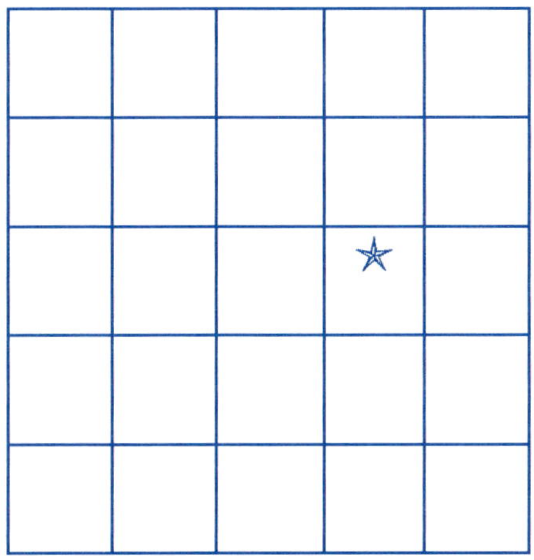

**1.** Dans la case où figure l'étoile, placez la lettre P.

**2.** Dans la case à gauche de la précédente, placez la lettre O.

**3.** Dans la case en dessous de la précédente, placez la lettre V.

**4.** Dans la case à droite de la précédente, placez la lettre N.

**5.** Dans la case au-dessous de la précédente, placez la lettre H.

**6.** Dans la case à gauche de la précédente, placez la lettre R.

**7.** Dans la case à gauche de la précédente, placez la lettre J.

**8.** Dans la case au-dessus de la précédente, placez la lettre A.

**9.** Dans la case à gauche de la précédente, placez la lettre G.

**10.** Notez sur la feuille annexe la suite de lettres dont vous vous souvenez et l'endroit où vous arrivez sur la grille.

## 3 MÉMOIRE À LONG TERME

> *Cet exercice va se décomposer en 5 étapes successives qu'il vous faudra exécuter dans l'ordre. Le temps n'est pas limité, mais si vous ne trouvez pas au bout de deux minutes, passez à l'étape suivante.*

*Ne consultez les réponses que lorsque vous aurez terminé les 5 étapes.*

**1.** Regardez attentivement les 20 objets du tableau page suivante, mémorisez soigneusement chacun d'entre eux. Dès que vous les avez mémorisés, masquez le tableau. Vous ne pourrez plus y revenir avant la fin de l'exercice.

| | | | |
|---|---|---|---|
| Chemise<br>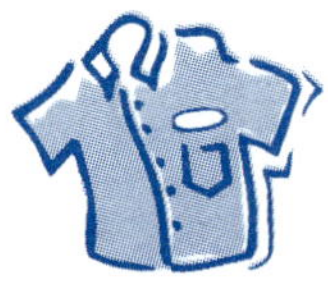 | Trèfle<br> | Montre<br> | Lune<br>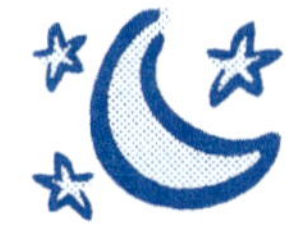 |
| Stylo<br>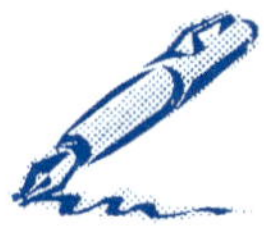 | Porte<br>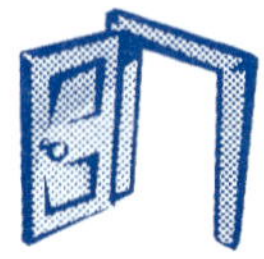 | Flûtes<br>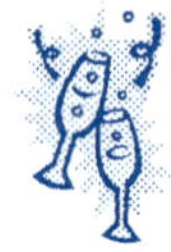 | Clef<br>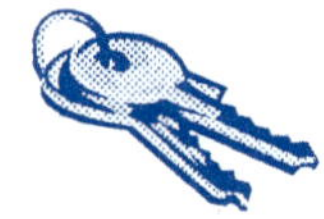 |
| Feuille<br>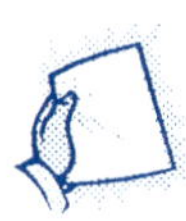 | Livre<br> | Chocolat<br>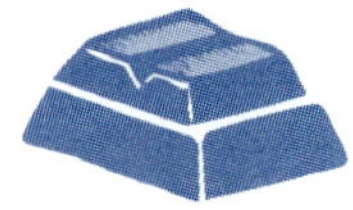 | Soleil<br>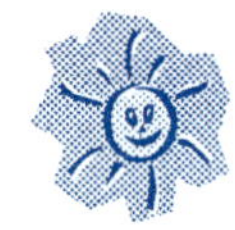 |
| Cassette<br>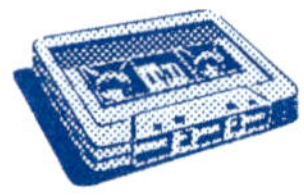 | Chaussettes<br>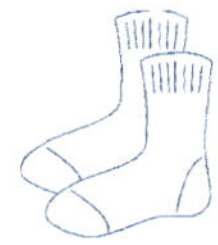 | Couteau<br>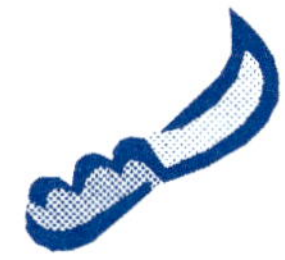 | Étang<br>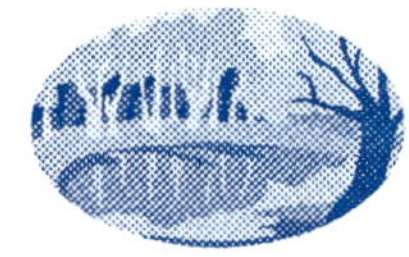 |
| Lunettes<br>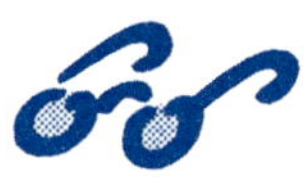 | Cheminée<br>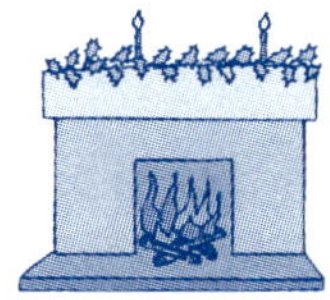 | Canard<br>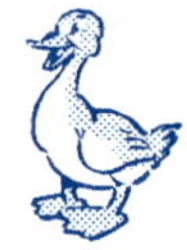 | Lit<br>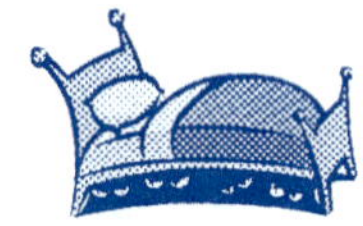 |

**2.** Répondez mentalement aux questions suivantes :

1. Quel est le nom du président actuel des États-Unis d'Amérique ?
2. Quelles sont les trois couleurs du drapeau italien ?
3. Quelle est la capitale de l'Espagne ?
4. À quel mois de l'année se déroule le Tour de France cycliste ?
5. Qui a écrit *Anna Karénine* ?
6. Dans quel musée peut-on admirer *la Joconde* ?
7. Citez un des 7 nains de Blanche Neige.
8. Qui a composé *Peer Gynt* ?

**3.** Reportez sur une feuille blanche à part le tableau ci-dessus et inscrivez dans chaque case (l'ordre n'a pas d'importance) les 20 noms des objets que vous avez mémorisés lors de l'étape **1**.

> *Lorsque vous aurez terminé, fermez le livre et faites tout autre chose pendant une petite demi-heure avant de passer aux étapes 4 et 5 (masquez de nouveau le tableau).*

**4.** Énumérez sur une feuille blanche à part les 20 noms des objets mémorisés dans l'étape 1 (peu importe l'ordre).

**5.** Dans la liste de mots ci-dessous, à vous de retrouver et de souligner les 20 mots mémorisés.

| | | | | |
|---|---|---|---|---|
| chapeau | cadeau | automobile | fruit | vache |
| disque | trèfle | bracelet | couteau | boîte |
| lit | bateau | campagne | ciseaux | soleil |
| chaussure | lune | cravate | radio | téléphone |
| trombone | verre | flûtes | cuillère | table |
| porte | carotte | huître | lunettes | fleur |
| bonbon | étang | chat | poisson | cassette |
| cheval | cheminée | échelle | bureau | avion |
| clef | fauteuil | canard | chaussettes | cigare |
| pomme | pain | livre | raisin | stylo |
| montre | plage | serviette | chemise | feuille |
| assiette | fourchette | chocolat | citron | poireau |

## GUIDE DE CORRECTION

**2** Réponses : Dans l'ordre, il fallait donner : POVNHRJAG

| | | | | |
|---|---|---|---|---|
| | | | | |
| | | | | |
| | | O | ☆ P | |
| G | A | V | N | |
| | J | R | H | |

La grille vous sert à mémoriser mentalement et au fur et à mesure l'emplacement de chaque lettre, facilitant ainsi son rappel. La mémorisation des lettres se fait à deux niveaux, visuel et spatial. La grille servant en quelque sorte de « bloc-notes » mental.

**3** **2.** Ce petit « Quizz » sans prétention ne visait nullement l'évaluation de vos connaissances. Son unique but était d'être un distracteur durant quelques minutes. Mais voici tout de même les réponses :

**1.** G. W. Bush • **2.** Vert blanc rouge • **3.** Madrid **4.** • Juillet • **5.** Léon Tolstoï • **6.** Le Louvre • **7.** Grincheux, Prof, Joyeux, Timide, Simplet, Atchoum et Dormeur• **8.** Edward Grieg.

| | | | | |
|---|---|---|---|---|
| **5.** chapeau | cadeau | automobile | fruit | vache |
| disque | trèfle | bracelet | couteau | boîte |
| lit | bateau | campagne | ciseaux | soleil |
| chaussure | lune | cravate | radio | téléphone |
| trombone | verre | flûtes | cuillère | table |
| porte | carotte | huître | lunettes | fleur |
| bonbon | étang | chat | poisson | cassette |
| cheval | cheminée | échelle | bureau | avion |
| clef | fauteuil | canard | chaussettes | cigare |
| pomme | pain | livre | raisin | stylo |
| montre | plage | serviette | chemise | feuille |
| assiette | fourchette | chocolat | citron | poireau |

## > Construction du raisonnement

Voici les commentaires recueillis auprès des personnages à l'issue de ce travail sur la mémoire.

LÉA. Dans le 1er exercice sur la mémoire à court terme, elle n'a réussi à rappeler que 5 chiffres. Elle n'était pas satisfaite de sa performance, mais après consultation de la performance des autres, elle s'est aperçue que comme elle, la plupart n'avait réussi à rappeler que 5 à 6 chiffres. Le compte à rebours qu'ils devaient effectuer juste après, leur faisant perdre le bénéfice de la répétition subvocale qu'ils venaient d'effectuer.

LÉO. Seul Léo a réussi a rappelé les 7 chiffres. Interrogé sur sa « stratégie », il a répondu qu'il s'était tout simplement répété « en boucle » silencieusement, dans sa tête, cette suite, tout comme il le fait quand il doit retenir un numéro de téléphone et qu'il n'a pas de crayon et de papier sous la main.

ANNA. Elle dit avoir fait de même, mais l'aboiement du chien de son voisin, a perturbé sa mémorisation et elle n'a pas réussi à retrouver les 7 chiffres. Par contre, dans le 2e exercice, elle a réussi à donner les 8 lettres dans l'ordre. Pour mémoriser de la meilleure façon possible, elle s'est appuyée sur les caractéristiques visuelles (la lettre) et spatiales (sa position sur la grille) des lettres. Pour toute figure complexe qu'elle doit mémoriser, elle utilise volontiers cette méthode de mémorisation qui lui réussit : double représentation des informations à mémoriser, à la fois visuelle et spatiale.

ÉVA. Dans le 3e exercice concernant la mémoire à long terme, elle s'est aperçue au cours de la discussion avec les autres personnages, que la manière dont on perçoit et analyse une information (par exemple, un mot, une image) a une influence sur sa mémorisation. Pour mémoriser les 20 mots, elle s'est attachée à leur aspect phonétique, elle a essayé (dans la mesure du possible et du temps imparti) de trouver pour chacun d'entre eux une rime. Cette méthode, trop longue, ne lui a pas permis de reconnaître beaucoup de mots.

LÉA. Pour ce même exercice, elle a préféré essayer de mémoriser les mots sur leur aspect perceptif (commence par un C, finit par un D…) mais cette méthode, plus rapide que celle utilisée par Éva, ne lui a pas autorisé une très bonne performance. Elle a, de plus été fortement déstabilisée par l'étape 2, le petit questionnaire, ayant parfaitement rempli son rôle de distracteur !

HUGO. La meilleure performance de reconnaissance a été obtenue par Hugo. Il s'est employé à un encodage sémantique des mots, c'est-à-dire qu'il a essayé de repérer pour chacun sa classe d'appartenance, sa catégorie, s'agit-il d'un nom d'objet appartenant à l'habillement, à la cuisine… Cette méthode, certes un peu longue, lui a toutefois permis le rappel d'un maximum de mots, presque dans l'ordre. De même, dans le 1er exercice sur la mémoire de travail, il a utilisé la stratégie qu'il utilise pour mémoriser des numéros de téléphone ou de carte bancaire, il associe les chiffres deux par deux, ce qui lui réduit le nombre « d'unités » à mémoriser. Il lui arrive également parfois de recourir à une autre stratégie de mémorisation, étant un passionné de géographie, il associe le chiffre à retenir à un département. Pour le rappel, il lui suffit de se remémorer les départements concernés.

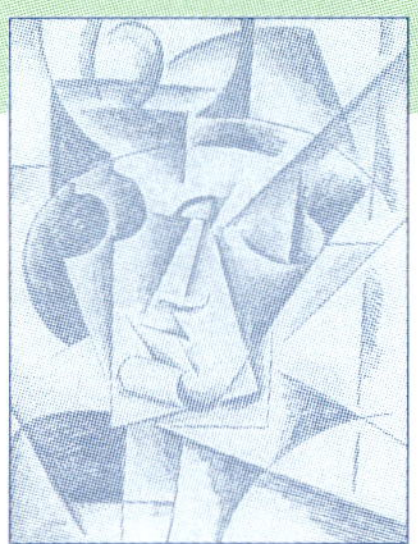

# Chapitre 6
# Organisation

**Dans les nouvelles approches multifactorielles de l'intelligence, les auteurs ont tenté de dégager des facteurs de groupe qui permettent d'expliquer les performances obtenues dans des facteurs primaires (raisonnement, développement du langage, mémoire, visualisation...). L'organisation est un de ces facteurs de groupe.**
**En effet, les compétences d'organisation d'une personne, c'est-à-dire sa capacité à mettre en cohérence des éléments apparemment disparates, résultent de la mise en œuvre d'aptitudes multiples : compréhension de consignes verbales ou écrites plus ou moins complexes, structuration visuelle et temporo-spatiale, mémoire et concentration, raisonnement logique déductif et/ou inductif... Cette capacité opère sur tout support qu'il soit verbal, numérique ou figural, et chaque fois qu'il convient de mettre en cohérence des stimulations perceptives.**

**Les épreuves qui servent à tester les compétences en organisation combinent donc des tâches sollicitant ces différents facteurs.**
**Les problèmes à résoudre proposeront de mettre en ordre dans une combinatoire, des systèmes de contraintes spatiales, visuelles, temporelles, logiques... : l'objectif sera d'organiser tous les éléments proposés de façon logique, c'est-à-dire non contradictoire.**
**C'est pourquoi ces épreuves sont souvent redondantes avec les tests de raisonnement logique, verbal ou numérique. Mais, étant plus proches de la pratique, ces épreuves, dont le contenu est puisé dans des situations de la vie courante, auront pour objectif d'évaluer, par exemple, la capacité d'une personne à maîtriser concrètement l'élaboration d'un emploi du temps (toujours très complexe), des organisations de salles, des roulements de congés, des menus en diététique, l'organisation d'un poste de travail... Ces épreuves sont apparues très pertinentes du point de vue de la sélection.**

**Ce type de tests qui proposent des tâches complexes mettant en jeu l'intelligence pratique indispensable à toute formation professionnelle a été récemment mis au programme du concours d'entrée dans les Ifsi.**

# Décontraction mentale

*Durée ➡ 1 minute*

Regardez attentivement ce losange avec ses diagonales (en forme de cerf-volant).

En fait, cette figure peut également être perçue dans l'espace comme un tétraèdre (pyramide transparente à 4 faces en 3D) de sommet A et de base triangulaire BCD, à regarder soit par-dessus soit par-dessous (C étant alors devant ou derrière).

Passez alternativement d'une perception de ce tétraèdre dans l'espace à l'autre.

Donnez-vous 1 minute pour opérer le maximum de changements de perceptions possible. Comptabilisez ces changements.

Faites autant de séries d'une minute que vous le souhaitez.

Vous passerez à la suite lorsque vous aurez constaté une augmentation de votre performance de manière significative (par exemple 30 %).

Vous pouvez, à l'aide du tableau ci-dessous, noter votre performance (nombre de passages d'une perception à l'autre en 1 minute), et observer votre progression.

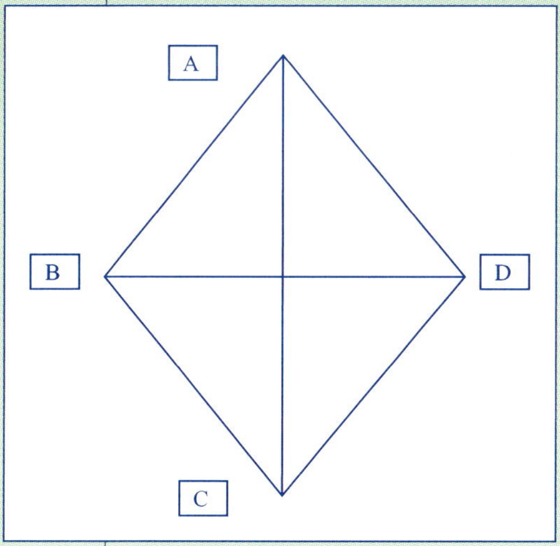


| ESSAIS | Nombre de passages réalisés en 1 minute |
|---|---|
| 1 | |
| 2 | |
| 3 | |
| 4 | |
| 5 | |
| 6 | |

# 1 • ORGANISATION CHRONOLOGIQUE

Dans cette première partie du chapitre, nous vous proposons deux types d'exercices, ayant pour objectif de faire travailler votre capacité à organiser selon une chronologie qui interpelle soit une logique du sens, soit une logique de série de tâches perceptives. Dans le premier exercice, nous vous demanderons de rétablir l'ordre d'un récit (logique du sens et support à caractère verbal) et dans un second exercice, nous vous demanderons de recomposer une figure (tâches perceptives et support à caractère visuel).

## > EXERCICES

### 1 LOGIQUE DU SENS

> *Les phrases d'un article médical ayant pour titre* Recherches et cellules souches *ont été mélangées. À vous de reconstituer l'article, en respectant le sens du texte.*

DÉCLENCHEZ LE CHRONOMÈTRE POUR 5 MINUTES

**1.** aux patients souffrant de cette maladie neurodégénérative,
**2.** Ils ont réussi à fabriquer, in vitro,
**3.** ce qui constitue ce que l'on appelle
**4.** Ces rats vont mieux.
**5.** Une équipe de l'université Hadassah à Jérusalem vient de
**6.** un « modèle animal » de la maladie de Parkinson.
**7.** et elle les a implantés
**8.** présenter au cours d'un congrès à Berlin
**9.** le type de neurones qui fait défaut
**10.** chez des rats atteints d'une pathologie semblable ;
**11.** ses travaux sur la maladie de Parkinson.

VOTRE RÉPONSE :

### 2 ORGANISATION PERCEPTIVE

> *Pour chaque question, une forme géométrique de référence (carré, rond, triangle ou rectangle) vous est proposée. Cette forme a été découpée en plusieurs morceaux. Il vous faut, parmi les cinq solutions proposées, retrouver les morceaux qui, assemblés correctement, reconstituent exactement la figure.*

> *Regardez bien attentivement, vous pouvez orienter mentalement les morceaux dans tous les sens, jusqu'à ce que vous trouviez l'assemblage parfait et que la forme soit absolument identique à celle qui est donnée en modèle.*

**EXEMPLE**

Voici un carré :

Ce carré a été découpé en deux morceaux. Quelle solution forme parfaitement le carré ci-dessus ?

A 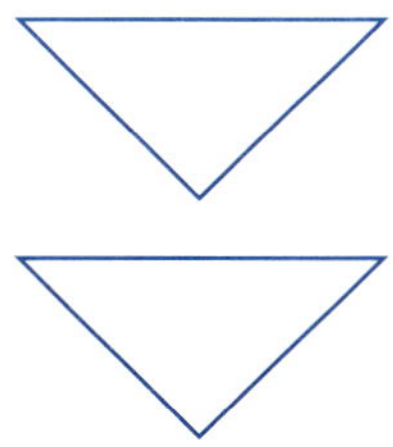 B 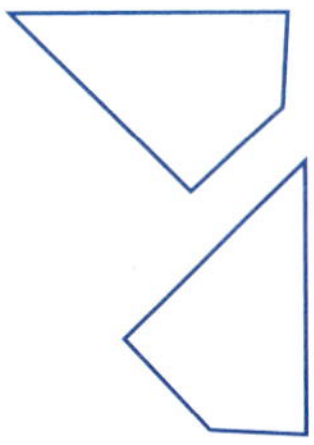

**REPONSE : A.**

DÉCLENCHEZ LE CHRONOMÈTRE POUR 10 MINUTES

**1.**

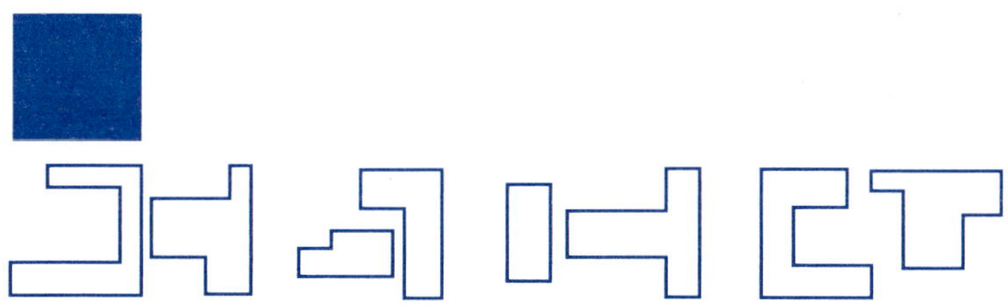

A B C D

VOTRE RÉPONSE :

**2.**

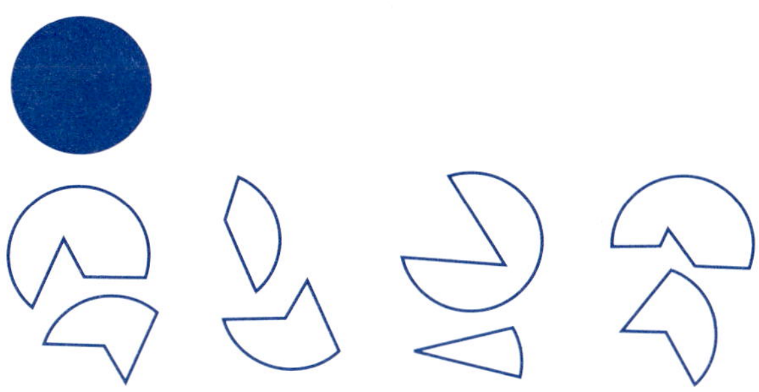

A B C D

VOTRE RÉPONSE :

**3.**

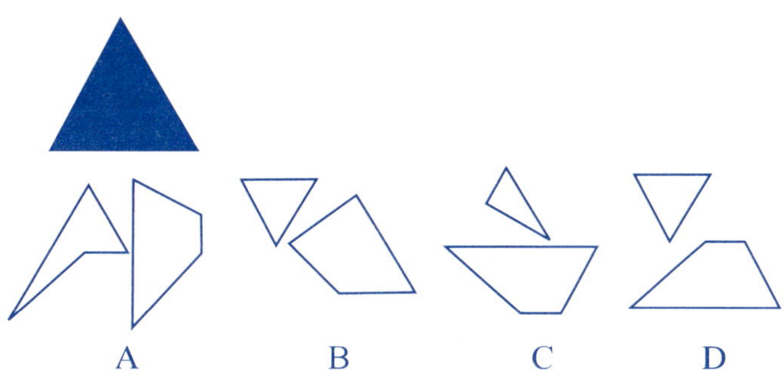

A B C D

VOTRE RÉPONSE :

**4.**

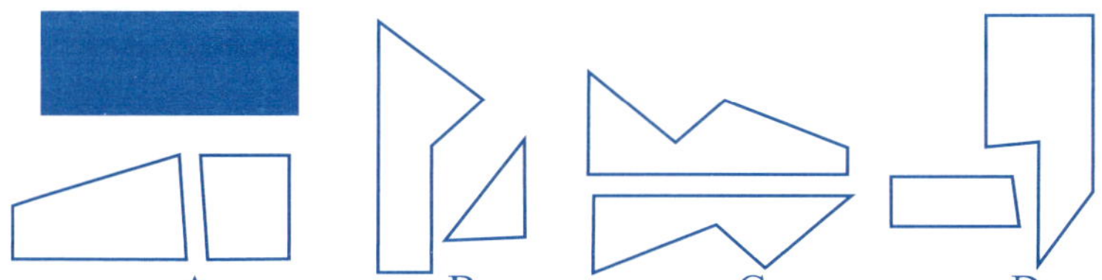

A B C D

VOTRE RÉPONSE :

**5.**

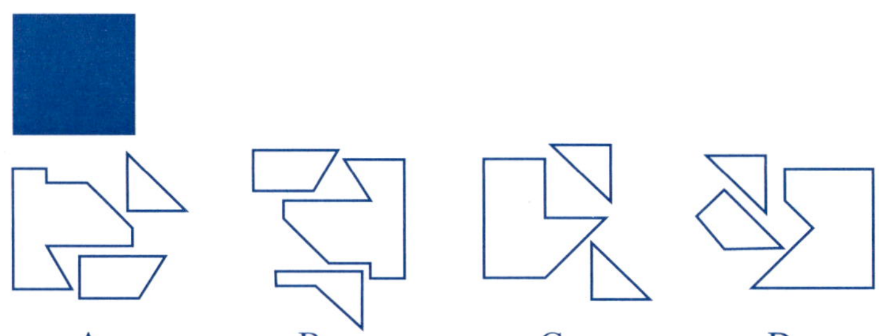

A B C D

VOTRE RÉPONSE :

**6.**

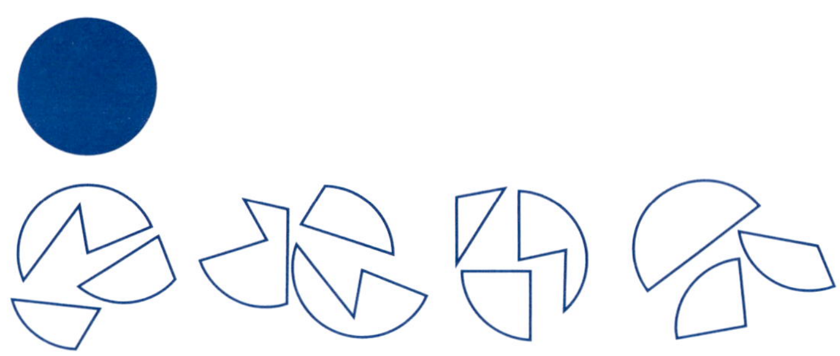

A B C D

VOTRE RÉPONSE :

**7.**

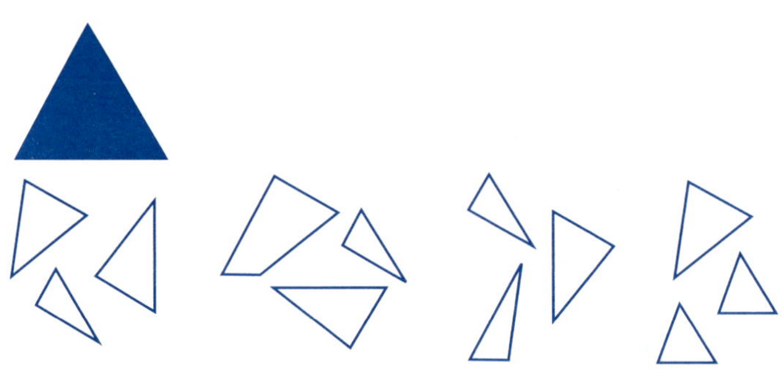

A B C D

VOTRE RÉPONSE :

**8.**

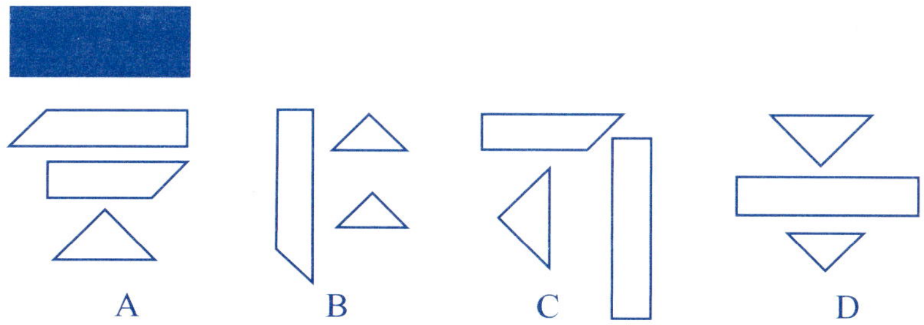


VOTRE RÉPONSE :

## GUIDE DE CORRECTION

**1** Une équipe de l'université Hadassah à Jérusalem vient de présenter au cours d'un congrès à Berlin ses travaux sur la maladie de Parkinson. Ils ont réussi à fabriquer, in vitro, le type de neurones qui fait défaut aux patients souffrant de cette maladie neurodégénérative, et elle les a implantés sur des rats atteints d'une pathologie semblable ; ce qui constitue ce que l'on appelle un « modèle animal » de la maladie de Parkinson. Ces rats vont mieux. L'ordre est donc : **5 8 11 2 9 1 7 10 3 6 4**.

**2** **1. D ; 2. A ; 3. A ; 4. C ; 5. B ; 6. B ; 7. B ; 8. A.**

### > Construction du raisonnement

Voici les commentaires recueillis auprès des personnages à l'issue de cette première série d'exercices.

LÉA. Dans l'exercice de **reconstitution de récit**, elle a parcouru rapidement toutes les phrases pour essayer d'en dégager globalement le thème et a compris qu'il s'agissait d'un article concernant la maladie de Parkinson et des travaux de recherche visant à améliorer le traitement des patients atteints de cette maladie. Une fois le thème éclairci, elle a cherché les majuscules et les signes de ponctuation, afin de repérer le nombre de phrases. Elle en a trouvé 4, qu'elle a ensuite ordonné en fonction du sens de leur contenu. Par exemple, il lui a semblé évident que la phrase 4 est la dernière du texte (conclusion) et que la phrase 5 est l'introduction (Une équipe de l'université…). Elle a pu ensuite reconstituer le récit en gardant toujours à l'esprit le sens général de l'article et ainsi éviter quelques pièges qui auraient abouti à la reconstitution d'un article « farfelu ».

TOM. Il est tombé dans l'un de ces pièges et après le repérage du début de la première phrase du texte, il a enchaîné sur la phrase 1, ce qui lui donnait le début de récit suivant : « Une équipe de l'université d'Hadassah à Jérusalem vient de présenter au cours d'un congrès à Berlin aux patients souffrant de cette maladie… », il a ensuite eu du mal à comprendre le rôle des « rats ».

ANNA. Stressée par le temps qui défilait, elle s'est laissée piéger par la proximité des phrases 9 et 10 (« le type de neurones qui fait défaut chez des rats atteints d'une pathologie semblable »), et du coup, sans problème, elle a sauté la phase expérimentale d'implantation des neurones sur l'animal (« les rats ») pour l'implantation directe chez l'homme !

ÉVA. Dans l'exercice de **reconstitution de formes**, elle a rencontré des difficultés chaque fois qu'il lui fallait déplacer mentalement dans l'espace les morceaux, afin de « voir » s'ils pouvaient être compatibles entre eux. Elle parvenait à les déplacer mentalement dans le plan, en les faisant glisser les uns par rapport aux autres. Par exemple, dans l'exercice n° 1 (premier carré à reconstituer), elle a tout de suite repéré visuellement la réponse D (intuitivement, les proportions lui semblant correspondre), et pour s'assurer de son bon choix elle a fait faire mentalement une rotation d'1/4 de tour au morceau de droite sans bouger celui de gauche ; elle a constaté que les deux s'emboîtent parfaitement et forment bien un carré identique au modèle. Dès l'exercice n° 4, reconstitution du rectangle, elle a eu plus de difficultés. Elle a bien repéré intuitivement la réponse C, mais a été incapable de vérifier sa réponse en retournant mentalement dans l'espace un des deux morceaux pour s'assurer qu'ensemble ils formaient bien un rectangle identique au modèle. Plusieurs fois elle s'est trouvée dans cette situation et les minutes s'écoulant, elle a, à plusieurs reprises, choisi intuitivement et par défaut la réponse, celle qui lui semblait la meilleure, sans pouvoir en être sûre. Pour s'entraîner, elle s'est promise de recopier les figures sur une feuille de papier, de les découper et de les manipuler.

# 2 • ORGANISATION DE DONNÉES COMPLEXES

Dans les deux exercices suivants, vous allez devoir résoudre une petite enquête. Lisez attentivement les indices et notez bien les informations qui vous sont données.

## > EXERCICES

### 1 DÉCLENCHEZ LE CHRONOMÈTRE POUR 10 MINUTES

> *Arrivés d'Aurillac, Toulouse, Paris et Reims, Mathieu, Sylvain, Lionel et Nathalie, étudiants en Ifsi à Lyon, et âgés de 20, 21, 22 et 23 ans, engagent lors de la pause une conversation sur leurs sports pratiqués et leurs villes d'origine. Saurez-vous attribuer à chacun son âge, sa ville d'origine et son sport pratiqué (la danse, le foot, la natation et le tennis), sachant que :*

*– indice 1 : la personne pratiquant la natation n'est ni Sylvain, ni Lionel ;*

*– indice 2 : la jeune femme âgée de 21 ans n'aime pas la natation ni le tennis et n'est pas originaire de Reims ;*

*– indice 3 : Sylvain le Parisien a deux ans de moins que la personne pratiquant la danse à Toulouse.*

| Prénom | Âge | Ville | Sport |
|---|---|---|---|
| Mathieu | | | Natation |
| Sylvain | | Parisien | |
| Lionel | | | |
| Nathalie | 21ans | AT | Fo |

*Si vous « calez », voici un indice subsidiaire : la personne d'Aurillac joue au football.*

## 2 DÉCLENCHEZ LE CHRONOMÈTRE POUR 10 MINUTES

> *Quatre infirmiers : Cécile, Emma, Fabienne et Sylvain échangent leurs souvenirs de vacances autour du distributeur. Tous sont amoureux de la Franche-Comté et du Jura, et ils y vont régulièrement 1, 2, 3 ou 4 semaines lors des mois de juin, juillet, août et septembre. Retrouvez pour chacun le lieu de ses vacances ainsi que la période et la durée du séjour, sachant que :*

*– indice 1 : Cécile n'est pas allée à Lons-le-Saulnier ;*

*– indice 2 : la personne qui est allée à Besançon n'est ni Cécile, ni Fabienne et n'y a pas séjourné en juillet ;*

*– indice 3 : à Lons-le-Saulnier, le séjour a été de 4 semaines mais ni en juillet, ni en septembre ;*

*– indice 4 : la personne qui est allée aux Rousses en août est restée 2 semaines de plus qu'Emma qui elle est allée à Saint-Point.*

| Prénom | Lieu de séjour | Mois | Nombre de semaines |
|---|---|---|---|
| Cécile | | | |
| Emma | St Point | | |
| Fabienne | | | |
| Sylvain | | | |

*Si vous « calez », voici un indice subsidiaire : on est resté une semaine en juillet.*

# GUIDE DE CORRECTION

**1**

| Prénom | Âge | Ville | Sport |
|---|---|---|---|
| Mathieu | 23 ans | Reims | Natation |
| Sylvain | 20 ans | Paris | Tennis |
| Lionel | 22 ans | Toulouse | Danse |
| Nathalie | 21 ans | Aurillac | Football |

**2**

| Prénom | Lieu de séjour | Mois | Nombre de semaines |
|---|---|---|---|
| Cécile | Les Rousses | Août | 3 |
| Emma | Saint-Point | Juillet | 1 |
| Fabienne | Lons-le-Saulnier | Juin | 4 |
| Sylvain | Besançon | Septembre | 2 |

## > Construction du raisonnement

Résoudre ce type de problème de données complexes semble au premier abord « impossible ». En fait, il faut trouver une méthode qui permette de noter et d'ordonner soigneusement les informations fournies au fil des indices et, dans un deuxième temps, déduire les informations qui en découlent. Pour cela, il faut construire un tableau sous la forme d'un diagramme cartésien et renseigner les cases au fur et à mesure des déductions que l'on tire logiquement des indices. La solution apparaît alors rapidement. Le problème reste bien sûr de construire la grille permettant le croisement en ordonnée et en abscisse des données judicieuses. **Attention :** il ne faut pas mettre en même abscisse et ordonnée les mêmes informations qui, en se croisant, feront une tautologie et donc s'annuleront.

Voici un exemple de tableau (celui utilisé par TOM) qui permettra la visualisation et l'exploitation des indices recueillis.

| | | Sport | | | | Villes | | | | Âge | | | |
|---|---|---|---|---|---|---|---|---|---|---|---|---|---|
| | | Danse | Football | Natation | Tennis | Aurillac | Toulouse | Paris | Reims | 20 ans | 21 ans | 22 ans | 23 ans |
| Prénom | Mathieu | N | N | O | N | N | N | N | O | N | N | N | O |
| | Sylvain | N | N | N | O | N | N | O | N | O | N | N | N |
| | Lionel | O | N | N | N | N | O | N | N | N | N | O | N |
| | Nathalie | N | O | N | N | O | N | N | N | N | O | N | N |
| Âge | 20 ans | N | N | N | O | N | N | O | N | | | | |
| | 21 ans | N | O | N | N | O | N | N | N | | | | |
| | 22 ans | O | N | N | N | N | O | N | N | | | | |
| | 23 ans | N | N | O | N | N | N | N | O | | | | |
| Ville | Aurillac | N | | | | | | | | | | | |
| | Toulouse | O | | | | | | | | | | | |
| | Paris | N | | | | | | | | | | | |
| | Reims | N | | | | | | | | | | | |

TOM. Il est un habitué et un amateur de jeux dans les magazines, et il a tout suite associé l'exercice à certains jeux de logique (« intégrammes ») auxquels il est familier. Dès le **premier exercice**, il s'est donc dessiné son tableau et a inscrit les informations données par les indices, en inscrivant dans les cases, O (pour oui) ou N (pour non).

**1.** Ainsi, après la lecture de chaque indice, il a inscrit :

– **indice 1**, il a mis un N, dans la colonne « natation » au niveau de Sylvain et Lionel ;

– **indice 2**, il a mis un N, dans la ligne « Nathalie » au niveau de « natation », « tennis » et « Reims » et un O au niveau de « 21 ans » ; ainsi, en regardant ce qu'il a inscrit, il sait déjà que c'est Mathieu qui pratique la natation et que c'est Nathalie qui a 21 ans. Il peut ainsi mettre un N sur la ligne « Mathieu » au niveau des trois autres sports et idem sur la ligne « Nathalie » au niveau des trois autres âges et des trois autres noms à 21 ans ;

– **indice 3**, il a mis un O sur la ligne « Sylvain » au niveau de la colonne « Paris » et un N sur les 3 autres villes. On sait qu'il ne pratique pas la danse puisque la danse se pratique à Toulouse. Il a donc mis un O sur la ligne « Toulouse » au niveau de la colonne « danse » (et un N sur les trois autres sports et les trois autres villes) et un N sur la ligne « Sylvain », colonne « danse ». Il lui faut maintenant déduire l'âge de Sylvain, il ne peut avoir ni 22, ni 23 ans (2 ans d'écart), sinon le tableau devrait avoir une colonne 24 ou 25 ans. Comme c'est Nathalie qui a 21 ans, lui ne peut avoir que 20 ans. Il met donc un O sur la ligne « Sylvain », colonne « 20 ans » (et un N sur les trois autres prénoms et les deux autres âges).

**2.** Il a ensuite exploité les indices et effectué des déductions logiques. Il a ainsi reporté dans le tableau des âges, les sports pratiqués (ou inversement) et les villes et en a déduit : à Paris, Sylvain a 20 ans et ne pratique ni la danse, ni la natation. À 21 ans, on n'habite pas Reims, ni Paris, ni Toulouse car la personne qui habite Toulouse pratique la danse (et a donc 2 ans de moins que Sylvain qui a 20 ans, conformément à l'indice 3), donc elle ne peut habiter qu'Aurillac. À Toulouse, on a 22 ans puisqu'on pratique la danse (et donc on a 23 ans à Reims) ; mais Nathalie ne peut pratiquer la danse puisqu'elle n'a que 21 ans, elle pratique donc le football. Sylvain pratique le tennis et Lionel la danse, il a 22 ans et Mathieu 23 ans.

**3.** Il a reporté ses réponses dans le tableau récapitulatif.

HUGO. Il a suivi la même démarche que TOM, mais il a fait une erreur en reportant ses réponses, car l'ordre de recueil des données dans le tableau récapitulatif était différent de celui de son tableau de croisements d'indices ; par exemple à sa colonne « sports » du tableau de recueil d'indices correspondait la colonne « Âge » dans le tableau des résultats…

ÉVA. Dans le deuxième exercice, sitôt l'énoncé et les indices lus, elle s'est dessiné un tableau pour noter et croiser toutes les informations entre les prénoms, les lieux, les mois et le nombre de semaines, en commençant par répertorier les noms des lieux de vacances qui n'étaient pas donnés dans l'énoncé.

**1.** Elle a noté les informations données dans les quatre indices, soit :

| | | | Lieux | | | | Semaines | | | | Mois | | | |
|---|---|---|---|---|---|---|---|---|---|---|---|---|---|---|
| | | | Besançon | Les Rousses | Lons-le-Saulnier | Saint-Point | 1 | 2 | 3 | 4 | Juin | Juillet | Août | Septembre |
| | | | A | B | C | D | E | F | G | H | I | J | K | L |
| Prénoms | Cécile | 1 | N | | N | N | | | | | | | N | |
| | Emma | 2 | N | N | N | O | | | | | | | | |
| | Fabienne | 3 | N | | | N | | | | | | | N | |
| | Sylvain | 4 | | | | N | | | | | | | | |
| Mois | Juin | 5 | | N | | | | | | | | | | |
| | Juillet | 6 | N | N | N | | | | | | | | | |
| | Août | 7 | N | O | N | N | | | | | | | | |
| | Septembre | 8 | | N | N | | | | | | | | | |
| Semaines | 1 | 9 | | N | N | | | | | | | | | |
| | 2 | 10 | | | N | | | | | | | | | |
| | 3 | 11 | | | N | | | | | | | | | |
| | 4 | 12 | N | N | O | N | | | | | | | | |

**2.** Elle a exploité ces informations, en énonçant à voix haute ses déductions : « si je regarde les informations inscrites dans la partie de tableau croisant prénoms et lieux, je peux déduire que c'est Sylvain qui est allé à Besançon, que c'est Fabienne qui est allée à Lons-le-Saulnier et donc Cécile qui est allée aux Rousses. J'ai déjà attribué à chacun son lieu de vacances. En croisant les infos entre mois et lieux, je sais qu'on est parti en juillet à Saint-Point, et donc en septembre à Besançon et en juin à Lons-le-Saulnier. J'ai tous les mois, et comme je connais déjà qui part où, je n'ai plus qu'à faire la correspondance. Il ne me reste plus qu'à trouver le nombre de semaines passées par chacun. Je sais que c'est Fabienne qui est partie 4 semaines à Lons-le-Saulnier en juin. En relisant l'indice 4, je sais maintenant que c'est Cécile qui est allée aux Rousses et qui est restée 2 semaines de plus qu'Emma, donc 3 semaines et Emma 1 semaine. Sylvain est donc resté 2 semaines à Besançon en septembre. Ça y est ! j'ai tous les éléments, je peux remplir mon tableau récapitulatif. »
Maintenant à vous de jouer et de finir de compléter le tableau d'ÉVA ci-dessus en suivant ses déductions.

Si comme ÉVA, HUGO et TOM, vous maîtrisez maintenant l'élaboration et l'exploitation des tableaux de données croisées, cette technique vous sera d'une grande aide dans toutes situations où il vous sera demandé d'organiser et de combiner un grand nombre de données entre elles, malgré toutes les contraintes diverses et variées qui vous seront imposées. L'établissement d'un emploi du temps, d'un planning, d'un poste de travail… ne seront plus pour vous des questions énigmatiques !

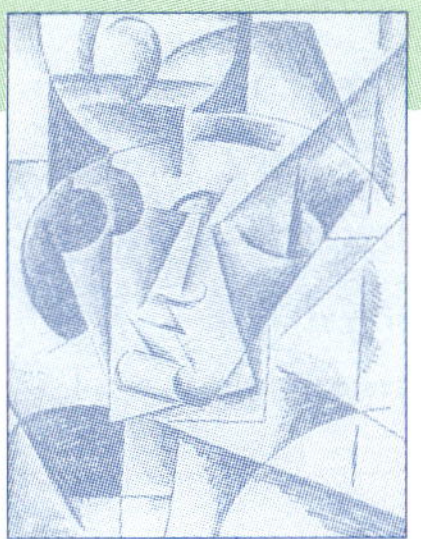

# Conclusion
## Synthèse

**Le temps et la gestion du temps sont des éléments essentiels dans les performances intellectuelles évaluées par les tests psychotechniques. En effet, la performance intellectuelle résulte d'un ensemble de processus cognitifs dans lesquels chaque personne présente des différences stables ; en quelque sorte, chacun d'entre nous présente des profils cognitifs, des styles cognitifs ou des stratégies cognitives tout à fait personnelles et plus ou moins efficaces. Si les théories de psychologie différentielle ou de psychologie cognitive divergent sur l'identification des processus mentaux sous-jacents aux performances, des points d'accord semblent toutefois émerger pour faire dépendre les performances intellectuelles des modèles utilisés par quelqu'un dans le traitement de l'information et de la vitesse de ce traitement. C'est ce que nous vous avons fait travailler tout au long de ces chapitres, en vous proposant en introduction à chaque chapitre, des exercices de décontraction mentale chronométrés et des exercices vous permettant de vous confronter au chronomètre.**

**Peu de choses, cependant, sont dites sur les théories de l'apprentissage. Dans cet ouvrage, nous avons délibérément pris le parti de jouer l'amélioration du temps de traitement de l'information grâce aux facteurs d'apprentissage afin de vous faire accéder à des processus cognitifs plus performants qui n'auraient pas pu être élaborés plus tôt (par exemple au cours de l'enfance). C'est pourquoi, nous avons insisté sur la prise de conscience de ces stratégies afin d'améliorer son temps de traitement des informations et de changer ses stratégies cognitives pour accéder à des stratégies plus performantes. Ceci s'obtient en analysant, et en conscientisant, les stratégies que nous utilisons pour arriver à une réponse, mais surtout en analysant aussi bien nos réussites que nos échecs, car l'analyse de leurs causes sont tout aussi informatives tant sur les carences que sur les points forts de nos stratégies.**

**Cette vitesse de traitement de l'information dont dépendent nos performances est toujours le résultat des opérations de codage, de comparaison et de transformation de l'information. C'est pourquoi, dans le travail sur les différents facteurs, nous avons privilégié, bien qu'il ne soit plus au programme, le facteur spatial : il est celui qui permet le mieux**

de travailler la capacité de souplesse perceptive et de pliement mental en nous contraignant à nous sortir de nos façons habituelles de voir et de nos stéréotypies de penser. C'est ainsi que nous vous avons proposé de comparer vos stratégies avec celles de personnages virtuels qui, ayant d'autres stratégies, vous ont montré que les chemins du raisonnement sont multiples et variés pour arriver à une solution.

Tout au long de cette partie, au fil des commentaires consentis par chacun des personnages, nous avons essayé de vous donner un aperçu, certes trop bref, des différents niveaux auxquels chacun peut être amené à appréhender la réalité. Peut-être, avez-vous pu identifier, grâce à l'un ou l'autre des commentaires distillés par Léo, Léa, Hugo, Tom, Anna et Éva quelques-unes de vos interrogations, et pu envisager « un début de commencement » de réponse. Diversifier la nature et la forme des explications, nous semblait pouvoir permettre de donner à chacun sa chance de « comprendre ». Une seule explication, n'apparaissant souvent comme claire que pour celui qui la donne et pas forcément pour celui qui la reçoit.

L'objectif étant de vous aider à prendre conscience, de façon autonome, de ce qui se passe dans votre tête au moment où l'on exécute une tâche, quelle qu'elle soit. Ce qu'il n'est pas toujours aisé de faire lorsque l'on est seul face à un problème à résoudre, sur lequel on « bute », sans personne avec qui échanger, et avec une contrainte de réalité qui se précise au fil des jours : un concours à passer, ou toute autre situation de sélection suscitant crainte et appréhension… Il est toujours plus facile de prendre conscience de ses propres difficultés à travers celles des autres.

L'identification de notre raisonnement erroné, par le biais d'un tiers, atténuant ainsi notre sentiment de culpabilité.

Vous avez pu observer que chacun à leur tour, selon la situation, ils ont su arriver à la « bonne solution ». Ils ne sont pas restés « figés » à un seul type de démarche, mais selon la situation, ont appréhendé la réalité, de manière plus ou moins efficace. Ainsi, certains avaient tendance à appréhender la situation sous l'angle descriptif, concret, de sa réalité, se formant des images mentales à l'identique de la réalité. D'autres préféraient l'appréhender sous l'angle descriptif, visuel ou auditif des mots et des situations (mémorisation « par cœur » de certaines données, signes…), les images mentales devenant les représentations visuelles ou parlées des mots, des signes. D'autres, enfin, préféraient évoquer les choses par ce qui les définit, par les liens qui existent entre les éléments d'une situation (logique, réflexion, esprit de synthèse). En résumé, on peut dire que plus l'activité mentale aura à sa disposition un large choix de stratégies, plus les chances de s'adapter à la variété des situations

**augmenteront. À chacun donc de repérer son mode de fonctionnement favori, celui qui lui semble le plus efficace pour répondre à telle ou telle situation, et qui ne se résume pas toujours obligatoirement à celui du « raisonner et comprendre » exclusivement. Il est tout à fait légitime de vouloir s'approprier la réalité perçue, de façon personnalisée. Les exercices de « décontraction mentale » que nous vous avons proposés avant chaque séance de travail avaient ce double objectif, vous entraîner à appréhender cette réalité d'une autre manière, et vous obliger à prendre le temps, à vous mettre en situation de réfléchir, à mobiliser votre attention, à maîtriser votre impulsivité.**

# 3• RÉÉVALUEZ VOS PERFORMANCES

*Durée → 1 heure 30*

**Afin d'apprécier le fruit de votre travail, nous vous proposons d'évaluer à nouveau votre niveau de performances. Comme pour la 1re partie, prévoyez 1 heure 30 (temps global, lecture des consignes incluse).**

**Munissez-vous d'un chronomètre et installez-vous dans un endroit calme afin de vous mettre dans des conditions optimales. Pour chaque épreuve, comme pour la première mise en situation, nous vous invitons à nouveau à bien tenir compte des temps donnés. Ne regardez pas l'épreuve au préalable, déclenchez le chronomètre puis tournez la page et découvrez consignes et exercices.**

**Enchaînez les épreuves les unes après les autres. Si vous le pouvez, faites-vous aider par une tierce personne pour le chronométrage des épreuves. Cet « œil » extérieur et modérateur (l'examinateur) sera également celui avec lequel vous devrez composer pendant le concours.**

**Dès que vous aurez répondu à l'ensemble des questions, reportez-vous à la fin du chapitre pour faire votre autocorrection (toute réponse douteuse doit être considérée comme fausse).**

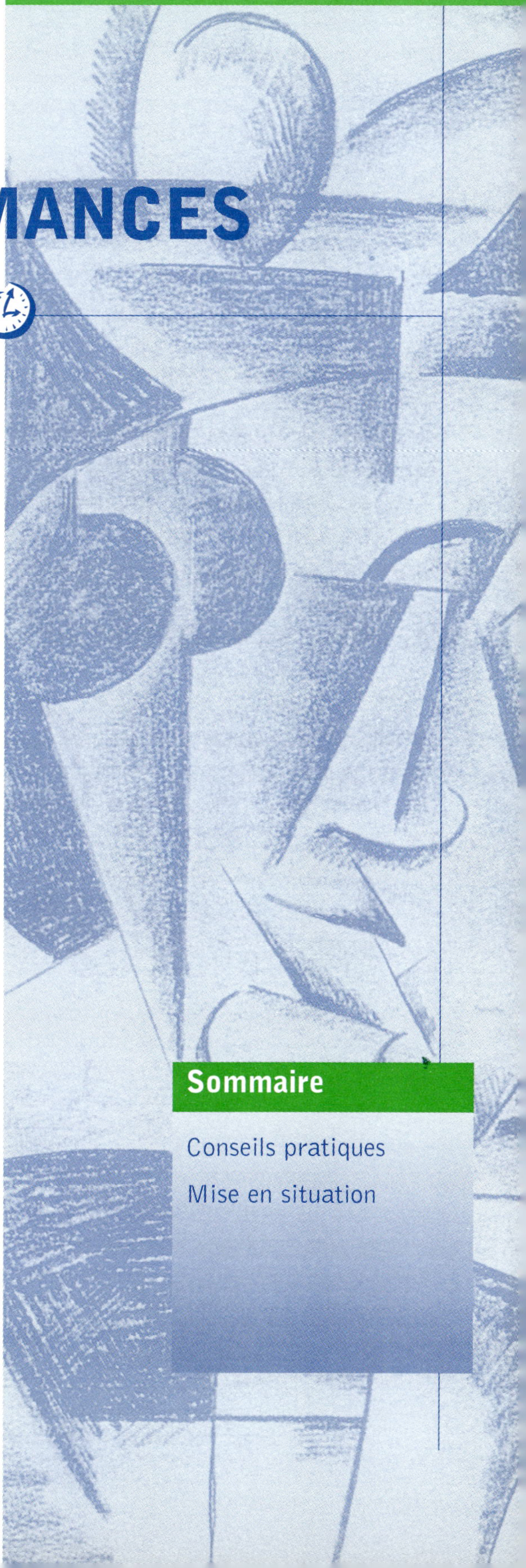

## Sommaire

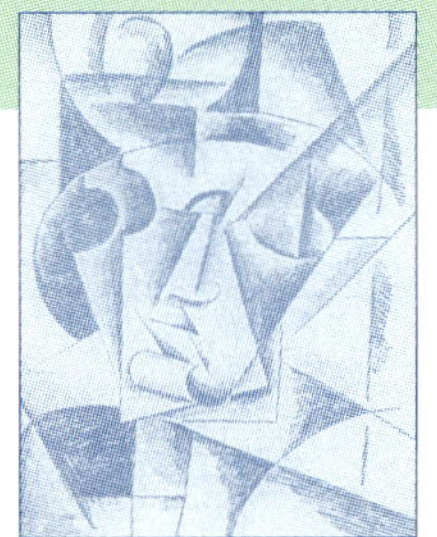

# Conseils pratiques
## Épreuve complète

Le travail relatif aux différentes aptitudes terminé, nous vous proposons de faire une nouvelle évaluation de vos performances, afin que vous puissiez apprécier vos progrès, et si besoin est, retravailler encore les points qui restent un peu faibles sans oublier qu'il ne s'agit pas d'être le ou la meilleur(e) possible dans une épreuve, mais plus simplement d'éviter une note trop faible pouvant entraîner votre élimination..

## 1 • MATÉRIEL ET MÉTHODOLOGIE

Pour répondre aux questions des différentes épreuves et être le plus possible en situation réelle de « test », vous ne devez avoir devant vous qu'un stylo en bon état de fonctionnement, un chronomètre (ou une montre) et quelques feuilles de brouillon. Pour le report de vos réponses, vous pouvez utiliser, après l'avoir découpée, la grille ci-contre, puis la confronter au corrigé de la page 186. L'utilisation de la calculette est interdite.
Dans de nombreux examens et concours, la feuille sur laquelle vous devrez porter votre identité et vos réponses est souvent mise en annexe. Il est important de s'habituer à être vigilant au moment d'inscrire les éléments relatifs à votre identité et votre réponse sur cette dernière, une erreur d'inattention dans le recopiage (erreur de ligne ou de numéro) pouvant aboutir à la terrible frustration de se voir sanctionné d'une réponse fausse, alors que votre raisonnement était exact, et, plus grave encore, à la non-reconnaissance de votre copie, des procédés d'anonymat des copies étant utilisés dans de nombreux centres de concours..

## 2 • CONSIGNES

Pour chaque épreuve, un temps vous est donné (il comprend le temps de lecture des consignes), il est impératif de le respecter.
Vous avez 1 heure 30 pour répondre aux questions des 5 épreuves :

- aptitude verbale (20 minutes) ;
- aptitude numérique (20 minutes) ;
- raisonnement logique (25 minutes) ;
- attention – mémorisation (10 minutes) ;
- organisation (15 minutes).

Une épreuve terminée, il n'est pas autorisé de revenir en arrière, ni de découvrir l'épreuve suivante avant que le signal de départ ne soit donné. Vous pouvez, pour cette opération de chronométrage, comme pour la première évaluation, vous faire aider d'une tierce personne de votre choix. C'est alors elle qui vous donnera le signal de départ et de fin de chaque épreuve. Lorsque vous êtes prêt(e), commencez l'épreuve.

## ❑ GRILLE DE RÉPONSES

Nom ______________________ Prénom ______________________

Écrivez vos réponses dans les cases prévues à cet effet.

| | | | | | |
|---|---|---|---|---|---|
| 1 | | 18 | | 35 | |
| 2 | | 19 | | 36 | |
| 3 | | 20 | | 37 | |
| 4 | | 21 | | 38 | |
| 5 | | 22 | | 39 | |
| 6 | | 23 | | 40 | |
| 7 | | 24 | | 41 | |
| 8 | | 25 | | 42 | |
| 9 | | 26 | | 43 | |
| 10 | | 27 | | 44 | |
| 11 | | 28 | | 45 | |
| 12 | | 29 | | 46 | |
| 13 | | 30 | | 47 | |
| 14 | | 31 | | 48 | |
| 15 | | 32 | | 49 | |
| 16 | | 33 | | 50 | |
| 17 | | 34 | | 51 | |
| 52 | | 62 | | 72 | |
| 53 | | 63 | | 73 | |
| 54 | | 64 | | 74 | |
| 55 | | 65 | | 75 | |
| 56 | | 66 | | 76 | |
| 57 | | 67 | | 77 | |
| 58 | | 68 | | 78 | |
| 59 | | 69 | | 79 | |
| 60 | | 70 | | | |
| 61 | | 71 | | | |

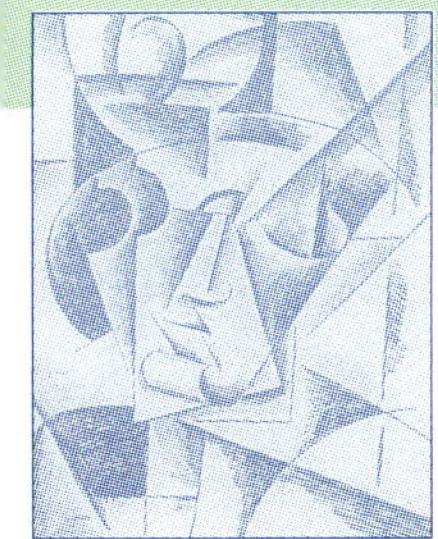

# Mise en situation
# Épreuve complète

## 1 • APTITUDE VERBALE

DÉCLENCHEZ LE CHRONOMÈTRE POUR 20 MINUTES

Cette épreuve comprend cinq séries d'exercices différents. Avant de répondre, lisez attentivement les consignes. Pour ces exercices, vous aurez le choix entre plusieurs propositions de réponses. Dans tous les cas, vous ne devez donner qu'une seule réponse par question. Essayez de travailler le plus vite et le mieux possible.

### > 1re SERIE D'EXERCICES

> *Pour chaque question, cinq mots vous sont donnés. Un mot sur les cinq est écrit de façon incorrecte. Trouvez quel est ce mot.*

**1. A.** jetée **B.** curiosité **C.** gaieté **D.** becquée **E.** assiétté

**2. A.** étau **B.** crapaud **C.** faux **D.** vermissau **E.** vaisseau

**3. A.** plaquage **B.** praticabe **C.** criticable **D.** réceptacle **E.** applicable

**4. A.** bruyamment **B.** prudamment **C.** notamment **D.** évidemment **E.** couramment

> *Dans les phrases suivantes, un mot a été remplacé par un trait. Trois façons de l'écrire vous sont proposées. À vous de trouver quelle est la bonne façon de l'écrire.*

**5.** Ses succès ont___________ son insolence.
**A.** accrus **B.** accru **C.** accrû **D.** accrue

**6.** Les___________ de Loire attirent de nombreux touristes.
**A.** vals **B.** vaux **C.** vales **D.** vaulx

**7.** Pour améliorer sa mémoire, il apprend la liste entière des __________ de cantons.
**A.** chefs-lieues **B.** chef-lieux **C.** chefs-lieux **D.** chef-lieues

### > 2e SERIE D'EXERCICES

> *Dans chacune des phrases suivantes, un mot est souligné. En dessous, trois explications de ce mot vous sont proposées, mais, deux sont mauvaises et une seule est bonne. À vous de trouver la bonne explication.*

**8.** Malheureusement, il a eu affaire à un prêteur perfide.

**A.** qui est rusé sous des dehors honnêtes et simples.

**B.** qui est hypocrite.

**C.** qui trompe la confiance qu'on a en lui.

**9.** Dans sa vie, elle a souvent été sujette à des affres.

**A.** ulcérations bénignes de la bouche.

**B.** frayeurs, angoisses.

**C.** brutalités, violences.

**10.** Le bellicisme caractérisé de ce peuple voisin fait beaucoup parler de lui.

**A.** une attitude poussant à la guerre, pour régler les différends.

**B.** une école de peinture du XVII^e siècle.

**C.** une tournure de langage propre aux belges francophones.

**11.** L'esprit de lucre de cette femme était si flagrant que l'on ne pouvait l'ignorer.

**A.** parler de manière vive.

**B.** avoir la passion de l'argent

**C.** avoir une propension à se rabaisser, à s'humilier.

**12.** Monostiche.

**A.** vers isolé, indépendant de tout autre, et qui se suffit à lui-même pour le sens du rythme.

**B.** long discours d'une personne qui ne laisse pas parler ses interlocuteurs.

**C.** poème ou strophe où les initiales de chaque vers, lues dans le sens vertical, composent un nom ou un mot clé.

## > 3e SERIE D'EXERCICES

> *Voici une liste de mots inscrits en lettres capitales. Chaque mot est suivi de cinq autres mots. À vous de choisir, parmi ces cinq autres mots, le* ***synonyme*** *ou celui qui a le même sens, que le mot en lettres capitales.*

**13.** COUARD
**A.** honteux **B.** faible **C.** bestial **D.** lâche **E.** hésitant

**14.** ACERBE
**A.** coupant **B.** sardonique **C.** triste **D.** aiguisé **E.** virulent

**15.** ACHOPPER
**A.** braquer **B.** trébucher **C.** dodeliner **D.** attraper **E.** aboucher

**16.** CONTREVENIR
**A.** répudier **B.** enfreindre **C.** limiter **D.** désapprouver **E.** opposer

**17.** INTEMPESTIF
**A.** brusque **B.** fâcheux **C.** indiscret **D.** inopportun **E.** violent

**18.** LATITUDINAIRE
**A.** étroit **B.** climatique **C.** limitrophe **D.** angulaire **E.** laxiste

## > 4e SÉRIE D'EXERCICES

> *Voici une liste de mots inscrits en lettres capitales. Chaque mot est suivi de cinq autres mots. À vous de choisir, parmi ces cinq autres mots, l'**antonyme** (ou celui qui a le sens contraire) du mot en lettres capitales.*

**19.** CANDIDE
**A.** rusé **B.** franc **C.** coquet **D.** niais E. captieux

**20.** ADULER
**A.** encenser **B.** flagorner **C.** palabrer **D.** critiquer **E.** juger

**21.** POLICÉ
**A.** subtil **B.** primitif **C.** raffiné **D.** discipliné **E.** misanthrope

**22.** EXEMPTER
**A.** épargner **B.** autoriser **C.** libérer **D.** subjuguer **E.** astreindre

**23.** DÉVOT
**A.** pharisien **B.** vertueux **C.** impie **D.** profane **E.** croyant

## > 5e SÉRIE D'EXERCICES

> *Chacune des phrases suivantes est divisée par des traits obliques en quatre parties A, B, C, D. Lisez attentivement et découvrez quelle partie contient une faute de grammaire ou d'orthographe. Si pour certaines phrases, vous trouvez qu'il n'y a pas de faute, choisissez la réponse E. Attention, c'est la partie de phrase incorrecte qu'il s'agit de trouver.*

**24.** Lors d'un voyage à l'étranger, / les touristes n'ont pas souvent /
**A.** / **B.** /
la délicatesse de s'informer /des mœurs actuelles des habitants. /
**C.** / **D.** / **E.**

**25.** Dans l'air du soir automnal / les grands marronniers feuillus /
**A.** / **B.** /
bruissaient doucement / au gré du vent. /
**C.** / **D.** / **E.**

**26.** Les longs cheveux noirs / ou bruns clairs / ont été très à la mode /
**A.** / **B.** / **C.** /
ces dernières années. /
**D.** / **E.**

**27.** C'est tout à fait incidemment / qu'il découvrit que son associé / l'avait sciamment /
**A.** / **B.** / **C.** /
induit en erreur. /
**D.** / **E.**

**28.** Les carillons des cloches / aux milieux de nos fêtes / semblaient augmenter /
**A.** / **B.** / **C.** /
l'allégresse des villageois. /
**D.** / **E.**

**FIN DE LA PREMIÈRE ÉPREUVE.**
**TOURNEZ LA PAGE.**

# 2 • APTITUDE NUMÉRIQUE

DÉCLENCHEZ LE CHRONOMÈTRE POUR 20 MINUTES

Cette épreuve comprend deux séries d'exercices différents. Avant de répondre, lisez attentivement les consignes. Pour chaque question, cinq réponses vous seront proposées. Vous ne devez donner qu'une seule réponse par question. Essayez de travailler le plus vite et le mieux possible. La calculette est interdite.

## > 1^re^ SÉRIE D'EXERCICES

### CALCUL MENTAL

> *Cette série comprend neuf questions qui mesurent votre aptitude à faire rapidement des calculs et des estimations numériques. Vous devez calculer ou estimer mentalement les réponses.*

**29.** Quel est le nombre qui peut remplacer « a » dans cette multiplication ?

```
    6 3 a
x     a 3
---------
  1 9 0 a
3 1 7 a
---------
3 3 6 a a
```

**A.** 9 **B.** 7 **C.** 8 **D.** 5 **E.** 2

**30.** 9 183 : 13,12 = ?
**A.** 720 **B.** 60 **C.** 72 **D.** 600 **E.** 700

**31.** $\sqrt{\dfrac{3\,547}{715}} = ?$

**A.** 2,227 **B.** 4,960 **C.** 22,27 **D.** 49,60 **E.** 24,609

**32.** 0,125 x 0,25 ≈ ?
**A.** 0,003 **B.** 0,3 **C.** 3 **D.** 0,03 **E.** 30

**33.** $\sqrt{68} + \sqrt{57} - \sqrt{11} = ?$

**A.** 15,795 **B.** 12,477 **C.** 11,562 **D.** 10,865 **E.** 19,111

**34.** Quel est le prix hors taxes d'un article facturé 536,68 euros TTC (TVA : 19,6 %) ?
**A.** 499,56 **B.** 538,60 **C.** 347,43 **D.** 625,16 **E.** 448,73

**35.** 482 x 921 : 1975 ≈ ?
**A.** 185 **B.** 1 850 **C.** 225 **D.** 2 250 **E.** 22,50

**36.** 45 % de 15 609 ≈ ?
**A.** 702,40 **B.** 7 024,05 **C.** 5 463,15 **D.** 546,31 **E.** 6 243,60

**37.** 1,8 x 47 x 105 = ?

**A.** 189 **B.** 84,6 **C.** 8 883 **D.** 4 935 **E.** 888,30

## > 2^e^ SÉRIE D'EXERCICES

### RAISONNEMENT NUMÉRIQUE

> *Cette série comprend six questions de raisonnement numérique.*

**38.** Un jeune ménage achète un buffet, une table et quatre chaises. Le buffet vaut deux fois plus que la table. Celle-ci vaut autant que trois chaises moins 10 euros. La dépense totale s'élève à x euros. Calculez le prix du buffet.

**A.** $\frac{6x}{13}$

**B.** $\frac{6x}{13} - 80$

**C.** $\frac{3x - 80}{13}$

**D.** $\frac{x + 30}{13}$

**E.** $\frac{6x - 80}{13}$

**39.** Un capital, augmenté des intérêts simples à 5 % qu'il produit pendant 4 ans, s'élève à 7 962 euros. Quel est le montant de ce capital ?

**A.** 6 352 euros **B.** 6 635 euros **C.** 7 311 euros **D.** 7 420 euros **E.** 7 209 euros

**40.** Un cycliste a parcouru 83,5 km en 4 h 45. À la même vitesse, quelle distance aurait-il parcouru en 3 h 15 ?

**A.** 49,75 km **B.** 57,15 km **C.** 46,20 km **D.** 53,25 km **E.** 59,50 km

**41.** Trois personnes se partagent une pièce de toile. La première en prend les 2/5 plus 6 m, la deuxième le 1/3 plus 7 m, la troisième prend les 11 m qui restent. Quelle est la longueur totale de la pièce ?

**A.** 105 m **B.** 75 m **C.** 79 m **D.** 90 m **E.** 53 m

**42.** Un parcours routier entre deux villes A et B comprend 225 km d'autoroute. Un automobiliste part de A à 2 heures et se dirige vers B. Il roule à 150 km/h sur l'autoroute. À quelle heure l'automobiliste quitte-t-il l'autoroute ?

**A.** 3 heures **B.** 3 h 15 **C.** 4 heures **D.** 3 h 45 **E.** 3 h 30

**43.** Deux ouvriers sont employés à salaire égal dans la même usine. Le premier a travaillé en un mois, z jours de 8 heures ; le second, y jours de 7 heures. Ils reçoivent en paiement une somme S à se partager. Quel est le salaire du premier ?

**A.** $S - 7y$

**B.** $\frac{S}{8z}$

**C.** $8\ z \times \frac{S}{15(z + y)}$

**D.** $8\ zy$

**E.** $8z \times \frac{S}{8z + 7y}$

**FIN DE LA DEUXIÈME ÉPREUVE.**

**TOURNEZ LA PAGE.**

# 3 • RAISONNEMENT LOGIQUE

## DÉCLENCHEZ LE CHRONOMÈTRE POUR 25 MINUTES

Dans cette épreuve, pour les questions 44 à 47, cinq réponses vous seront proposées, puis, des questions 48 à 53, aucune réponse ne vous sera proposée, ce sera à vous d'inscrire directement votre réponse. Dans les deux cas, vous ne devez donner qu'une seule réponse par question. Essayez de travailler le plus vite et le mieux possible.

## > 1re SERIE D'EXERCICES

> *Vous avez une suite de 7 cartes, soit :*

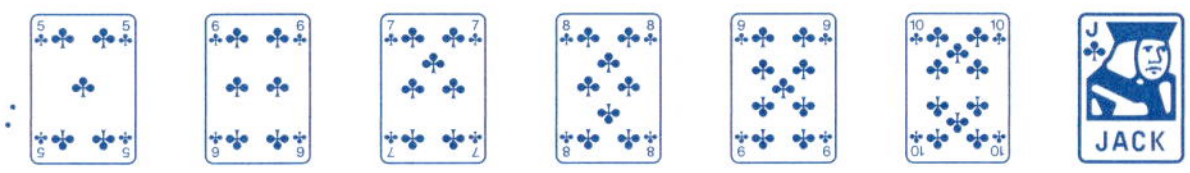


*agencées par groupe selon une combinaison logique. Observez chaque groupe et cherchez les cartes qui manquent indiquées par les points.*

**EXEMPLE**

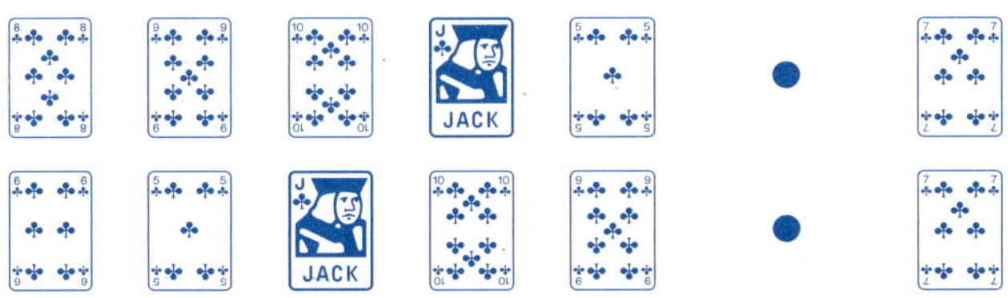


**RÉPONSE :** La réponse est

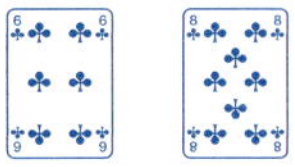

Maintenant à vous.

**44.**

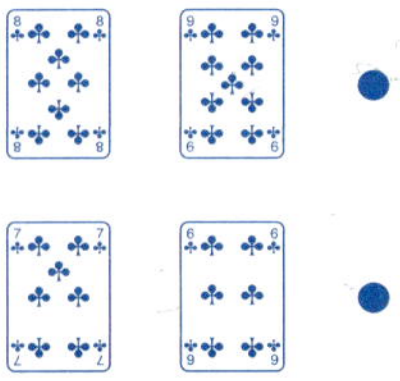

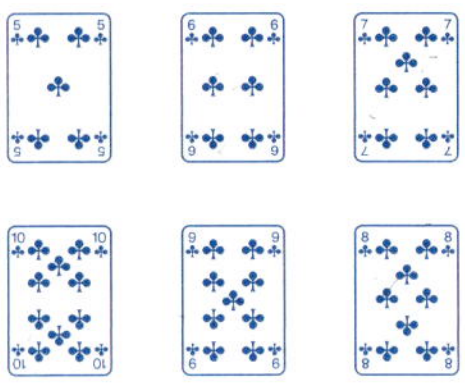

**A.** 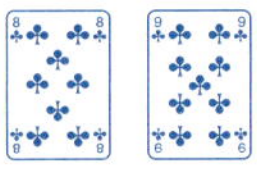 **B.** 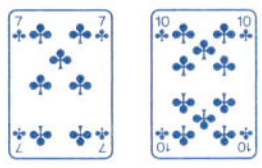 **C.** 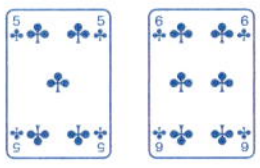 **D.** 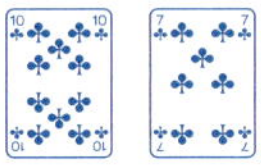 **E.** 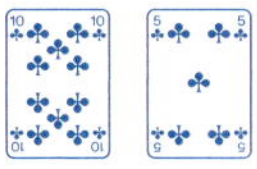

**45.** 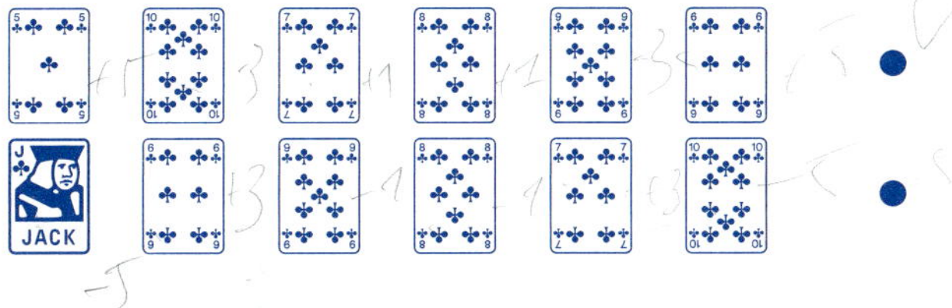

**A.** 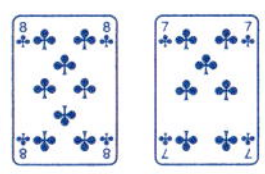 **B.** 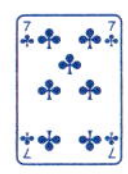 **C.** 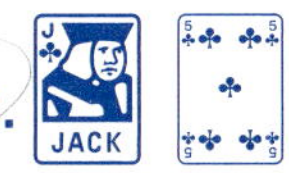 **D.** 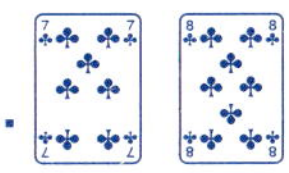 **E.** 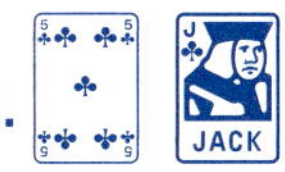

**46.** 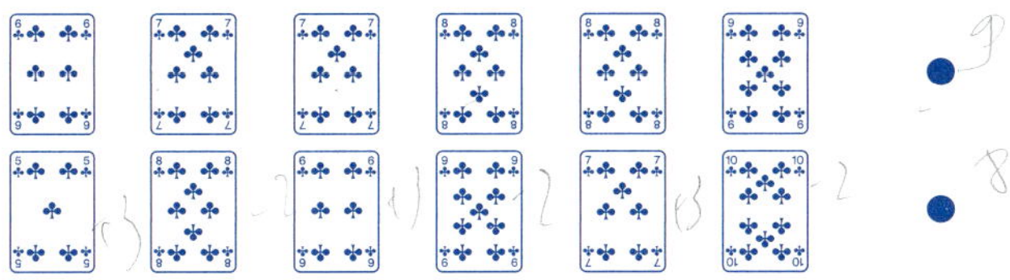

**A.** 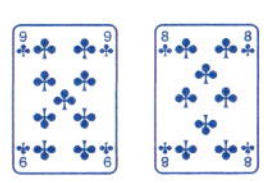 **B.** 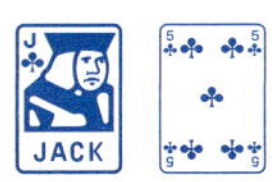 **C.** 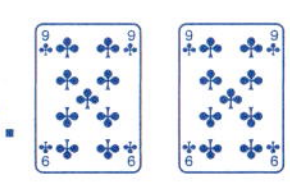 **D.** 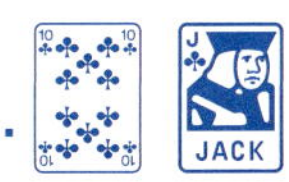 **E.** 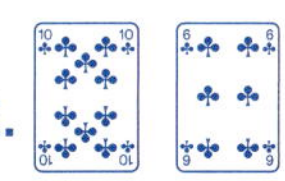

**47.** 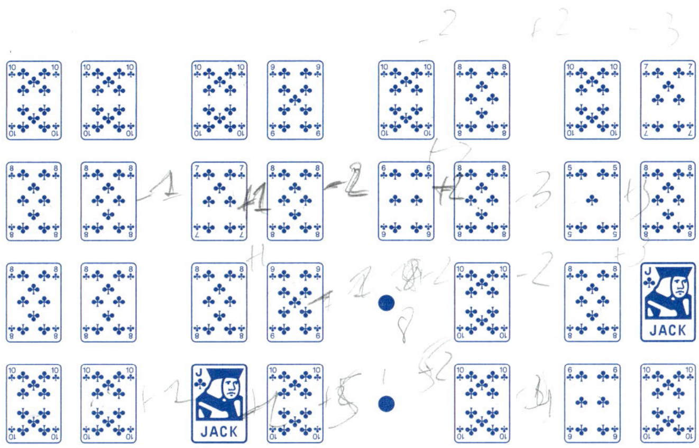

**A.** 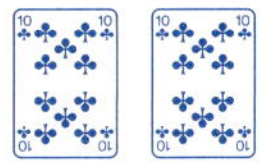 **B.** 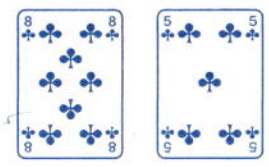 **C.** 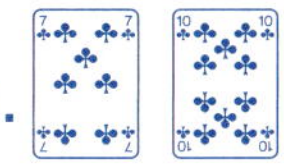 **D.** 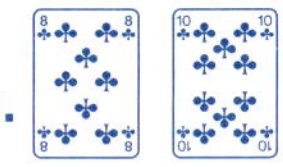 **E.** 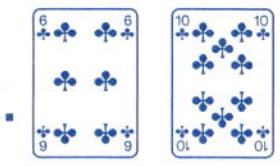

À partir de cette question, vous avez à formuler vous-même la réponse.

**48.** 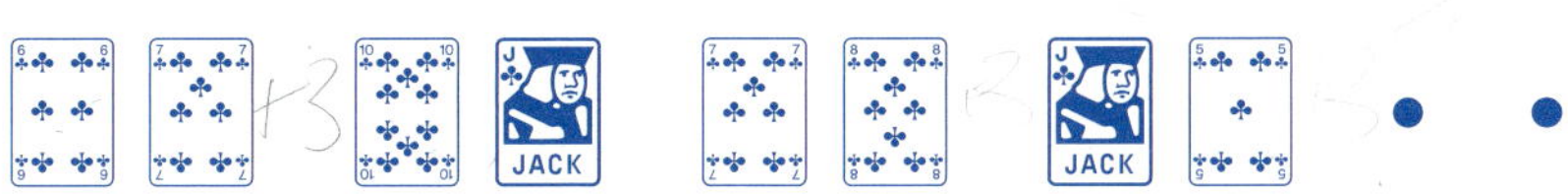

VOTRE RÉPONSE :

**49.**

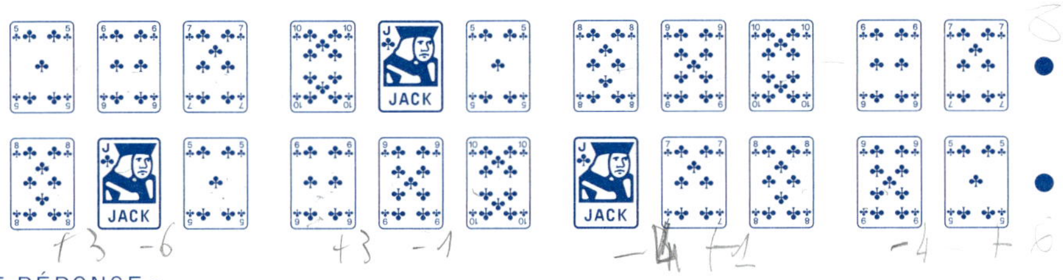

VOTRE RÉPONSE :

**50.**

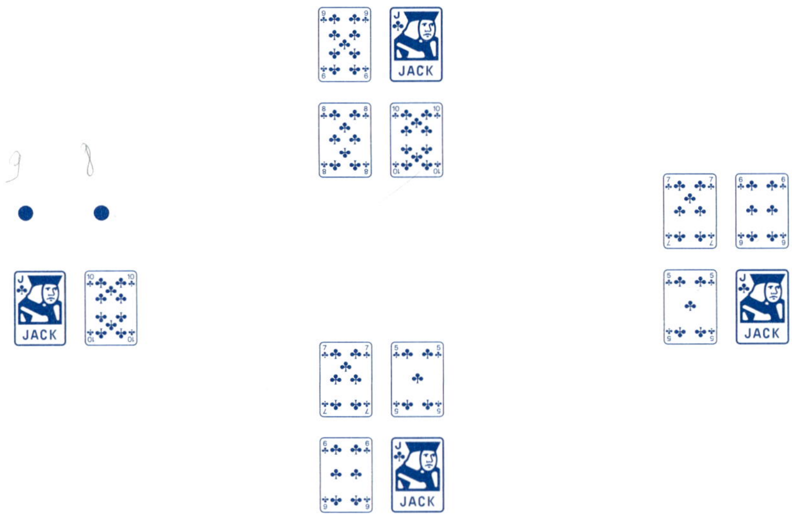

VOTRE RÉPONSE :

**51.**

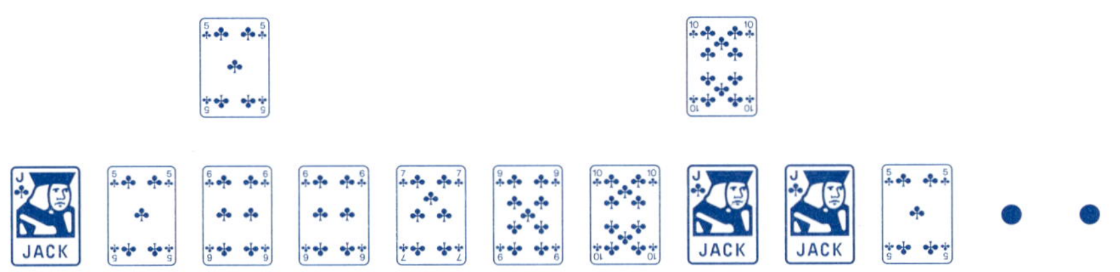

VOTRE RÉPONSE :

**52.**

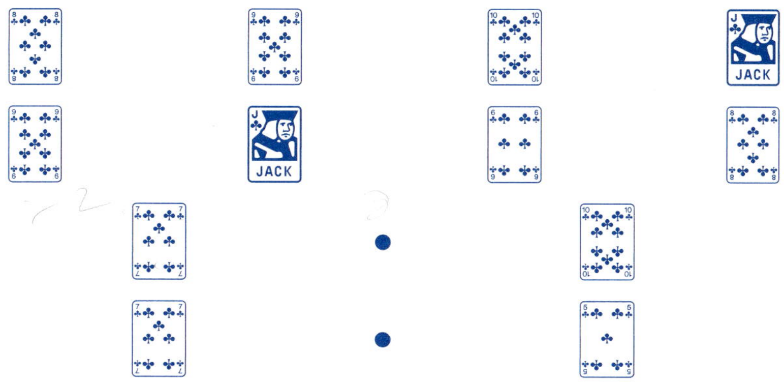

VOTRE RÉPONSE :

**53.**

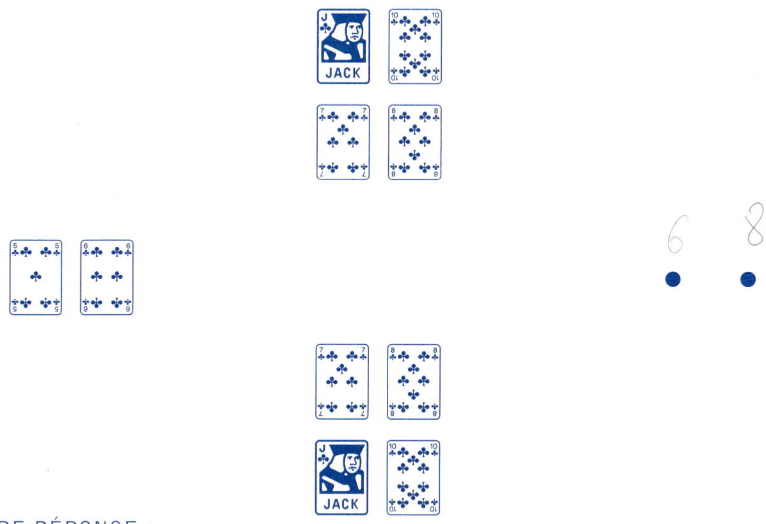

VOTRE RÉPONSE :

## > 2e SÉRIE D'EXERCICES

> *Soit un ensemble de 6 éléments : 1 4 5 7 9 0 constituant la base. Vous aurez à découvrir des ensembles de 2, 3 ou 4 éléments (que nous appellerons « groupes »), dont l'identité et la place se déduisent logiquement par raisonnement sur des données. Pour chaque question, vous devrez écrire votre réponse.*

**EXEMPLE**

Trouvez ce « groupe » de deux éléments ? ? sachant que le groupe [4][0] a avec lui un élément commun bien placé et le groupe [4][1] un élément commun mal placé.

**RÉPONSE :** Vous auriez dû répondre [1] [0].
En effet, des deux propositions il faut éliminer l'élément 4, puisqu'il ne peut être à la fois bien placé (1re proposition) et mal placé (2e proposition). De la 1re proposition se déduit que 0 est bien placé en 2e position, de la 2e proposition découle logiquement la place de 1 en 1re position.

> *Pour la suite, travaillez le plus vite possible afin de résoudre les points d'interrogation à partir des prémisses.*

Maintenant à vous.

**54.** Trouvez ce « groupe » de deux éléments ? ?
sachant que :

[0] [5]
ont chacun un élément commun mal placé
[7] [0]

**55.** Trouvez ce « groupe » de deux éléments ? ?
sachant que :

[4] [7]

[9] [5] ont chacun un élément commun mal placé

[9] [4]

**56.** Trouvez ce « groupe » de trois éléments ? ? ? sachant que :

[5] [7] [4]

[7] [4] [5] ont chacun deux éléments communs mal placés

[9] [4] [7]

**57.** Trouvez ce « groupe » de quatre éléments ? ? ? ?
sachant que :

[7] [5] [0] [1] a deux éléments communs bien placés et que :

[0] [1] [7] [5]

[4] [9] [0] [1] ont chacun deux éléments communs mal placés

[0] [1] [9] [4]

**58.** Trouvez ce « groupe » de quatre éléments ? ? ? ?
sachant que :

5 0 7 1 a deux éléments communs mal placés et que :

0 5 9 4
9 4 5 0 ont chacun quatre éléments communs mal placés.

**59.** Trouvez ce « groupe » de quatre éléments ? ? ? ?
sachant que :

4 5 7 9 a trois éléments communs bien placés et que :

0 5 7 9 a deux éléments communs bien placés, et que :

0 5 1 9 a trois éléments communs bien placés

**60.** Trouvez ce « groupe » de quatre éléments ? ? ? ?
sachant que :

0 1 5 7 a deux éléments communs bien placés et que :

5 9 7 0 a deux éléments communs mal placés, et que :

9 4 0 5 a trois éléments communs mal placés et que :

0 1 7 9 a trois éléments communs bien placés

**61.** Trouvez ce « groupe » de trois éléments ? ? ?
sachant que :

7 5 9 a un élément commun bien placé, et que :

7 4 0 a deux éléments communs mal placés et que :

4 7 9 a un élément commun mal placé.

**62.** Trouvez ce « groupe » de quatre éléments ? ? ? ?
sachant que :

| 1 | | 5 | | 4 | | 7 | | a deux éléments communs mal placés, et que :

| 7 | | 9 | | 1 | | 4 | | a deux éléments communs bien placés et que :

| 7 | | 9 | | 4 | | 5 | | a trois éléments communs bien placés.

**63.** Trouvez ce « groupe » de trois éléments ? ? ?
sachant que :

| 1 | | 5 | | 9 | | a un élément commun bien placé,et que :

| 1 | | 0 | | 4 | | a deux éléments communs mal placés et que :

| 0 | | 1 | | 9 | | a un élément commun mal placé.

**FIN DE LA TROISIÈME ÉPREUVE.**

**TOURNEZ LA PAGE.**

# 4 • ATTENTION – MÉMORISATION

DÉCLENCHEZ LE CHRONOMÈTRE POUR 10 MINUTES

*Regardez attentivement ces flocons de neige.*

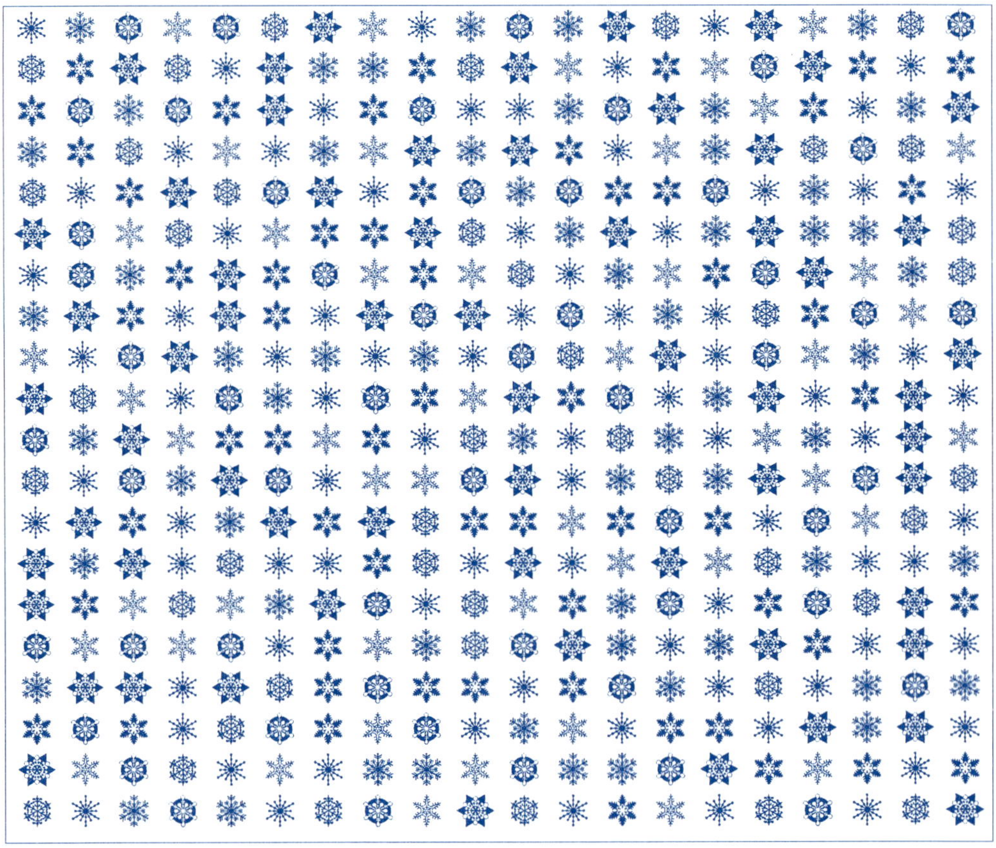

**64.** Combien y a-t-il au total, de flocons identiques à celui-ci :  ?

**A.** 50 **B.** 47 **C.** 49 **D.** 48 **E.** 46

**65.** Combien y a-t-il au total, de flocons identiques à celui-ci : 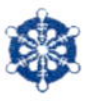 et de flocons identiques à celui-ci :  ? (donnez le total des deux flocons)

**A.** 98 **B.** 95 **C.** 99 **D.** 96 **E.** 97

**66.** Combien de fois retrouve-t-on ces deux flocons côte à côte, horizontalement et dans cet ordre 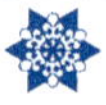 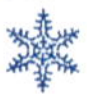 ?

**A.** 11 **B.** 10 **C.** 8 **D.** 12 **E.** 9

**67.** Combien de fois retrouve-t-on ces deux flocons côte à côte, verticalement et dans cet ordre 

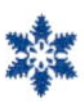 ?

**A.** 17 **B.** 21 **C.** 18 **D.** 20 **E.** 19

**FIN DE LA QUATRIÈME ÉPREUVE.**

**TOURNEZ LA PAGE.**

## 5 • ORGANISATION

DÉCLENCHEZ LE CHRONOMÈTRE POUR 15 MINUTES

> *Au cours de l'année 2004, quatre patients, Mme Latouche, M. Lapousse, Mme Lacroche et Mme Latient, ont été envoyés en cure au cours des mois de février, mars, avril et mai, pour des durées de 10, 15, 20 et 25 jours. En vous aidant des indices donnés, à vous de retrouver pour chaque patient: son lieu de cure (Bride-les-Bains, Vichy, Ballaruc et la Bourboule), la date et la durée de sa cure.*

*– Indice 1: la personne qui est allée en cure à la Bourboule n'est partie ni en mars ni en avril. Ce n'est pas Mme Latouche, ni Mme Latient et elle n'est restée ni 10 jours, ni 25 jours.*

*– Indice 2: ce n'est pas Mme Latouche non plus qui est restée 15 jours à Vichy et elle n'a pas effectué son séjour au mois d'avril.*

*– Indice 3 : c'est un homme qui est allé à Ballaruc au mois de mai, mais pas pendant 20 jours.*

| Patients | Lieu | Durée | Date |
|---|---|---|---|
| Mme Latouche | 68. | 69. | 70. |
| Mme Lacroche | 71. | 72. | 73. |
| M. Lapousse | 74. | 75. | 76. |
| Mme Latient | 77. | 78. | 79. |

**FIN DE LA CINQUIÈME ÉPREUVE.**

**TOURNEZ LA PAGE.**

## Corrigés

### GRILLE DE RÉPONSES

Nom | Prénom

| | | | | | |
|---|---|---|---|---|---|
| 1 | E | 18 | E | 35 | C |
| 2 | D | 19 | A | 36 | B |
| 3 | C | 20 | D | 37 | C |
| 4 | B | 21 | B | 38 | E |
| 5 | B | 22 | E | 39 | B |
| 6 | A | 23 | C | 40 | B |
| 7 | C | 24 | E | 41 | D |
| 8 | C | 25 | B | 42 | E |
| 9 | B | 26 | B | 43 | E |
| 10 | A | 27 | C | 44 | E |
| 11 | B | 28 | B | 45 | C |
| 12 | A | 29 | D | 46 | A |
| 13 | D | 30 | E | 47 | B |
| 14 | E | 31 | A | 48 | 8 et 9 de trèfle |
| 15 | B | 32 | D | 49 | 8 et 6 de trèfle |
| 16 | B | 33 | B | 50 | 9 et 8 de trèfle |
| 17 | D | 34 | E | 51 | 7 et 8 de trèfle |

| | | | | | |
|---|---|---|---|---|---|
| 52 | 5 et 6 de trèfle | 62 | 7905 | 72 | 20 |
| 53 | 9 et 9 de trèfle | 63 | 450 | 73 | février |
| 54 | 57 | 64 | B | 74 | Ballaruc |
| 55 | 79 | 65 | D | 75 | 25 |
| 56 | 459 | 66 | E | 76 | mai |
| 57 | 7549 | 67 | C | 77 | Vichy |
| 58 | 4905 | 68 | Bride-les-Bains | 78 | 15 |
| 59 | 4519 | 69 | 10 | 79 | avril |
| 60 | 0149 | 70 | mars | | |
| 61 | 054 | 71 | La Bourboule | | |

# Corrigés

## CALCULEZ VOS SCORES

Pour chaque épreuve, totalisez votre nombre de bonnes réponses (chaque bonne réponse vaut 1 point). Ainsi, vous obtiendrez une note brute (total de réponses justes) pour l'ensemble de l'épreuve et par aptitude.

| | | |
|---|---|---|
| Aptitude verbale | Votre score | /28 |
| Aptitude numérique | Votre score | /15 |
| Raisonnement logique | Votre score | /20 |
| Attention - mémorisation | Votre score | /4 |
| Organisation | Votre score | /12 |
| | **Votre score total** | /79 |

## ÉCHELLES DES PERFORMANCES

| | SCORE | | | | |
|---|---|---|---|---|---|
| Aptitude verbale | de 0 à 6 | de 6 à 12 | de 12 à 18 | de 18 à 23 | de 23 à 28 |
| Aptitude numérique | de 0 à 3 | de 3 à 6 | de 6 à 9 | de 9 à 12 | de 12 à 15 |
| Raisonnement logique | de 0 à 4 | de 4 à 8 | de 8 à 12 | de 12 à 16 | de 16 à 20 |
| Attention – mémorisation | de 0 à 1 | de 1 à 2 | de 2 à 3 | | de 3 à 4 |
| Organisation | de 0 à 2 | de 2 à 4 | de 4 à 7 | de 7 à 10 | de 10 à 12 |
| Épreuve totale | de 0 à 16 | de 16 à 20 | de 20 à 32 | de 32 à 64 | de 64 à 79 |
| **Résultats** | **Très faible** | **Faible** | **Moyen** | **Bon** | **Très bon** |

Il est important de « repérer » comment vous avez obtenu la note finale (épreuve totale) mais aussi de comparer les causes de ces « mauvais » résultats à celles de la 1re évaluation pour réagir en conséquence.

## COMMENTAIRES SUR VOS RÉSULTATS

Nous rappelons que dans une véritable épreuve de « tests psychotechniques » standardisée principalement dans les conditions de passation, (ce qui n'est, d'évidence, pas le cas ici puisque chacun travaille chez soi), votre performance appréciée et chiffrée par une note brute (total des bonnes réponses données) ne prendrait, sa réelle valeur (la note sur 20 qui sanctionnera votre réussite ou votre échec au concours) qu'après la validation. La notation d'un « test psychotechnique » ne répond pas aux règles du modèle classique de notation du contrôle des connaissances, de type scolaire. Dans un test, la performance « à l'état brut » d'un candidat ne prend véritablement sens que si l'on peut situer cette performance par rapport à celles des sujets, ayant tous concouru dans les mêmes conditions et servant de population de référence.

Pour envisager la notation à une épreuve de « test psychotechnique » (l'appréciation de la performance d'un individu), il est donc indispensable de connaître les performances obtenues par ce groupe de référence. Et si la standardisation en note sur 20 est celle utilisée dans le cadre du concours d'entrée en IFSI, (mais, dans un autre concours toute autre standardisation (note sur 10, sur 40...) peut être utilisée), on peut dire cependant, à par-

## Corrigés

tir de vos notes brutes, qu'une performance vous situant dans les 2/5e supérieurs devrait, sauf aléas dus à votre personnalité, vous mettre à l'abri en ce qui concerne cet aspect plus « intellectuel ». Si vos performances vous situent dans les « moyens », ce n'est pas très ennuyeux, reprenez les épreuves qui vous ont posé et vous posent le plus de problème. En deçà, reprenez les bases, refaites la deuxième partie, et tentez « d'assurer », c'est-à-dire d'éviter les notes éliminatoires.

# Conclusion

Lorsque l'on parle de tests psychotechniques, on pense immédiatement à « tests d'intelligence », ces fameux tests d'aptitude qui fascinent tellement que bien trop souvent c'est sur ce seul aspect de la sélection que se concentrent les candidats et les préparateurs.
Le but de cet ouvrage était bien sûr de vous familiariser avec ce type d'épreuves, et nous nous en sommes tenus aux aspects essentiels qui vous permettront de vous confronter à une épreuve de sélection, qui comporte des épreuves psychotechniques.
Mais une procédure de sélection est multiple et se doit d'explorer le plus grand nombre de facettes de la personnalité d'un candidat afin de retenir sinon le meilleur, du moins le mieux adapté. Elle comportera donc, outre les épreuves traditionnelles qui font appel à des connaissances générales ou techniques, en principe déjà attestées par des niveaux scolaires, des tests orientés vers les compétences et aptitudes, évoquées dans l'ouvrage, et un entretien, au cours duquel le jury s'efforcera de faire « parler la personnalité » du candidat. En effet, à travers les capacités d'exposition, d'analyse et de synthèse d'un sujet, notre personnalité s'exprime et se laisse appréhender aussi sûrement qu'avec d'autres moyens : à travers notre corps tout d'abord, mais aussi à travers notre style, nos valeurs, nos manières de nous conduire, de nous présenter : à travers l'image de soi que l'on offre. Cet aspect de la personnalité peut certes être exploré par des tests ou des questionnaires, dans des situations standardisées, mais sans le contact social direct, qui donne des informations plus précises. Comme toute relation plus clinique est coûteuse, lorsqu'il faut évaluer un grand nombre de candidats, on se contentera donc parfois d'un questionnaire pour évaluer cette dimension. Cependant, lors des sélections sérieuses, une partie entretien est toujours maintenue afin de pouvoir vérifier ces qualités relationnelles, et de valider l'image de soi que l'on offre ou que l'on a pu offrir à travers ses productions écrites.

## 1 • Les questionnaires et inventaires de personnalité

Les questionnaires ou les inventaires de personnalité explorent toujours les mêmes dimensions énumérées ci-dessous.

• La personnalité :
– stabilité émotionnelle, contrôle de soi ou anxiété,
– sociabilité : introversion (repli sur soi), ou extraversion (rapports aux autres),
– résistance à la frustration : souplesse ou rigidité du « caractère »,
– soin ou négligence,
– énergie.
De grands noms sont attachés à ces questionnaires : Bernreuter, 16PF de Cattell, Rosenzweig...

• Les intérêts : vos souhaits et vos préférences, professionnels par exemple.

• Les valeurs :altruisme, accomplissement personnel, besoins de considération, de domination, d'indépendance, d'affiliation, de réussite professionnelle, et autres besoins de normes.

• Les styles : principalement sociaux et de *leadership*.

Dans cet ouvrage, nous aurions pu vous proposer de tels tests, non pas pour « tester » votre personnalité, mais pour éventuellement éprouver l'image que les examinateurs seront inconsciemment amenés à se faire de vous lorsque vous les aborderez avec l'image que vous vous faites de vous-mêmes.
Au lieu de recourir à ces tests ou questionnaires, nous pensons qu'il vaut mieux adopter un questionnement plus ouvert et plus informatif, style « test des phrases » à compléter en s'inspirant du fameux test du « Qui suis-je ? » (L'Ecuyer, 1978).

## 2 • Le test du « Qui suis-je ? »

Vous allez donc explorer cette dimension, pour vous, (nous avons d'ailleurs toujours besoin d'un temps de retour sur soi), sorte d'autodiagnostic, afin d'apprécier quel genre d'images vous pouvez offrir, image de vous, « image de soi » qui comprend plusieurs versants :

- l'image propre : « vous vu(e) par vous »,
- l'image sociale : « vous vu(e) par les autres »,
- l'image idéale : vous tel(le) que vous aimeriez être ou être vu(e).

Rédigez donc rapidement, honnêtement, et sans trop réfléchir (vous méditerez après si nécessaire), ces trois aspects de l'image de soi, en vous inspirant des situations ci-dessous (en une demi-page environ pour chaque aspect).

### ▶ *Exploration de l'image propre*

- « En général, je suis... » ;
- « Dans ma famille, je suis... » ;
- « Avec mes amis, je suis... » ;
- « À la maison je suis... » ;
- « À l'école je suis... » ;
- « Avec mes formateurs (ou mes professeurs) je suis... » ;
- « Avec mon copain (ou avec ma copine) je suis... ».

### ▶ *Exploration de l'image sociale*

Image sociale :

- « Ma mère pense que je suis... » ;
- « Mon père pense que je suis... » ;
- « Mes amis pensent que je suis... » ;
- « Mes formateurs, mes profs pensent que je suis... ».

Maintenant, explorez à nouveau ces deux images mais avec : « je ne suis pas... ».
*Exemple* : « En général, je ne suis pas... » ou : « Avec mes amis, je ne suis pas... », etc.

### ▶ *Exploration de l'image idéale*

Quant à l'image idéale, même exercice mais avec : «... j'aimerais être » et bien sûr et surtout « je n'aimerais pas être... ».
*Exemple* : « À la maison, j'aimerais être... », « avec mon copain, j'aimerais être... ».

### ▶ *Exploration du projet personnel et professionnel*

N'oubliez pas non plus d'explorer en une demi-page « mon projet personnel... » et « mon projet professionnel... ».

## 3 • Exploration des résultats : votre style

Si vous avez répondu sans concession et honnêtement, vous voyez s'esquisser une image de vous sous ces trois aspects et il convient d'essayer de les évaluer, de les expliciter, car ces aspects transpireront – toujours inconsciemment –, dans vos comportements, dans vos attitudes, dans vos manières de penser, en un mot : dans votre style !

Constatez tout d'abord que la rubrique du « je suis » est toujours plus étoffée que celle du « je ne suis pas ». Il est vrai qu'il est toujours plus difficile de se définir par la négative, mais c'est peut-être là le plus significatif, car le domaine où nous avons le plus de résistances, inavouables, est peut-être celui qui nous détermine le plus.

De même la rubrique « avec les formateurs » est toujours très pauvre, alors que pour les situations de sélection c'est peut-être la plus sensible et la plus importante à explorer !

Maintenant, commencez par compter tout simplement le nombre d'adjectifs vous qualifiant : en positif, puis en négatif. À moins d'une tendance affirmée à la dévalorisation, vous trouverez certainement toujours plus de positifs que de négatifs, c'est normal, tout le monde fonctionne comme cela.

Vous voyez déjà s'esquisser vos images ?

Essayez de les approfondir, de les mettre en perspective, essayez de les regarder avec un œil d'extérieur, comme s'il s'agissait d'un autre qui a écrit ces lignes, d'un autre à évaluer, d'un autre à recruter...

Que devrait-il alors changer, celui-ci, pour vous plaire ?

Même s'il est bien difficile de donner quelques conseils dans ce domaine, il faut faire confiance au bon sens : si vous aboutissez à un profil équilibré, ne changez rien à votre style. En revanche, s'il y a du trop, de l'excessif, dans les aspects positifs comme négatifs, une interrogation sur vous est nécessaire. Pour ce faire, mettez-vous à la place de l'évaluateur pour interroger cette image que vous avez là, écrite devant vous : puis-je prendre le risque de faire recruter quelqu'un qui a par exemple trop (ou trop peu) d'ambition ? qui est trop (ou trop peu) imbu de lui-même ? qui est trop peu sociable ou au contraire trop familier et qui ne sait pas tenir la distance ? qui est trop (ou trop peu) autoritaire ? qui est trop (ou trop peu) émotif ? dans un milieu où les rapports sociaux et humains sont nombreux, exigeants et essentiels. Tout simplement : cette personne est-elle fiable ?

Mais même s'il faut prendre en considération le mode de raisonnement de ceux qui ont en charge le recrutement et l'admission de nouveaux membres, c'est-à-dire potentiellement de futurs collègues, il faut aussi savoir s'adapter au point de vue de l'interlocuteur en restant soi-même, car c'est déjà là que nous manifestons nos qualités d'empathie et de contact social, valeurs si fondamentales.

On ne pourra jamais parler d'entraînement en ce domaine car chaque rencontre est unique. Cependant, on voit combien il est indispensable de s'interroger sur les images de soi que l'on donne en fonction de ces quelques remarques de bon sens :

– le jury doit sélectionner moins de candidats qu'il ne s'en présente ;

– vous n'êtes pas recalé d'avance : on vous reçoit en entretien pour que vous puissiez mettre votre candidature en valeur ;

– quelles que soient ses qualités intellectuelles, physiques ou techniques, un candidat sera toujours mal apprécié s'il est hautain, agressif, hostile, cherchant à avoir le dernier mot, ergoteur, muet, coupant la parole, n'écoutant pas, ne suivant que son idée, obséquieux, regardant toujours ailleurs, flatteur, sans personnalité, ne prenant pas l'épreuve au sérieux, nonchalant, trop renfermé, ou adoptant un modèle standard appris...

Mais, vous n'êtes rien de tout cela, alors bonne chance !

# Lexique

Cet ouvrage, ciblé sur les épreuves psychotechniques, n'avait pas pour ambition de former des étudiants de psychologie. Pour ceux qui désireraient approfondir ces aspects, nous leur conseillons de se reporter à des ouvrages de première année des études de psychologie. Cependant, tout au long du développement, nous avons utilisé un certain nombre de termes qu'il convient d'expliciter à toute fin utile, car l'utilisation de ces techniques implique un minimum d'accord sur la signification des concepts qui sous-tendent les diverses procédures techniques d'évaluation. Il y a donc un langage de la psychologie dont nous allons évoquer les principaux termes.

## ALGORITHME

Schéma d'opérations numériques ; par extension, programme introduit dans une machine à calculer. En psychologie cognitive, l'algorithme désigne une séquence d'opérations cognitives, qui, appliquée aux données d'un problème, conduit à sa solution avec certitude.

## APTITUDE

Disposition à quelque chose, innée ou acquise selon les théories. Les aptitudes peuvent être physiques, sensorielles (ex. : discrimination visuelle ou discrimination des couleurs, acuité auditive...), psychomotrices (coordination motrice, dextérité), cognitives ou mentales (représentation spatiale, aptitude numérique, raisonnement logique, etc.). De nombreuses épreuves les explorent.

## ATTITUDE

Disposition déterminée par l'expérience qui exerce une influence directe sur la conduite, l'opinion et les comportements. De nombreuses échelles d'attitudes ont été élaborées, notamment par la psychologie sociale.

## CARACTÈRE

Ensemble des dispositions permanentes qui régissent chaque individu dans ses rapports avec le monde extérieur ou lui-même, et qui lui donnent un style dans ses expériences vécues.

## COMPÉTENCE

Ensemble des possibilités et des aptitudes virtuelles offertes par un savoir implicite. Cette compétence s'actualisera dans les performances : par exemple, la compétence de quelqu'un en langue française s'actualisera dans son appropriation du parler. Plus couramment, on désignera par compétences les savoir-faire et les connaissances d'ordre technique ou relationnel.

## CONDUITE

Longtemps, la psychologie a été considérée comme la science de la conduite, « celle-ci étant comprise comme l'ensemble des réponses significatives par lesquelles l'être vivant en situation intègre les tensions qui menacent l'unité et l'équilibre de l'organisme » (d'après D. Lagache).

## DÉSIRABILITÉ SOCIALE

Inclination de toute personne à se présenter sous un jour favorable lorsqu'elle est en situation sociale (comme devant un jury par exemple) ; tendance qui contraint parfois à « trop en faire » pour convaincre l'autre que l'on est estimable et pour se faire aimer ou se faire accepter.

## DIMENSION

Aspect exploré et mesuré par un questionnaire ou par un test ; par exemple : « aptitude verbale », « sociabilité » ou « socialité ». Une « épreuve test » peut explorer plusieurs dimensions, elle sera alors dite « composite ».

## ÉTALONNAGE

Technique statistique qui permet en psychométrie de donner au score obtenu par chacun des sujets qui passe une épreuve étalonnée (test) sa position significative par rapport à un ensemble qui sert de référence, comme en physique par exemple le mètre étalon sert de référence aux mesures de longueur. Une performance obtenue à un test pourra ainsi être située par rapport à un échantillon comme sur une échelle.

## ÉVALUATION

Mesure ou exploration d'une aptitude, d'une compétence, d'un style, d'un trait de caractère, etc. selon des techniques diverses, en principe des tests ou des entretiens.

## FIDÉLITÉ

Qualité d'un test qui désigne la constance des résultats obtenus au cours de plusieurs applications. Elle est calculée par les indices de corrélation statistiques.

## HOMOGÉNÉITÉ

Qualité d'un test dont les questions mesurent de façon équivalente un même facteur ou une même dimension. Elle est calculée par les indices de corrélation.

## IMAGE DE SOI

Image que l'on se fait ou que l'on veut présenter de soi-même, et selon laquelle on désire se percevoir ou être perçu. L'image de soi est toujours empreinte d'éléments inconscients qui échappent au rationnel et est un des éléments constitutifs de notre « personnalité ». C'est pourquoi elle est souvent explorée lors des sélections, car elle permet d'avoir une approche de la personnalité, à travers des questionnaires ou simplement à travers la façon de se conduire dans le contact social (notamment lors des entretiens).

## ITEM

Question d'un test ou d'une épreuve.

## INTÉRÊT(S)

Orientations personnelles et relativement stables d'un sujet vers des objets, des secteurs ou des domaines d'activités précis. Ils s'évaluent et s'explorent au moyen de questionnaires. Leur exploration est souvent utilisée pour compléter de façon indirecte (*cf.* « Techniques indirectes ») l'exploration de la personnalité. Ces questionnaires cherchent à mettre en évidence la structure des intérêts d'une personne : le concret, le conceptuel, le social, le commercial, le technique, etc., gages d'une bonne orientation et d'une bonne insertion professionnelle.

## MÉMOIRE

Fonction psychique qui permet de conserver des informations, des souvenirs, des images ou des schèmes. La psychologie cognitive a renouvelé l'approche de l'étude de la mémoire en distinguant la mémoire à court terme (dite « mémoire de travail ») et la mémoire à long terme. Ces types de mémoires ont suscité des travaux prometteurs, notamment pour les situations d'apprentissage et de formation ; ils sont de plus en plus explorés en psychométrie.

## MENTALISATION

Travail psychique opéré sur des informations.

## MOTIVATION

Force ou tension qui met en mouvement l'organisme et qui sous-tend les comportements. D'origine organique ou psychique, les motivations peuvent être individuelles ou sociales.

## OPÉRATION COGNITIVE

Processus cognitif : *cf.* « Psychologie cognitive ».

## PERSONNALITÉ

Les définitions de la personnalité sont variables, nous retiendrons celle-ci : ensemble des caractéristiques psychiques, relativement stables dans le temps, qui permettent de différencier un sujet d'un autre, et de l'affirmer et de le connaître comme un, unique et permanent. Les « tests » pour évaluer cette dimension se présentent sous la forme de questionnaires relatifs à divers facteurs comme : la stabilité émotionnelle, la sociabilité, la résistance à la frustration, l'énergie ou l'activité, le caractère consciencieux, l'esprit d'ouverture ou d'entreprise, le caractère dépressif, etc.

## PSYCHOLOGIE COGNITIVE

Discipline de la psychologie qui s'intéresse au traitement de l'information, opérations par lesquelles un sujet élabore des représentations à partir de ses informations sensorielles, et effectue des transformations sur ces représentations (opérations cognitives ou processus cognitifs). Elle s'intéresse donc à l'apprentissage, à la façon dont on construit des connaissances et dont on les stocke en mémoire (*cf.* « Mémoire »), ainsi qu'aux processus de résolution de problèmes, de raisonnement et de décision. Elle fait partie des neurosciences.

## PSYCHOMÉTRIE

Sous-discipline de la psychologie qui s'intéresse aux questions de mesure et d'évaluation.

## QUESTIONNAIRE À CHOIX MULTIPLE (QCM)

Ensemble de questions pour lesquelles on propose au choix plusieurs réponses possibles : ce sont des questions dites fermées car les réponses sont préformées et laissent donc peu de liberté. Contraires seront les questions dites ouvertes où la réponse doit être élaborée par le candidat. Les QCM sont très utilisés dans les procédures de sélection lorsqu'il y a un grand nombre de candidats, car même s'ils sont peu informatifs, ils sont faciles à corriger.

## SENSIBILITÉ

Qualité d'un test qui est capable de discriminer assez finement les performances des différents sujets qui ont passé l'épreuve, afin qu'ils puissent être comparés et surtout distingués.

## SOI

Désigne la dimension la plus intime de la subjectivité.

## STANDARDISATION

Procédure par laquelle on s'assure qu'une épreuve place bien tous les candidats dans les mêmes conditions de passation afin que les performances obtenues soient comparables.

## STYLE

Ensemble des manières ordinaires de se conduire, constituant une caractéristique habituelle de comportement ou de pensée, pour la dimension « personnalité », ou constituant une caractéristique de notre traitement de l'information pour la dimension « cognition » ou « intelligence » (on parlera alors de style cognitif). À travers des questionnaires, on cherchera surtout à mettre en évidence les « styles de sociabilité », par exemple le « style de leadership », bien connu depuis les travaux sur la dynamique des groupes et l'influence sociale.

## TECHNIQUES INDIRECTES

Méthode principalement utilisée dans l'exploration des centres d'intérêts, des motivations, des valeurs ou de la « personnalité », permettant de révéler de façon indirecte des traits de caractère ou de style.
On va par exemple explorer :
- la socialité à travers des questions portant sur les goûts, du type : « parler en public me procure beaucoup d'anxiété », ou « j'aime conseiller les gens », ou encore : « j'aime travailler en plein air »,
- la dépression à travers les habitudes de vie : « ces derniers temps je dois lire beaucoup avant de pouvoir m'endormir » ou « lorsque je me réveille, je suis souvent fatigué »...

## TEST

Épreuve standardisée : questions, modalités de réponse, temps de réponse, et correction sont identiques pour tous les candidats afin qu'une comparaison des performances soit possible par l'intermédiaire d'une norme calculée. Les tests d'intelligence font le moins possible appel aux connaissances scolaires ou professionnelles, car ils visent la capacité à apprendre, à résoudre des problèmes, à s'adapter à des situations nouvelles et non pas à évaluer un niveau d'instruction ou d'expertise. Un test doit être valide, sensible, fidèle et homogène.

## TEST DES DOMINOS

Un des plus anciens tests de l'analyse multifactorielle de l'intelligence, test d'évaluation du facteur « g » (premières études en 1944 pour l'armée britannique). Test non verbal faisant appel aux relations d'éduction (raisonnement de type induction), il a connu une grande popularité pour la mesure de l'intelligence générale.

## VALEUR(S)

Motivations de croyances ou de conceptions qui ont de l'importance pour une personne et qui sont susceptibles de déterminer ses conduites.

## VALIDATION

Procédure qui s'assure de la validité d'un test.

## VALIDITÉ

Qualité d'un test qui mesure ce qu'il est censé mesurer, c'est-à-dire qui est capable de donner une mesure significative d'une aptitude ou d'une compétence donnée. On attache beaucoup d'importance à la valeur « prédictive », ou à la valeur « pronostique », c'est-à-dire la capacité de « prédire », d'anticiper des performances futures en fonction des performances obtenues.

# Bibliographie


• BEECH John R., HARDING Léonora, *Tests, mode d'emploi... Guide de psychométrie*, traduit sous la direction de Rolland J.P et Mogenet J.L, Paris, Éditions du Centre de psychologie appliquée, 1994.

• BROYER Gérard, *Intelligence et affectivité, l'énigme de la représentation. In* Cahier Binet-Simon n° 635 : *Reuven Feuerstein, le PEI et l'intelligence*, Toulouse, Erès, 1993.

• BRUNER J., *Le Développement de l'enfant. Savoir faire, savoir dire*, Paris, PUF, 1983.

• COLLECTIF, *L'intelligence est-elle modifiable ?*, Madrid, Bruno, 1988.

• COLLECTIF, *Les Transferts de connaissance en formation initiale et continue. In* Documents préparatoires au colloque, association « Apprendre », université Lumière Lyon 2, 1994.

• DE LA GARANDERIE Antoine, *La Gestion mentale*, Paris, Le Centurion, 1990.

• DE VECCHI Gérard, *Aider les élèves à apprendre*, Paris, Hachette éducation, « Pédagogies pour demain, nouvelles approches », 1992.

• DOLLE Jean-Marie, *Pour comprendre Piaget*, Paris, Dunod, « Psycho sup », 1999.

• FEUERSTEIN, R., RAND, Y., HOFFMAN, M. et MILLER, R., 1980. *Instrumental Enrichment : an Intervention Program for Cognitive Modifiability*, Baltimore, MD, University Park Press.

• GIRY Marcel, *Apprendre à raisonner, apprendre à penser*, Paris, Hachette éducation, « Pédagogies pour demain, nouvelles approches », 1994.

• GRÉGOIRE Jacques, *L'Examen clinique de l'intelligence de l'adulte*, Bruxelles, Mardaga, 2004.

• HIGELE Pierre, *Construire le raisonnement chez les enfants*, Paris, Retz, 1997.

• HUTEAU Michel, LAUTREY Jacques, *Évaluer l'intelligence. Psychométrie cognitive*, Paris, PUF, 1999.

• Huteau Michel, Lautrey Jacques, *Les Tests d'intelligence*, Paris, La Découverte, « Repères », 1999.

• Lieury Alain, *L'Intelligence de l'enfant en 40 questions*, Paris, Dunod, « Psycho sup », 1999.

• Prouchet Marc, *D'apprendre à penser … à penser pour connaître. In* Cahier Binet-Simon n° 666, « Pédagogie et cognition », Toulouse, Erès, 2001.

• *Reuven Feuerstein, le PEI et l'intelligence. In* Cahier Binet-Simon n° 635, Toulouse, Erès, 1993.

• Sorel M. (sous la direction de), *Questions de pratique : l'éducabilité cognitive, une nouvelle compréhension des conduites d'apprentissage*, Paris, Université René Descartes, 1991.

• Vygotsky L., *Pensée et langage*, Paris, Messidor – Éditions sociales, 1985.

401935-III-4,7-CSBM90-EXE-PMS288+PMS361

Mise en page : Exegraph, Villariès

Elsevier Masson S.A.S.
62, rue Camille-Desmoulins
92442 Issy-les-Moulineaux Cedex
Dépôt légal : janvier 2007

Achevé d'imprimer en janvier 2007
par Normandie Roto Impression s.a.s.
61250 Lonrai
N° d'impression : 063265

*Imprimé en France*